上教人文
医学人文

中医的传承

THE TRANSMISSION OF CHINESE MEDICINE

〔英〕许小丽 著　　蒋辰雪 肖坤冰 译

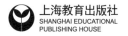

上海教育出版社
SHANGHAI EDUCATIONAL
PUBLISHING HOUSE

中文版序

我们如何了解我们的所知？我们如何学习我们的所学？在不知道文本的产生、"创作"、书写、"保存"、被学习、"应用"、遗忘和"重新发现"的背景的情况下，我们能理解它吗？文本能多大程度上脱离其背景独立存在？脱离背景的文本的传播方式在多大程度上会导致其传达的知识名词化、客观化和概括化？人们谈论知识"内容"，这些内容无论以何种"形式"呈现，都可以被保留下来。但这引出了一个问题，即如何区分内容和形式，并最终对这一努力产生怀疑。本民族志提出以另一种方式思考知识和实践的传承，聚焦中国医学实践中的医学哲学术语在不同的中医实践环境中的当代用法和诗学意义。这些术语在中国古籍文本中具有重要地位，并作为不同社会形态的一部分传承了大约两千年。因此，本书可能对历史学家、人类学家、哲学家和语言学家都有一定吸引力。

作为语言实用主义者，我关注词语在社会层面的意义，即术语的意义是在使用它们的社会情境中产生的。同样地，作为医学人类学家，我与其他社会人类学家一样对书面文字持怀疑态度，并像我的导师一样，强调对自发行为的第一手观察的民族志价值。相比之下，书面文字总是掌权者的文字，是决定什么应该被阅读和传播的人的文字，以及那些把一生奉献给研究应该如何阅读这些文字的专家们的文字。我的本科教育是自然科学方面的，中医基础理论也归入此类，这培养了我社会—生态学式的观察方式。因此，本民族志的田野调查旨在比较中医关键术语和文本使用的不同社会情境，研究的核心是相同的关键术语在不同的医学教育和实践情境中的所谓"行事意义"，每个术语都由不同的学习习惯塑造。这项田野调查是在 1987—1988 年间进行的，距今 37 年，地点是中国云南省省会昆明市及其周边地区。

因为中医术语对于那些严肃对待它们的人来说是一个难题，而且由于中医常常被无视科学局限性的健康专业人士所嘲笑，因此本研究不仅通过文本分析，还利用民族志来探究这些关键术语的含义和有效性，后者关注术语在不同医学知识传播领域中产生的影响。由先生为一群自愿参加的朋友领读的中医读书会被视为学习医学的社交活动，就像任何病人和治疗师之间的相遇、先生和弟子之间的交流，或者教师和学生在教室中的互动一样。虽然"参与观察者"不需要掌握所讨论的技术，但仍然可以以观察者的权威发表看法。我的目标是通过实践学习以胜任该技术，能够使用中医术语口头指令，在病人身上达到与我的老师、同学和朋友应用针灸技术在我身上所取得的相似效果。因此，我将"参与经验"称作一种田野调查方法。在我作为正式注册入学的学生进行沉浸式田野工作的同时，这种学生身份即使没有颠倒也动摇了常规的权力关系。

当所谓的"秘传知识"开始在现代高等教育课堂上被作为"开放""可接触"和"透明"的"规范化知识"进行教学传授时，会发生什么情况？为了避免将家族的"秘传"与政府推广的"规范化"知识传承方式进行二元对立式的划分，我想先讨论第三种传承方式——个人传承。随着撰写的进展，有一点变得越来越明显，第三种教学方式不仅可以追溯到中国的中世纪时期，还出现在欧洲，现在剑桥和牛津等大学依然保留这一教学方式。然而，不同于责难这种个人化的知识传承模式及其有效性的核心：量身定制的个人"教程"——这也造成了"偏爱"，是现代教育力图消灭的——本研究旨在更开放地探索不同于官方知识传承的"其他"形式。个人传承模式产生的知识具有哪些特质？对疾病叙事进行研究的医学人类学家而言，"读者反应理论"①是用于研究本来难以理解的社会和口头行为的关键，本研究可能对他们有所帮助；同样，研究中世纪文本的学者可能会发现，把所谓"积极读者"的评论作为这些文本的一部分进行阅读，是很有意思的事。

蒋熙德（Volker Scheid）在他的《当代中国的中医》一书中比较了三个而不是两个不同的田野场景，让·兰福德（Jean Langford）在她对阿育吠陀医学的研究专著《流畅的身体》中也采用了这一做法。顺便提一下，利用在荷兰一家生物医学医院的三个不同楼层进行的田野调查，安妮玛丽·莫尔（Annemarie Mol）让她的《身体多重》一书中的三重本体论变得通俗易懂。显然，比较三个田野场景会使分析变得有力，有助于研究者避免陷入论证的对比模式，这一模式在对比"传统"与"现代"医学时至今仍十分普遍。当洛林·达斯顿（Lorraine Daston）和彼得·加里森（Peter Galison）发表他们广受好评的关于西方科学史上三种"客观性"认知方式的研究时，他们强调，除其他因素外，不同的"社会角色"有不同的"认知美德"追求。我相信他们对科学知识生产的架构与本民族志同声相应。但这并不意味着要勾勒出一种分类学，而是旨在对三种中医传承的社会形态进行民族志研究，古老的中医哲学术语在这些中医传承的社会形态中发挥了作用。

2024 年 3 月

---

① 读者反应理论（Reader-Response Theory）是 20 世纪 70 年代末流行起来的一种书面文本解读理论，它强调个体读者在阅读过程中受自身背景、思想观念、文化心理等影响，对文本产生不同的思考、体验，从而对阅读产生不同的反应。——译者注

致　谢

　　这项开展于1987—1992年间的博士论文研究于1999年在剑桥大学出版社出版，收录于"剑桥医学人类学研究系列"之中。我在一篇有关"认知风格"和韦伯的"权威类型"的文章中对这项研究进行了总结，于2000年发表在 *Culture, Medicine and Psychiatry* 杂志上。如果没有我在剑桥大学的博士生导师吉尔伯特·刘易斯（Gilbert Lewis）博士，我的博士后导师教授杰弗里·劳埃德爵士（Sir Professor Geoffrey Lloyd），以及来自世界各地的许多同事、同行，苏黎世的朋友和家人，特别是我亲爱的父母和三个弟弟，在研究过程中给予我的坚定的支持，我不可能完成这项工作。我还要衷心感谢领域内的老师们，以及他们在我的后续访问期间给予的款待。本书的翻译得益于蒋辰雪教授和肖坤冰教授，2019年他们在牛津大学作为访问学者期间开始了翻译工作。

译者序

本书的翻译前前后后经历了大约五年的时间，在这漫长的过程中，作为译者，我无数次阅读本书，仔细推敲每一个细节，翻来覆去不知有多少遍。正是经过这样反复的阅读和学习，我从一个人类学的门外汉，慢慢对人类学有了一知半解。可以说，这本书是我的人类学启蒙，把我领入了人类学的大门。

在此之前，我是一个学习了五年中医的外语教师。一直以来，我工作中时常能够接触到中医和针灸在海外传播、应用和发展的各种实例，这些中国本土之外的鲜活的中医实践让我对"海外中医"这个话题愈加感兴趣，也就不由得好奇，除了临床诊疗和中医教学，有没有海外学者对中医的理论问题感兴趣，进行过学术研究呢？带着这个疑问，我开始寻找海外的中医著作和文章，许小丽（Elisabeth Hsu）教授的 *The Transmission of Chinese Medicine*，也就是本书的英文版随之映入眼帘。非常幸运的是，许小丽教授成为我海外访学的导师，在她的建议和鼓励下，我开始了本书的翻译工作。

所以，与本书的亲密接触对我而言是一段奇妙的旅程，它让我一个中医人进入了人类学的殿堂，让我从一个纯粹的中医本土视角慢慢发生转变，开始理解海外他者对中医问题的阐释，并逐渐欣赏人类学方法之于中医研究的魅力。虽然人类学惯于从西方自我视角出发，将所研究的东方称之为他者，但是在将一部研究中医的西文作品回译为中文的时候，我更愿意把中医本土视为自我，而来自海外对中医的审视更像是他者。因此，我始终在用比较的方法去阅读和理解这本书，作为发生于中国本土之外的中医研究，它和中医人自己的研究有什么区别？作为他者对中医的解读，它与中医自我的认识有什么不同？这一点也是我特别想和中医从业者或是中医圈内朋友分享的。如果仅仅把它当作一本中医专业书籍，想要从中获取些诊疗和教学的技巧，恐怕并无所获，甚至是会十分失望的。但是如果能从作者记录和剖析的每一个中医传承的细节中见微知著，从自己习以为常的中医观中跳脱出来，以反观的态度去理解和体会，重新思考熟悉的常识，相信会别有洞天，获益匪浅。

就本书研究的主题而论，探索中医的知识和实践是如何代代相传的，这类研究虽然对于解释中医的核心问题至关重要，但从来不是中国中医学术界的热点；而从中医术语入手，揭示中医传承过程的奥秘，这种方式更是另辟蹊径，可以说给中医的人文研究带来一股全新的气息。即便今天回头看这样一部20多年前的作品，依然不能否认作为海外中医人类学研究的代表作之一，它对中医究竟是怎样传承的这一本质问题的回答是新鲜而深刻的。秘传，是中医传承的特色之一。可中医的秘方到底是怎样由师父传给徒弟？这个过程又是如何保密的？本书提出了一种可能性。中医知识本身并不是秘密，秘密的是传授的方式，传授过程的保密性造就了传承的秘密性。而中医之所以在代代相传的过程中始终保有这一特色，本质上是对秘密的社会属性的依赖，保密让掌权者获得权威，也是弱者生存的武器，它不仅成为外在的装饰，也彰显着秘密持有者的卓越出众。书中诸如此类对中医核心议题的讨论不胜枚举，值得当下的中医人和教育者深思与玩味。本书借由阐释学习途径（way of learning）与认知方式（style of knowing）之间的互动关系，以中医核心术语为线索，比较了中医秘传（secret transmission）、个人化传承（personal transmission）和规范化传承（standardized transmission）三种模式下中医知识的教与学，其民族志记录的困境依旧是不少现在正在接受中医高等教育的学生面临的挑战。虽然这三种模式只是作者对其田野调查见闻的总结，并不代表中医传承的全部，但也提示我们，应该持续反思中医院校教育与传统师承在方法和形式上的转变所带来的知识传承的结果和效应的改变。

中医的特殊性决定了它既有自然科学属性，也具有人文社会科学属性。特别是中医观察归纳、取类比象等传统思维模式，对生命、健康与疾病规律的经验式的认识论，还不能用科学技术的理论和手段去认知和解释，尤其需要人文社会科学方法的助力，来对中医进行科学化阐释。本书就是个很好的例子，它用世界听得懂的"语言"讲述了中医的故事，证明了如何用人类学方法阐释中医问题的可能性，也向我们展示了人文社会科学方法可以成为研究解决中医根本问题的有力工具。

希望此中译本能够向中国本土读者展现外来文化对中医的关注，中医药文化不仅需要走出去，也可以走回来，在一来一往间沟通中西方对中国传统医学的不同认识。西方学者的中医研究不仅在内容上能够给予今天的中医事业以他者视角的启迪，同时也反映了中医国际化发展的图景。他们的研究本身就是中医在全球化视野下的新形态，也是中医现代化的一部分。此类海外中医研究与中国本土的中医药发展共同塑造了当下中医的模样，它在保有民族特性的同时更为现代，更为多元。

一部西方视角下的中医研究之作对于中医的理解与描述必然有其独到之处，它关注的重点可能不同于中国本土的习惯，也不可避免地存在认识上的偏差。因此，对于书中的某些概念，有必要在此做个交代。

本书讨论的中医秘传是基于作者跟随气功师邱师父学徒的经历。气功是整个中国传统医学大家庭的一部分，受道教文化影响颇深，道教医学体系不仅包括传统中医药学的本草、汤液、针灸等，还包括导引、按摩、气法、祝咒等疗法。[①] 气功疗疾正是基于道教医学本身的技术内容，也符合邱师父自身道家人士的特点。我们在本书中可以读到一些有关邱师父"运气"和"见光"的真实的民族志记录，正如作者专门指出的："想象在许多所谓的替代疗法中具有重要意义，这些替代疗法用'整体的'方法解决身体和康复问题。关于想象，人类学家不曾有过论断。"[②] 所以，人类学家的任务是记录文化、阐释文化。气功中那些具有迷信色彩的部分，也随着时代的进步、医学的发展被逐渐破除和净化，现代中医更为关注气功健身防病的价值功能，气功养生学以其独特的养生效果得到了继承与发展。

另外，有关现代中医规范化传承模式的讨论占了本书的大部篇幅，其中反映出中医药高等教育在 20 世纪八九十年代所做的诸多改革，也揭露了当时中医学师生对前途的困惑与迷茫。这在一定程度上与作者开展研究的年代和地区有着密切的关系。云南中医学院地处昆明，属于中国西南边陲，经济、社会发展相对滞后。特别是在改革开放初期，作为欠发达地区，当地的人与事恐怕不能完全代表当时中医人整体的精神面貌。八九十年代又正是中国改革开放整顿与徘徊、摸索前进的时期，云南中医学院的一些问题如果放入整个

---

① 盖建民，《道教与中医关系研究的学术史及其研究现状》，《世界宗教文化》2020年第 5 期，第 22—28 页。

② Hsu, E, *The Transmission of Chinese Medicine*, Cambridge: Cambridge University Press, 1999.

改革开放的历史进程中去看，可能只是阵痛，而非常态。中国目前有三十余所中医药院校，随着中国科学技术的飞速发展，中医药院校的师资力量早已今非昔比，中医的科研实力也与日俱增。特别是近年来对中医卓越领军人才的培养，使得中医专业培养模式得到进一步提升。中医规范化传承在过去 30 年中的飞速发展，未必是作者写作时可以预见的。

翻译是艰辛的，我无数次揣摩译文字句，力求能够在中西方语境中找到平衡，希望在保有中医本色的同时能够凸显人类学阐释文化的魅力。虽然竭尽全力，但依然不免缺憾与瑕疵。特别是对于 TCM 和 CM 两个"中医"概念的表述，在中文中本是没有分别的。我始终没能够找到更好的方法，不得以有时需要在 TCM 的中译文后加上括号以示区分。虽然已有译者按照字面将 TCM 直译为"传统中医"[①]，但这恰恰与它在英文语境中特指新中国成立后经历了改造与重塑的中医这种特殊的用法相反。因此，推敲再三，我想还是将 TCM 译为"现代中医"，虽然形式上不符合英文原文，但更贴近这一术语的本意。由于 CM 在英文语境中包含着中医从古至今的所有形态，将其翻译为"中医"作为上层概念，应算是恰当的。关于这两个概念，也希望与各位读者和专家继续探讨交流。

最后，我想感谢本书的作者许小丽教授，她不仅给了我翻译本书这个最好的学习人类学的建议，并且在翻译初稿的过程中，几乎每周都与我见面，详细交流书中的细节，为我讲解书中每一处思考的初衷，帮助我更好地理解原文，甚至亲自译出更为贴切的译文。

---

① 冯珠娣著，《生命之道：中医的物、思维与行动》，刘小朦，申琛译，江苏人民出版社 2023 年版。

同时，我也要感谢本书的另一位译者肖坤冰教授，在困难之时，她向素未谋面的我伸出了援助之手，承担了本书第五、六章的翻译，使得初稿能够顺利完成。另外，本书的责任编辑储德天老师，在整个出版过程中付出了大量的心血，给予了最专业的指导，不胜感谢。

蒋辰雪
2023 年初冬于南京中医药大学仙林校区

目录 ————————————————

学习方式

在我看来，中医的根本是医学实践和文本——经验和代代相传。　[1]
随着社会和历史的变迁，中医也随之演变，但这些变化参差不齐。
本书探讨中医关键术语的变化，考察它们在不同社会情境中得以理
解的方式，特别关注对这些术语的理解和术语的社会意义在多大程
度上取决于传授和学习术语的方式。

为什么说对具体概念的理解应该取决于学习它们的方式呢？人
们普遍认为，知识在于学了什么，而与如何学无关。无论参与者在
彼此的社会关系中如何与知识相关联，知识的内容都可以被传授和学
习。本研究对这一观点提出质疑，由于一个人对知识的感知和态度的
不同，会产生不同的认知风格；同一术语的意义可能随感知、表达、
使用、定义、整理和应用知识方式的变化而变化。因此，本书所探
讨的根本问题是，对这些术语的学习方式在多大程度上决定了一个人
对这些术语的认知方式，简单来说，就是不同的学习方式（ways of
learning）与不同的认知风格（style of knowing）之间的关系。

传承的模式

本研究的核心是中医的知识和实践在三种不同的社会场景
（social setting）中被传授和学习的方式。这三种不同的传承模式

(modes of transmission) 被称作"秘密传承"(secret transmission)、"个人传承"(personal transmission) 和"规范化传承"(standardised transmission)。"秘密""个人化""规范化"这三个词主要指所观察到的医学从业者与其追随者之间的关系，同时也解释了传递医学知识以及开展临床实践的场景的整体特征。这三个词并非对理想形式的描述，也不是一开始就有的假设或者我着手验证的假说，而是在解读民族志数据时产生的，从这个意义上说，也与本研究的结论相符。

人类学文献对"秘密知识"(secret knowledge) 已有过大量讨论，事实上所谓的"秘密"是知识传授的过程。不要把被秘密传递的知识与"隐性知识"(tacit knowledge) 相混淆，"隐性知识"是指在宣称知识是公开的，人人可以学习的情境下，传授某一实践的过程中没有明确提到的那部分内容。秘密传授的知识则是有意保密的知识，这对参与其中的人的社会关系至关重要。虽然秘传可能像其他知识传递的方式一样，也有清晰的表述，但认知它们的方式——它们的能量和危险——差异巨大。

虽然人们倾向于将知识和实践的个人传承归入知识的秘传之中，但我的田野观察发现，需要将其单独列出：个人传承关键在于师父和徒弟的人格和他们选择维持互信的个人关系 (personal relationship)，徒弟正是在此关系中获得医学知识、开展临床实践。历史和跨文化视角突出了这些观察结果的相关性：正如田野调查中观察到的，个人知识传承与文献记载的中国封建帝制时代文化精英学习和实践医学的方式有些类似的特征，这些特征也见于印度、远东其他地区、希腊、伊斯兰地区以及中世纪欧洲的传统精英教育。

虽然规范化传承根本不为西方文化或现代化所独有，但它却被普遍认为是"西方化""现代化""专业化"的一种形式。尤其是在中

[2]

国，也可能在其他的一些人文精英高居上层的社会中，政府不遗余力地推进医学知识和临床实践的现代化的历史由来已久。在新中国，"规范化"是许多公立医院的医生描述自身追求时的用词。由此，我把它作为元分类用于整理民族志素材的"规范化"的概念，正是取自参与者的视角。

认知风格

　　本研究意在避免脱离社会实践背景讨论中医术语，这一现象在教科书和类似的专著中十分常见。本研究的目的不是聚焦于中医术语和概念，而是这些术语和概念在社会实践中的表达（utterance）和语言推理（verbal reasoning）。而且，虽然此前类似的研究都很有价值（例如，Hutchins 1980；D'Andrade 1996：193—199）[①]，但我不想用西方哲学的分类方式来探讨这一推理。相反，我打算沉浸其中，大致像杜登［Duden (1987) 1991］一样，把读者带入一个充满流动和停滞的世界——月经变得"顽固"，风声贯耳，乳汁从胃中流出，排出来仍是白色的液体，汗水闻起来像刚喝过的接骨木汁——所有这些都导致了女性疾病的发生，从而揭示了 18 世纪早期医生如何推理人的身心过程。[②]

［3］

---

① 虽然特罗布里恩群岛（Trobriand Islanders）居民被认为无法进行意向和因果推理，但 Hutchins（1980 年）经过分析他们有关土地所有权的争议，说明了他们实际上是如何进行逻辑推理的。

② Duden 声称这些记录反映了女性自己的感知，但这难以确认。他们当然不应被误认为代表了学术性的盖伦传统。（Claudius Galen，约 129—216 年，古罗马时期的医学家和哲学家，是西方医学史上的重要人物，他的学术医学传统对后世产生了深远的影响。——译者注）

　　像杜登这样的历史学家们必定对文本片段考古感到满意，而人类学家则会把推理的实际事件视为社会实践。我研究中医推理，关注它发生时的情境，说明参与其中之人——毫无疑问，社会地位决定了他们言论的重要性——我关注获取专业知识和实践的途径的差异性和可变性。小组中的成员对概念并非均衡共享，有些人能理解的东西，有些人就不能；有些人口中顺理成章之事，有些人说就显得不合适。同一句话，从孩子嘴里说出来和从大人口中说出来意思会不一样。不愿与人提及的事情，换个人当听众，可能就吐露了。人与人是不一样的："有些人很快就明白的笑点，有些人半天反应不过来。有些人能够捕捉到别人注意不到的暗示，有些人就不能。有些人具有丰富、大胆、创造性的想象力，有些人就比较古板、缺乏想象力，缺乏诗意。"（Lewis 1980：6）人的性情会改变："我们的盘算、情绪、欲望、愿意看到的东西各不相同。"（p.116）推理是一种创造性的行为。表达并非观点，表达中的音高和语调强调着语气和情态。表达可能更具表现力而不是描写力，有"言语的感染力"[Bühler（1934）1982：28—29]，可能代表着某个"言内"（illocutionary）或"言外"（perlocutionary）行为（Austin 1962：109）。表达不需要为了被理解而精心构思，根据说话者和说话的场合，听者会赋予它们不同的价值。

[4]　　言语推理，就像仪式一样，会被过度理性化地探究。中医的很多概念类似于"空洞概念"（empty notions），就像 Fang 语① 中的"*evur*"（巫术的力量，Boyer 1990：24—45）。博耶（Boyer）曾坚决

────────────

①　Fang 为非洲部落的一种语言。——译者注

质疑结构主义者和知性论者对超自然力概念（*mana* concepts）的认识方法，他们认为这一概念要么是以所谓"语义空白"为标志的中心文化符号 [克劳德·列维-斯特劳斯（Claude Lévi-Strauss）提出]，要么是类似现代西方科学定律的"理论原则"[罗宾·霍顿（Robin Horton）提出]。根据博耶（1990：30）的观点，较为可行的理解这类空洞概念的方法是"区分话语中几个相互关联的'语域'和'风格'"。他将话语划分为"共同话语""闲谈"和"专业表达"。"共同话语"是较为大众化的，与任何确定的知识来源无关的，且无意下结论的话语；"闲谈"则是非常明确地围绕单一事件展开，但在理应阐明真相的上下文中无用的话语；"专业表达"则主题明确，围绕单一事件，且相当可靠。本研究涉及的几乎全是"专业表达"。我们将会看到话语的不同语域，或者说，"认知风格"在专业人士之间发生的变化，也将证明中医里所谓的"空洞概念"因"专业表达"而产生差异。①

　　"认知风格"这一惯用语中的"风格"暗指艺术和文学中的美，从这个意义上讲，它也可以用来指代从事科学或医学的方式方法。弗莱克 [Fleck（1935）1980] 创造了"思想风格"（*denkstil*）一词，他定义的"风格"略有些不同。某一"思想风格"隶属于某一"思想集体"（*denkkollektiv*），"解释力取决于将一个术语与其他*风格相符*的术语联系起来的可能性"（p.51，原文字体并非斜体）。弗莱克理解的"风格"强调集体内部的社会认可，这一内容不应被忽视，而我将更多借鉴哈金（Hacking 1992）定义的"风格"，强调流动性

---

① 根据 Boyer（1990）的论述，话语的三个语域的共同作用，使行为者了解*"evur"*的意义。但本书中讨论的中国学习者只限于一种认知方式。

和个人努力："每种风格都是在*微观社会*的*微小互动*和*磋商*下形成的（p.10，原文字体并非斜体）。"风格"可能是"普适的"，也可能是"个人化的"：有巴尔扎克风格式，也有巴尔扎克的风格。同样，游泳有澳大利亚爬泳和自由泳，它们与帕蒂·冈萨雷斯（Patti Gonzalez）的泳姿截然相反，虽然可以被模仿，但无疑是她自己独特的风格。而谈到科学家的个人风格、研究小组的风格、项目的风格，或传统的风格就更自然不过了"（Hacking 1992：2）。我调查了三个主体的风格，他们的风格是否具有普遍性有待观察。

[5]

"推理"和"话语"指的是言语的互动，而"认知"，还包括社会互动的非言语部分，包括经由才智认知感觉和直觉认知以及经由身体无意识的行为认知，就像夏德斯（Csordas 1993）所说的"关注的躯体模式"（somatic mode of attention）。"认知"意在强调医学推理这一事件，包括参与知识交流及其之外的所有东西。[①] 尽管"言语的推理"和"认知"都不会像仪式一样显著并达到情感唤醒，但它们是一种作为方式。刘易斯（Lewis 1980：118）在谈到仪式时将这种作为方式描述为：一种行动、创造、展现、表达和唤起的方法——一种人们回应刺激的复杂形式。

《知·行》

在《知·行》（*Knowing Practice*）一书中，冯珠娣（Farquhar 1994a）强调了与"中医知识"（knowledge of Chinese medicine）相

---

① Hacking（1992：3）提出了类似的观点："在公共场所和私人场所都可以进行推理：通过思考可以推理，也可以通过交谈、争论和证明来推理。"哈金理解的推理，就像此处探讨的认知，是一种行为。

对的"认知中医"（knowing Chinese medicine）的概念。她没有定义什么是"认知"，但似乎"认知中医"与中医知识应用于中医实践的特定方式有关。在研究临床所见时，冯珠娣提出，中医话语具有独特性，它会从使用较为"具体"的短语到使用更加"冗长"的短语，然后又回归到"具体"短语。在"看病"的过程中，医生将具体的"症"（病人的主诉）转化为不那么具体的"征"（中医术语中医生的标记系统），然后进入冗繁的"证—治"（也称为辨证论治），主要由四字短语描述，比如风湿头痛。在"辨证论治"的过程中，冗繁的"证—治"被转化成较为确切的方剂，继而由具体药物组方。①

　　尽管冯珠娣将她的书命名为《知·行》，但她的模型是一个理想化的临床过程，而不是对所观察到的认知实践的方式的记叙。虽然通过这一模型我们无法明确中医究竟是如何从倾听病人主诉到拟方用药的，但它恰当地反映出公立医院的中医所称的一步一步地由"症"转"征"，再辨别"证"的诊断方法。②冯珠娣的书呈现了中医专业学生学习的《中医诊断学》和《方剂学》等高级课程的内容，还包括一些中医领军人物的重要文论的翻译，以及大多数中医从业者熟悉的教科书中的章节。虽然该书希望全面介绍新中国的中医临床实践，但美中不足的是作者较为看重书面文本的权威，而对田野观察重视不够，田野中的许多轶事往往只记录在了脚注中。

　　与之相比，本书希望做一份特定时间和特定地点的民族志记录：

[6]

---

① *Knowing Practice* 一书中有关中医"征"和"症"的描写与两术语本身的中医概念所指不同，本文有调整。——译者注

② Farquhar 的模型与中医教科书编写者的意图高度吻合，这让我很惊讶，所以难怪这个模型后来又被整合进了教学资料中。

1988 年 9 月至 1989 年 12 月间，昆明市的三个不同场景。在一本社会实践民族志中讨论中医的关键概念，无论是在治疗师的诊室，在自建的读书会，还是在中医学院的教室。不求全面，但求准确、忠实地反映所观所感；同时希望能够补充也时而质疑教科书对中医的解读，以及其他以文本研究得出的观点（Porkert 1974；Sivin 1987；Farquhar 1994a）。先前医学人类学家 [Ots（1987）1990 和 Farquhar 1994a] 的研究不局限于政府机构教授和实践的中医，本书也打算将他们的记录置于上下文中，并采用文树德 [Unschuld（1980）1985] 一直倡导的摒弃将中医当成单一独大的学说和实践的想法，他也因此将自己的著作命名为《医学在中国》（*Medicine in China*）。

现代中医（TCM）

[7]　　中医作为传统医学在中国全国范围内的高校、医院和诊所得到大力推广，这种学习中医的背景是西方文献讨论最多的内容，因而尤其受到关注（如 Porkert, Sivin, Farquhar, Ots 和 Unschuld 的研究）。20 世纪 50 年代末和 60 年代初，中国发起的中医药献方运动在各种不同利益的驱使下，比如民族主义、儒家的价值观、人道主义理想、改革和"启蒙"运动、政府的实用主义政策，以及如何分配人力和稀缺资源等经济上的考虑，[①] 使得中医又一次焕发了活力。我将这一医学称之为 TCM（traditional Chinese medicine）。中国学者在将中医译作 TCM 的时候，会毫不犹豫地指代广义的中医，但本研究建议

---

① 尽管 Croizier（1968）和 Lampton（1977）提供了最详细的信息，但新中国的中医史尚未写成。有关民国时期的中医，参见 Croizier（1968），Mae t al.（1993）和 Andrews（1996）。

将 TCM 的意义缩小为仅指官方推广的现代中医，而用更具概括性的 Chinese Medicine 一词（CM，包括了 TCM，全称 Traditional Chinese Medicine）来指代中文所说的中医。[①]尽管中文没有一个具体的术语指代"TCM"，和我一起工作的同仁们更倾向于在概念层面上来认识它。

　　现代中医（TCM）的英文翻译中虽然有"traditional"一词，但大体指向"现代化""科学化""系统化"和"规范化"的中医。在意识到这些属性所承载的意识形态后，一位医生将现代中医（TCM）称作"学院派"，意味着它只是中医众多流派中的一种，受到官方支持，占据主导地位。现代中医（TCM），就像印度专业化的阿育吠陀医学（Leslie 1976a）以及日本的汉方医学（Lock 1980：109—154；Ohnuki-Tierney 1984：91—122；Oberländer 1996）一样，可以被视为专业化的中医。

　　考虑到中医实践与萨满（Kleinman 1980）、寺院医疗（Gould Martin 1975）、预言（Topley 1976）、算命（Smith 1991）、家庭草药以及其他一些实践的交织，我们可能会认同"让人难以相信的是，在 1949 年之前，对于大多数从业者来说，现代中医（TCM）是个特别分散的行当"（Farquhar 1994a：15）。然而，现在现代中医（TCM）有自己的教学体系、知识结构、教科书、课堂教学和临床实践。[②]中医知识不再是一种医学"学说"（doctrine），从这个角度讲，学习现　　［8］

---

① 　见 Farquhar（1994a：15）和 Sivin（1995d：197）。Sivin（1995c）提到的"中医"（Traditional Chinese Medicine）实际上就是我所说的"中医"（Chinese Medicine）。
② 　关于现代中医（TCM）临床的变化，见 Scheid（1998）。

代中医（TCM）和以前相比有所不同，因为过去几百年来学中医都要将文本学习与临床实践紧密地结合在一起。

现代中医（TCM）的另一个独特之处在于它的制度环境：学校、医院和诊所都是中国的国有机构，即"政府单位"。在这样的制度中，中医被现代化、西医化、规范化、科学化。日常生活的现代化影响着体制内外所有的医疗实践。这种现代化往往与西方化相连，"科学"或"科学化"几乎是所有诊疗方法的特征。国有机构制定和实施规范化的中医学习。将这种官方推进的医学与中国其他的治疗方法相比较，将会使我们明确医学规范化的利与弊。

研究场景

研究上述学习方式和认知风格的场景是从中国城市社会中各种各样的治疗方法中选定的（见表1.1）。这一选择考虑了20世纪50年代，城市空间已被政府建立的作为城市生产消费的独立单元的"工作单位"划分，工作单位以外包括居民区、个体户和集体户。[①]官方在工作单位里推行规范化的传承模式。另外两种传承模式是公开存在于体制之外的个体户和集体户，它们得以保留但不被推广（见图1.1，第16页）。

---

① 中国从未完全废除工作单位以外的城市空间，在20世纪80年代改革时期，它们作为功能专业领域的重要性显著提高。

表 1.1　中国城市场景中的医学从业者（不完全）　　　　[9]

寺庙祈福僧	占卜师	草医①	气功治疗师②	中医③				西医④
				按摩（邱师父和张大夫）	针灸⑤（张大夫）	中医（张大夫）	中医⑥（陶老师）	
		(邱师父)	(邱师父)					
在寺庙行医		多在公办的诊所外行医"民间医学"		在公办的诊所和医院内外均可行医				多在公办的诊所和医院内行医

① "草医"通常是指把城市周边山上采集来的大部分植物作为草药，未经正规培训或未得到官方认可的，使用家庭药方进行治疗的医生。20 世纪 80 年代后期，"草医"一词在中国的含义相当局限，而 Topley（1975：243）早些时候在香港观察到，"所有传统医师都是'草医'，没有人会自称'医生'；医生这一殊荣只限于注册合格的西医内科医生。草医可以自称'中医'……但在英文翻译里，他必须使用'草医'这个词"。在 20 世纪 80 年代的中国，中医可以自称医生。

② 气功是由气和功两个字组成的复合词。气指一种动态的不断循环往复的力量和物质。它与希腊哲学中的 pneuma，印度哲学中的 prana 类似。诸如"与气有关的东西""空气""蒸气"和"呼吸"之类的英语解释都与其含义相近，但并不令人满意。"功"有效果、纪律、能力、成就和功绩的意思。气功指的是练习养气和导气，以增强体内气的功效。

③ "中医"是 20 世纪为了回应西医在中国的出现而创造的一个术语（Croizier 1976：361），它包含许多子学科。这里提到的学科与本书中三位主角的定位直接相关。"中医"作为上义词既指官方推广的中医，也指官方默许的中医，但也可仅指官方推广的中医（TCM）。

④ "西医"常与"中医"相对。西医医生从事的西医既不是顺势疗法也不是经院哲学的医学，而是生物医学。Frankenberg（1993：220）有理由提醒人们应注意"隐藏在生物医学一词中将生物学和医学混为一谈的社会现象，这似乎体现了一种意识形态假设和一种修辞主张，需要加以探索，而不是不加批判地接受"。之所以在这里使用"生物医学"一词，恰恰是因为西方生命科学与中国疗法中的生死观念之间存在着意识形态上的根本差异。

⑤ "针灸"包括"针"和"灸"两种治疗方法。本书英文版中始终用"acumoxa"代替"acupuncture"一词。Porkert（1976：1242）创造了"Aku-moxi Therapien"一词。

⑥ "TCM"指 20 世纪 50 年代以来在公立大学推广的规范化的现代中医。中国学术界通常用"TCM"代表中医，与之相比，此处使用的意义更为狭窄。

　　我选择了一所中医学院——云南中医学院——作为研究规范化传承模式的场景。1988 年 9 月至 1989 年 12 月间，作为该校第一名外国学生，我得到了特别的照顾，并分配到了两位优秀的导师，其中一位姓陶。我在新建的"民族干部"宿舍分到了一个单间。宿舍的卫生设施比其他地方都好，房间出于安全考虑，不得随意进入。我注册成为针灸推拿专业的一年级学生，这个专业学制三年，是学院为培训专科生刚开设的，我还去上了更高级别的五年制中医本科生的课。每学期伊始，学校会专门为我制定一个特殊的课表，每天（或每隔一天）上午有两节课；[①] 前半年每隔一天的上午，以及随后一年每天上午，我都去针灸诊室和临床实习的学生一起学习。

　　考虑到云南是中国西南"边疆地区"，可能会有人好奇我在中医学院的经历是否具有代表性。大学教育在很大程度上服从全国性政策，大学的课程、教科书和考试应是根据 1984 年制定的国家标准设置。工作单位的建筑和总体构架也遵循全国模式。但云南中医学院的生活条件属于云南的省会城市所有单位中最差的一类。[②] 学校员工戏说，他们学校是云南省所有高等学校里规模最小、财政支持最少、学术最不受尊重的高校，[③] 但并不是所有中医院校的地位都如此低下。

　　我选择了针灸专业而没选中药学专业，是因为考虑到在进行临床治疗时舒适感很重要，而且要在仅仅 18 个月的田野调查后撰写自

---

①　分别是《中医基础理论》《医古文》《内经讲义》；为普通中医专业学生编写的《针灸学》《中医诊断学》《腧穴学》《经络学》《针法灸法学》《针灸治疗学》。

②　20 世纪 80 年代后期，学院在该市南郊获得了一块地，这种情况发生了变化。1996 年，学校为一些教职员工安排了新公寓，中药系也准备搬过去。

③　中药系的曾育麟教授是个例外，他因从云南少数民族的传统草药中提取出有效成分而获得奖励。云南中医学院曾在 20 世纪 60 年代享有较高的认可度（张德厚，1989）。

己的临床治疗经历，中药这个题目对我来说太庞大了。针灸穴位的
数量有限，最多不过三五百个，而且针灸治疗的疾病范围相对较小，　　　[11]
学习这门技术不会太费劲。确实，在学习的最后六个月，我发现自
己能够缓解一些病人的症状了。针灸在云南只有几百年的历史（田
敬国 1987：61），但是由于最近政府对针灸的大力推进，我的研究相
对比较全面。

　　研究个人知识传承模式的场景是在一名老中医——张大夫——
的读书会上。1989 年 4 月，我对张大夫在中医学院的同事们说，我
想学"真正"的中医，他们向我推荐了张大夫。张大夫是一名针灸
师，也开中药，偶尔还做按摩。他和外国人相处已有些经验，加上
我不用翻译就可以沟通，因此他特别欢迎我这个外国人。几次单独
的读书课之后，他所在单位的一些员工也加入了我们，最后读书会
一共有七人。这个由我发起的这个自愿学习小组，最终形成了一个
人为创造的由张大夫授课的场景，这种小组学习的形式在中国医生
当中似乎并不罕见（Farquhar 1996a：248）。从 1989 年 4 月至 12 月，
我们每周碰面一到两次，阅读《素问》和《灵枢》（《黄帝内经》分
《灵枢》《素问》两部分）中的各种条文，也读《易经》。鉴于我在其
他老中医那里也见过类似的学习中医经典的方法，① 因此，我对张大
夫解读模式的讨论尽管是节选的，但我的有关这部分的讨论可能仍
然相当具有代表性。张大夫对医学文本的态度和理解方式看上去符
合中国古代的"儒医"[Lu, Needham（1966）1970：391；Hymes
1987；Wu 1993—1994；Cullen 1993；陈元朋 1995]，与其他亚洲

---

① 　1989 年 8 月起，我定期去昆明附近的一个县城拜访一位老中医，他提供了特别
有趣的信息，让我能够区分张大夫和邱师父的临床实践。

医学中学识渊博的医者也有些相似（Leslie 1976a；Leslie，Young 1992；Bates 1995）。

我跟诊张大夫的时间相对少于另外两个医学学习场景，因此没有系统地记录他和弟子们对病人的治疗。张大夫的病人不多，几乎都是"老朋友"，他们来看病的时候会和张大夫聊上很长时间。有时他向弟子解释问题也会邀请我加入，偶尔还会给我展示成功治愈的病例。但总的来说，我感到自己出现在治疗床边有些唐突。这种田野经历本身可能正说明医学实践个人传承方式上的特点：医患之间保持和谐的个人关系优先于师徒之间知识的传递，我和张大夫不那么紧密的联系也正说明了这一点。

[12]

研究秘密传承模式的场景在专门从事气功治疗的邱师父的私人诊所。当时，我正骑着自行车，穿过一条看起来像是能够找到私人针灸诊所的偏僻街道，我停下来看他的广告，他走过来和我攀谈："你从哪里来？""新疆。"我眨着眼睛回答。"真的吗！新疆在西北，离这里好远呢。那肯定还很暖和吧？"新疆在他的脑海里是一片出产葡萄和葡萄干的沙漠。他想知道更多的关于新疆的情况。我到底从新疆哪个城市来？来南方做什么生意？显然，他把我当成了中国人。当我最后表明我来自欧洲时，他一直不肯相信，直到他的哥哥大声说道："她是个外国人，你看不出来吗？"

前三个月的田野调查使我疲惫不堪，邱师父对我进行了治疗，并收我做了徒弟。后来他解释说，他的哥哥催促他教我气功，不仅要治好我，而且想让我使他举世闻名。邱师父的妻子玉华很快和我成了好朋友，她还把我当成盟友，与她一起对抗婆家。她从农村来到城市，成功地跨越了中国的城乡边界，至于用了什么方法，她不愿提及，也因为这一点，邱师父的弟兄们一直怀疑她。1988 年 9 月，在他们婚礼后的两个月里，邱师父和玉华轮流向我诉说家庭的烦恼。后来，他们的家庭关系有所改善，特别是 1989 年 6 月玉华生下一个儿子之后，玉华终于肯改口喊婆婆"妈妈"，她的婆家也更接纳她了。

　　邱师父个体行医的地方是 20 世纪 80 年代那种偏僻小巷，很难说他多么具有代表性。邱师父和同时代那些自称气功大师的人缺乏可比性，不过，邱师父确实向我展示或描述过那些只存在于历史文字记录中的自我修炼方法（Engelhardt 1987；Kohn 1989；Despeux 1994）。

　　由于我打算比较不同的传承模式及其相应的认知风格，因此理想情况是在全部三个场景下和中医医生们一同工作。在田野调查时一个偶然的机会令我意外地去到气功治疗师的诊所，而没有去中医家庭式的诊所。回想起来，决定与气功治疗师合作有几个好处。首先，气功，就像武术一样，带有一种神秘感，这种神秘性往往比中医更加明显。因此，我更多地接触到知识秘密传递的社会实践特点。其次，由于气功治疗师掌握和运用的技能、知识不同于普通中医，但使用的中医术语大多相同，让我能够从另一个角度，严格来讲就是在非中医的治疗情境下来理解中医的概念。再次，当我最终和一位在昆明附近县城开家庭式诊所的中医生以及他的妻子成为朋友时，我发现在气功治疗师的家庭诊所中的经历，让我认识到无论气功还是中医，与知识和实践秘传相关的社会实践具有一些共同特征。

　　如果要依据莱斯利（Leslie 1976b：361）著名的关于印度种姓制度社会的治疗图谱来解释中国城市医学的多元化，那么和我一同工作的三位医生最好分别类比为普遍的或民间的从业者（气功邱师父），精通传统文化的阿育吠陀（Ayurvedic）和欲纳尼（Yunani）医生（老中医张大夫），以及专业的阿育吠陀和欲纳尼医生（中医专业陶老师）。根据凯博文（Kleinman 1980：50）的医疗体系分类，在政

[13]

府单位外从业的张大夫和邱师父，属于民间的领域；在政府单位内的中医医生，比如陶老师，属于专业的领域，这个领域除了现代中医（TCM），还有其他各种有组织的治疗形式。[①] 在中国，像张大夫和邱师父这样的从业者，人数可能微不足道，但是他们的医学实践和对医学的解释有相互关联的，都与中医史学家们描述的特征类似。他们在政府单位之外的领域找到了合适的工作，以此在社会上得以生存，这一点恐怕不是巧合，不过这一领域好像越来越受到接受过现代中医（TCM）教育的医生的青睐（1989 年 12 月对云南省卫生厅的采访）。

[14]

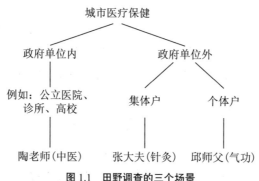

图 1.1　田野调查的三个场景

在全部三个场景中，文字是临床实践和医学知识的核心，都体现了医学实践的文化传统。据说，邱师父的气功疗法以《道藏》咒语文本的正确发音为基础，因此具有神秘力量。在另外两个场景中，书

---

① 张大夫不认为自己属于民间的领域。人类学家的观点不必与局内人的观点完全一致，明白这一点可轻松解决这一矛盾（Frankel, Lewis 1989：2）。然而，张大夫的看法带来了以下问题：凯博文的医疗体系分类模式是否适用于已由传统精英建立的、组织完备的国家医疗机构的复杂社会。

面文字——通常是《内经》中的词句——会被用来证明和解释医疗实践。

但是，以上三个场景的经济情况、医生和治疗师各自的社会关系均有差异——这和他们的学徒、病患都有关系。中文有专门的术语可以对他们的经济情况进行分类，以邱师父为代表的这一类家庭诊所叫作个体户，张大夫属于集体户，陶老师所在的中医学院被称作政府单位。高级专家和想要掌握专业技能的初级学徒之间的关系，在第一类场景中是亲属关系，在第二类场景中是熟人关系，在第三类场景中是公民关系。因此，这三类场景涉及不同的微观经济收入基础（个体户、集体户、政府单位），社会关系（亲属关系、朋友关系、公民关系）和信仰归属（虽然难以界定，但这里大致将他们归为民间—佛教／道教、儒家的一种特殊形式和世俗主义）。

必须牢记的是每种情境之下的具体实践差异很大。在三个明显不同的场景中，围绕三个人的临床实践来构建民族志材料，并不能完全反映具体实践内容的差异性。而且，这些场景不能被视为独立的、只由同类型事物组成的单元；他们之间是互相依存的。这项研究不是对中国城市医学多元化的社会学调查，而是选择了三种场景，针对不同的中医知识和临床实践的学习方式开展的深入研究。

田野调查的方法

[15]

在中医学院和几所中医医院注册入学后，我上午上课或去诊所，下午自由支配。每隔一天，我会在气功治疗师的私人诊所待几个小时。每周有一两个下午，我会和老中医一起度过。所有这些场景的共同点是，在田野调查中我扮演了不寻常的角色：我不仅是一个"参与观察者"，而且还是学习具体技术知识和临床实践的亲历者。因此，我的田野调查方法可以称之为意图"参与的经历"。我作为学生、弟子和徒弟的身份，决定了与我互动的"老师""先生"和"师父"的角色。我很清楚，人类学家现在仍处于和传教士差不多的地位，背后是压倒性的军事、经济和政治力量（Van der Geest 1990）。因此，我希望改变受访者与人类学家之间普遍存在的不平等关系。此外，我也相信，一位在异域文化背景下学习了某一实践具体内容的人类学家，可以更好地从自身文化的角度理解这一实践。

一个决定同时扮演田野工作者和学徒双重身份的人类学家会发现，这两个角色并不总是能相互兼容。首先，两者的兴趣点不同，即使出现田野工作者和学生双重身份都感兴趣的活动，也会产生应该把注意力放在哪个角色身上的问题。例如，学生投入于实践训练，可能希望专注于具体的医疗技术细节；而作为参与观察者，可能更愿意观察老师和学生之间的人际交流。这两个角色也给和我一起工作的人带来了困惑。因为他们搞不清楚自己是正在和一个田野工作者互动还是在与一个学生互动，中医学院的老师和同事有时候就会不自然地拘谨起来。有意思的是，政府单位领域以外的张大夫和邱师父并不太会被我的双重角色打扰。他们明确欢迎来自外国人的关注，也不怎么怀疑我社会学家的身份，而一个外国人定期造访可能会提高他们的声望。

[16]

与此同时，如果我不被接纳为学生、弟子和徒弟，我永远不可能收获以这些身份得到的知识和见解，特别是在中医学院以外的秘传学习。此外，我对在医学实践中所学的个人态度可能会与作为观察者的态度不同。一个已经学会在另一套概念下操作的研究人员或许比满足于保持距离的旁观者更能够对该体系有全面的理解。我的感受是，在亲自实践之后，特别是当我发现自己的治疗有效时，中医概念对我来说变得更为直接。作为田野工作者，能够亲身体验治疗的复杂性——包括建立与病人的融洽关系，识别只在书本里学过的疾病症状和体征，经过诊脉、望舌苔、望色，综合这些信息后做出中医诊断，理清治则，选择腧穴，采用不同的针刺技术——这些比仅仅观察其他参与此过程的医生或治疗师更能帮助我意识到问题所在。然而，一边临床实践，一边批判地评价实践，总会导致两难的局面。克萨利德（Quesalid）开始做学徒时，对萨满充满了怀疑，意图揭露巫师们的伎俩，但是学习过巫术后，自己却开始使用起来[Lévi-Strauss（1958）1963]。如果本身已经成为实践者，他还能对实践产生怀疑吗？

　　虽然开展调研在方法学上显得很充分，但容易忽略的是对统计数据的评估不仅有赖于对特定研究场景说明的解释，还有赖于研究人员的敏感和判断。不过，为了防止可能出现的担忧，也由于好奇心的驱使，当然最主要的原因是调研适合于学院场景，我选择了这个较为正式的方法来调查标准化的知识传承模式。我对 12 名助教进行半结构化访谈，对 60 名本科生进行问卷调查，向 120 名研究生发送了问卷信，并与其中 14 位进行访谈来交叉核对。我还采访了中医学院的管理部门、市卫生局和省卫生厅的部分工作人员。大多数受访者都很好奇并乐于接受提问，但答案的准确性差异较大。虽然部分结果揭示了我没有预料到的小问题，但总的来说这些正式的调查只是证实了我的主观印象。考虑到开展这项正式调研，从开始调查到统计评估所花费的大量时间和精力，调研所获差强人意。

[17]

田野调查

研究专业人士的知识和推理需要相当的语言能力。不可否认，我在田野工作中存在语言障碍，在来昆明做田野调查的十年前，也就是我十几岁将近二十岁的时候，曾在北京学习过中文。到昆明后不久，我很快就能听懂当地方言了，但我从未尝试过讲方言，这有助于保证田野调查中所有对话的正式性。

此外，人们对人类学家身份的认识，以及那些我想要了解的人们看待我的方式，也给交流带来了一些障碍。一方面，我的中国血统是我们之间的共同点。我的祖父母、姑姑、叔叔和堂兄弟与我的老师、同事和朋友都有相同的经历。尽管我有中国血统，但几乎还是被视为"外国人"。我的中医老师们认为我身上有九成的外国血统，他们还调侃外国人都很"难搞"：一是前面提过的语言不通，二是外国人"不懂中医"，还有最关键的一点是外国人要求高。老中医张大夫说我的外表看起来是西方人，骨子里是中国人。气功治疗师邱师父之前没见过外国人，所以看见我像是见到了一个怪人，而不是"留学生"。有几次我没被当作外国人，都是在医院里穿着白大褂、戴着白帽子的时候。外国人的身份对于我获取信息具有决定性的影响。比如，我慢慢意识到，当一位中医生在我面前使用西医学术语时，他可能是为了迎合我这个外国人。中医学院的医生根据以往在诊室里与外国人接触的经验，会把我当成"西医"，但我对生物医学的病理学知识知之甚少，尽管我本科学的是生物学专业，但我并不能一下子明白西医术语的现代汉语表述。随着时间的推移，他们发觉我的中文理解水平不断提高，也就相应调整了解释方式。

最后要说的是，众所周知中医概念像仪式中的符号一样模糊而多义。[①]刘易斯（Lewis 1986）在讨论"魔力的样子"时，一再强调有关人类行为范畴的人类学研究要特别小心谨慎。研究者容易将自己的意志强加于他们，有时候甚至没有去问他们怎么看待自己，有时直接不理会别人怎么认识他们。有些实践被认为是"封建的""落后的"，人们不愿再去谈论。随着施咒者和声称是巫术的受害者之间的社会关系渐行渐远（Lewis 1976），说有人中魔的话已越来越没有人相信。那些从"封建的"和"落后的"实践中引申出的信息也会随着交流情境的变化而变化。

我花了很多时间、心思和感情来维护这几段重要的友好关系。人类学家通过建立密切联系以了解关键概念和宇宙观的这种做法并不罕见——这让我想起了格瑞欧 [Griaule，（1948）1966] 与奥格特梅利（Ogotemmeli）的对话，或是特纳 [Turner，（1960）1967] 和姆乔纳（Muchona）的对话——但也有很多理由可以避免这种方式。刚才已经提到了一点，人类学家创造了一个人为的环境，她通过直接提问来探得信息，而受访者则会根据他们对外国人的观察调

[①] 当一个词项没有准确定义时，就会变得"模糊"（而非"有歧义"）。Kempson（1977：124—128）区分了四种模糊性：（a）指称模糊（例如，"城市"或"城镇"，哪个是用来正确描述例如索尔兹伯里这样的地方的词呢？）；（b）词义不确定（例如"好"是什么意思？）；（c）词义无确指（例如，"邻居"一词并不表示一个人的性别、年龄、民族身份）；（d）词所确指意义的析取（例如，连词"或"的不同用法）。中医术语几乎一直是指称模糊的（对初学者而言），并且没有确定的意思。有时术语的意思可以非常具体，这种情况下，往往不是词义模糊，而是一词多义。

　　一个词项"多义"是指它的意思"不是恒定不变，而是随上下文变化"（Kempson 1977：80）。"多义"是一种词汇歧义（Lyons 1977：550）。

整自己的反应。而且，人类学家从这些个体身上掌握的信息，在多大程度上代表了整个文化，或是某一思想学派，或是边缘人物的特征，依然存疑。人的思想具有创造性，人的想法、观点就像舞蹈、歌唱或仪式表演等艺术形式一样，是人们交流的表达形式。"受访者"最终变成"朋友"，这样的事实让人类学家在准确和自由之间进退两难。

[19]

　　在三个不同场景下进行田野调查并非易事。我在一个地方工作的时候，常常会觉得刚才在前一个地方错过了什么重要的事情。然而正是对不同社会情境的比较，揭示了不同的学习环境和认知风格的鲜明特征。由于这些情境大相径庭，因此必须相应地调整研究理论和研究方法，结果是研究场景决定了某些话题受到更多关注。比如，三个研究场景中都有医学实践，但本书将只呈现气功治疗的病例。①

本书的结构

　　三个不同的中医学习场景将本书划分为三部分，每部分两章。每部分的前一章节，即本书第一、三、五章介绍医学知识和临床实践传承的情境。好奇 20 世纪 80 年代后期中国城市生活的读者可能会对这几章特别感兴趣。每部分的后一章节，即本书第二、四、六

---

① 关于参与观察者记录的现代中医（TCM）病历，见 Ots（（1987）1990），Hammes 和 Ots（1996）以及 Scheid（1998）。有关已发表的病例材料的翻译和分析，见 Farquhar（1991；1992；1994a：46—55）。

章讨论每种传承情境涉及的中医关键概念，包括"气"(呼吸或"事物发生的本源"，Sivin 1987：46—47)、阴阳、五行、"神"以及对变化的不同理解。

　　"气"是气功大师医学推理和临床实践的核心，也是其他两种学习场景下中医推理的关键。[①] 现代中医（TCM）区分了四种气：元气（同原气，也称作真气）、宗气 [②]、营气和卫气。[③] 但民族志对气的阐释会显著区别于基于文献的系统性介绍。　　　　　　　　　　　[20]

　　阴阳也是在三个学习场景中经常使用的概念，中医诊所和中医院的针灸诊室里每个人都常把阴阳二字挂在嘴边。席文（Sivin 1987：203—208）解读的阴阳和中医学院课堂教授的差不多：阴阳（和五行）是"自发的朴素的唯物主义理论，包含基本的辩证思想"（p.203）。这种理解要求我们对老师在课堂上讲授的阴阳概念进行反思。

　　最近的文献对五行有详细的记载。[④] 现代中医（TCM）认为五行与五脏密切相关，五行推演也被西方普遍理解。但是，气功大师邱师父从来没有用五行进行过推理，他尽量不去讨论这个概念。

---

① 气也出现在口语对话中。我关注的对气的认识始终是医学专家讨论的气。

② 此处借用了 Wiseman（1990：349）的翻译，他还将其翻译为"Ancestral qi"，字面意义更为准确。课堂上将宗气解释为由脏腑之气和呼吸作用吸入的外来之气组成的气，因此曾被翻译为"Gathering qi"。修订的大纲把宗气和中气都列入了"脏腑之气"标题下（Sivin 1987：238）。

③ 《中医基础理论》（印会河 1984：57—58）。复见于 Sivin（1987：237—240）和 Ots [（1987）1990：47] 的著作中。Porkert，（1974：167—176）列出了不同的气，这些条目确有帮助，但非历史性的。

④ 《中医基础理论》（印会河 1984：18—27，28—53）。复见于 Sivin（1987：208—212，213—236）和 Ots [（1987）1990：尤其44—45页] 的著作中。另见 Porkert（1974：43—54）。

值得注意的是，虽然席文（Sivin 1987）、奥茨［Ots（1987）1990］和冯珠娣（Farquhar 1994a）都有关于现代中医（TCM）的重要专著，但是他们没有详细论述过神。神是我在三个研究场景中都遇到的概念。在这些不同的社会情境中，神不仅语义各异，而且与我提出的"行事意义"（performative significance）有所区别：由于神这一术语对于医生建立社会交往中的权威起到一定的作用，因而在中医学习情景中被"社会化"。

本研究将证明中医术语在不同的社会情境中的含义、用法和行事意义各不相同，因此很难假设它们指向同一概念。这些变化也将被证明取决于不同的认知风格。鉴于认知风格可能决定了一个人学习专业术语的方式，且学习的方式又反作用于认知的风格，本书的结论必然会影响传统或非传统医学的专业化。

第一章

知识和实践的秘传

气功在 20 世纪 80 年代非常流行，许多情况下，气功是在现代医学影响下对道家功法的再阐释，但各种各样谓之气功的实践形式使人们很难准确定义这一术语。如今，气功基本上被认作一种冥想术，具有养生保健和治疗的作用（Kohn 1989；N. N. Chen 1995）。一些歌剧演员、书法家和其他艺术从业者也练习气功，以提升他们的表演技能（马济人 1983：8）。气功可以单独练习也可以集体合练；或是由气功师向他的病人发功，这种练习方式产生的效果类似于催眠师的催眠效果（Sundararajan 1990）。相传练习气功会出现心灵感应、透视、念动力等一些西方超心理学现象。能够获得上述体验的气功被称作"特异气功"，据说这种能力取决于个人先天。此外，任何人都可以通过气功冥想来提升健康状况和艺术能力。

气功一词只是最近才被赋予了这样的意义。气功早前出现于有关修身的文献中，作为专业术语，另有他意。据说气功一词首见于两晋时期（265—420）（Despeux 1988：9）。尽管它的现代内涵在民国时期（1912—1949）就已出现，[①] 但直到现代中医（TCM）的发展过程中才广为人知。复兴中医和宣传气功的目的在气功的英文翻译中也得到了体现：气功的英文不是"self-cultivation practice"，而是"breathing technique"。

---

① 显然，1936 年董浩肯定了气功的治疗效果（Despeux 1988：10）。

[22]　　　修身术历史悠久。目前已知最早关于古代冥想传统的书面记载见于战国时期（公元前475—前221）的青铜铭文、马王堆出土的书稿（公元前168）以及作于公元前4世纪的《管子》一书的三十六至三十八篇（Harper 1990b）。在过去两千多年的文献中，人们提及冥想术时常常会用到例如"养性""养生""导引"和"修身"这些词。现在气功大致有了新的形式——常常是过去道教冥想传统的嬗变，有时也包含了佛教冥想术的元素。由于武术大师受现代化的影响最小，所以如今广为流传被称为气功的冥想术主要来自武术传统（Wen Linjun，p.c.）。① 我听说以前所有的"中医"都练习冥想术以修身养性，他们所练习的冥想术是现代气功治疗师口中的"软气功"，而不是武术大师们修习的"硬气功"。② 软气功练人内气，硬气功练人外气。

　　总体而言，软气功受到的评价很高，因为它可以使人获得健康和其他一些超自然的能力。比如散发巧克力、橙花或肥皂之类的"香气"就是这种超自然能力之一。我在大学里认识的一个学生经过两个星期的练习就已经获得了这样的能力：他可以使手掌散发巧克力的味道——然而只有几秒钟，因此不配合的人很难闻到。"浮"是另外一种超能力，但这纯粹是冥想者的主观感受（尽管有传言说，有可能看到气功大师在冥想过程中浮起来）。"透视"也是一种超能力。有些故事说气功大师看人一眼就能说出他的姓名、年龄和工作单位，因为他们能看到这个人隐藏的身份。有些气功大师还被找来

---

① 功夫和空手道等某些武术形式开始被西方了解（Lu，Needham 1980：302ff.）。关于武术的历史，见 Matsuda（1984）和习云太（1985）。

② 1978年，武术被定义为硬气功……直到最近，中国大多数人还是会把气功和武术联系起来（Miura 1989：342）。

帮助寻找失物，有些可以看穿墙壁。

　　硬气功可以强外气，练习者甚至被打被踢而不受伤，能承受极大重量或沉重的身体打击（如卡车压过身体支撑的平台、铁头碎砖）。此外，练习硬气功的人还能表演吃玻璃、吐火。据说硬气功很容易学习，只需要训练几个月就可见成效。显然，气功包括许多社会背景下各种各样的冥想术，从新儒学者远离世俗沉浸于冥想的"修身"①，到走街串巷的杂技演员的街头表演，再到魔术师向一群好奇看热闹的人展示把戏。 [23]

　　20 世纪 50 年代，气功普及在公共卫生保健背景下得到推广，愈发广为人知：1955 年，第一个气功康复中心在唐山建立，教授胃肠道疾病患者练习"内养功"；1956 年，北戴河开设了一门课程，培训了第一批专业的气功治疗师；1957 年，上海建立了以科学方法监测气功疗法的康复中心。此后，全国数个康复中心开始教授气功。气功作为一种呼吸技巧得到推广，对治疗慢性肝炎、高血压、心悸、肺结核、哮喘、神经衰弱、糖尿病、青光眼和毒血症特别有效（马济人 1983：44—46）。古老冥想术的新名称"气功"强调治疗优势，这种优势通常由生物医学证据证明。健康被认为是锻炼的结果，而非冥想的灵性。

　　"文化大革命"（1966—1976）期间，气功被质疑是"迷信"。尽管许多领域都对它持保留态度，但气功依然在 20 世纪 70 代末和 80 年代得以复兴。1988 到 1999 年间，气功不再局限于用来改善康复中心病人的健康状况，国家雇员、退休人员、失业青年，男男女女都

---

① 修身一般被译为"self-cultivation"，它与新儒学有着紧密的联系。我在更广泛的意义上使用修身一词，与科恩（Kohn 1989）的"长寿术"（longevity techniques）一词同义。

练起了气功。不只个人在家里或公园的安静角落练气功，各种组织也开始蓬勃发展。气功大师应邀在运动场和大学礼堂举办"气功讲座"，人们认为气功大师在会场上讲话就能为听众治疗或续命。大街上的海报和散发的小册子中也出现了有一定人数限额的短期气功班广告。越来越多承诺安全可靠的私人气功治疗出现在城市及其外围。1987 年，昆明法规允许个体户从事气功治疗。

[24]

20 世纪 80 年代，气功的再次流行应归功于国家倡导，这种现象很常见。气功的流行还有其他原因。"气功说明了一个社会现象"，一位年轻的练习气功的国有企业员工在一次讨论中说。20 世纪 80 年代鼓励发展私营经济，与此同时大多数城市人口的生活水平有所改善。但在昆明 1987 年出现了通货膨胀，人们的生活还是比较节省。例如，1989 年底学生们不愿半个月花三毛钱去看电场影，也不愿在自由市场上买橘子，那儿的橘子价格几乎是百货商店苹果价格的三倍。"信仰危机"出现，导致个人的社交冷漠。这可能是对社会发展进程的一种抗拒制形式。然而，据我所知，对神秘事物的探索似乎在气功西传过程中扮演着重要角色，但这一点在中国却有另外的意义。无论如何，通过练习气功可能可以令人内省，使人发现自身和自我，以及新的观念。

[25]

如今，许多气功形式已经公开，但还有些气功师练功时仍然保密。我要讨论的就是这种具有秘密传统的气功。因为对于某些家庭来说，保密仍然是中医知识最重要的特征之一。气功治疗师向徒弟传授保密的知识和实践的方式，可能指向中医在家族中秘传这一特征。我对气功的大部分观察是在 32 岁的气功治疗师邱师父的私人诊所里，他的妻子玉华 24 岁，是一名针灸师，玉华的弟弟邱弟是邱师父的徒弟。

场　景

　　气功治疗师邱师父的私人诊所位于一条两边全是老房子的狭窄的小街上，与做小生意的为邻，鲜有车辆经过。这条街始于一个非常拥挤的自由市场。市场在老城门前，那里有一座桥穿过昆明市的干渠。朝北约 800 米处的鼓楼是这条街的尽头，那里还有另外一个自由市场。这些老房子位于老城墙外，房顶低矮，建造不良。这条街叫作"贫民街"。的确，邱师父诊所旁的茶馆里有各色人等，大多穿着破烂的旧中山装，有的甚至衣衫褴褛。从汽车站出来到市中心的途中会经过这条街。小商小贩在此兴高采烈地做着生意，骑自行车的人不得不从车上下来，加入市场人群的节奏。私人商铺、集体商店、小酒馆、旅馆遍地开花，有几家个体户提供医疗服务。从自由市场旁的桥走到邱师父的诊所会经过其中三家：接骨师、中草药师和一名西医儿科医生的诊所。从邱师父的诊所到鼓楼之间，还有另外四家：两家私人西药房，一家"中西医结合"家庭诊所，还有一家 1989 年 1 月刚开业的小型私人医院，设有一二十张病床。每天清晨，产自日本的大型录音机高声播放着中国国内最新的流行歌曲，发出砰砰砰的声音。吸着水烟提着鸟笼的老人们在茶馆附近的一个角落下棋。到了傍晚，这里会有悠长而引人入胜的二胡演奏，和一位老妇人嘶哑的歌声，在黑夜中显得极为平淡。就是在这个杂乱无章的小街巷和半边缘化的城市居民聚集的地方，邱师父建立了自己的针灸、推拿和气功诊所。① [26]

---

　① 直到 1992 年，社区南部因建造圆通大桥而被改造；社区北部，包括鼓楼，由于道路建设工程，于 1996 年被拆除。

社会关系网和个体户

邱师父有气功治疗的资质认定，我们第一次见面时，他就向我展示了证明文件。1988 年，他与市第三医院签订了承包合约，在院里担任五年的气功治疗师。但第二年，当他的妻子通过了个体针灸诊所营业考试后，邱师父暂停了承包合约。他的妻子向昆明市某区卫生局申请了营业执照。医院向他承诺，他们的诊所生意一旦失败，还可以回医院上班，但在此之前他们必须每月向医院支付 200 元，相比之下，个体针灸诊所向市或区卫生主管部门缴纳的税款每月仅为一二十元。①

邱师父还获得了同一区卫生局的"中药"销售许可，但他在临床上通常使用"草药"。他从巡回卖药的"草医"那里以低价大量购买晒干的药用植物，然后他和徒弟将其全部（包括茎、叶，通常还有根）磨成粉，做成小药丸开给病人，小到可以直接扔进嘴里，喝一口水送下去。他还有一些"中成药"，用于治疗普通感冒、腹痛、咳嗽，但储备得最多的是像人参提取物和蜂王浆等"补药"。邱师父不会冒险购买无法自用的药物，担心会卖不出去。西药库存也很少，只有止痛药、阿司匹林和一些最基本的抗生素。

像邱师父这样的以家庭为单位开业的治疗师在老百姓的医疗保健中发挥了重要作用，寻求像他这样拥有高超气功医术的患者都已准备好花大价钱治疗。因此，治疗师的专长确保了他的家庭生计。

[27]

---

① 人民币汇率在 1988、1989 年间大幅波动。最好根据像中医院校教师这样在政府单位工作的人的每月工资来估算其价值，他们的月薪在 76 元至 135 元之间。见表 5.1。

但是，正如邱师父所备药品显示的那样，他还有其他病人。他们大多是附近的邻居，遇到手指割伤、头疼脑热就会来找邱师父。尽管到红十字医院仅有 10 分钟的步行路程，邻居们一般还是寻求邱师父的帮助。因此，他的气功诊室还具有初级保健的重要功能。

在中国没有任何一家个体户可以仅凭官方认可就能生存下来，有利的非官方联系必不可少，和朋友同行也要处好关系。邱师父有很多访客。他是一个好人，一个好治疗师，最重要的是他被某些圈子的人认为是市里最厉害的气功大师之一。他的访客有些是以前的患者，他们在治疗过程中成为朋友，有些是昆明市气功协会的成员，还有些人想请邱师父传授气功的秘密，将来自己做气功师。比如，有位访客在几个月里几乎每天都来。出于中国人的热情礼貌，邱师父经常会留他吃晚饭，但玉华一点儿也不喜欢他，怀疑他试图窃取丈夫的秘密知识。邱师父没有生访客的气，而是生玉华的气："她不懂社会。"有很多朋友是好事，如果他们赞赏这些秘密知识，能被吸引就更好了。

除了这些来访者，还有一位阔绰的企业家，邱师父年轻时曾经给他当过木匠，他令邱师父在佛教界广为人知。1988 年，邱师父被紧急邀请去治疗距昆明市 48 公里外的一座重要寺庙的高僧。邱师父很骄傲地告诉我，他是被寺庙专用的小轿车接去的。1989 年，邱师父参加另一寺庙的佛教庆典时，又是这位企业家朋友把他介绍给了寺里最年长的和尚。邱师父第一次被请去是治疗癌症，在这位高僧去世前几天才请他过去。第二次是治疗普通头痛，显然头痛得到缓解，和尚很满意。

当被问询时，邱师父会说自己是道教徒或佛教徒，但他对此并不十分重视。邱师父没有太多理由自称佛教徒，只是不定期地参加佛教庆祝活动，似乎更多是出于社会原因，而非宗教信仰。相比之下，他的母亲倒是位虔诚的佛教徒，她经常去附近的寺庙（按她的速度，走路半小时），有时一个人去，有时和附近其他妇女一起去。她坚持农历初一和十五吃素。① 也许是为了保持这种饮食习惯，邱师父家都是按农历计日。②

邱师父还与草医们建立了联系，其中一位是没有私人诊所但有一些病人的邻居。老易，一位退休工人，声称通过读书自学了医术。③ 因为他的爱人已经离世，所以他经常与邱师父一家一起吃午饭。邱师父主要对老人的草药知识感兴趣，想了解药材的生长环境，城市周围哪些地方能寻到药材等。1989 年夏秋两季，为了给邱师父或老易的病人采药，两人至少五次去往附近的山上。邱师父急于学会识别和采收药用植物，这样他就不必依靠草医了。

邱师父和朋友同行的联系、和寺庙的联系、和草医的接触，都是非正式的"关系"，这些对于他的生意来说必不可少。后来，当我问到他左臂上的宝剑文身时，我发现他还有两个兄弟。1978 年，邱师父的师父去世后不久，三人就成了结拜兄弟。他们的兄弟关系意味着在困境中互相扶持，并保护他们师父的秘传知识。也许是巧合，也许是普遍情况，这些兄弟，以及之前的好友，后来都变成了激烈的竞争对手。

[28]

---

① 邱师父说他的母亲是素食主义者，但这并不意味着每天都吃素食，她每月只有这两天吃素。有关宗教徒素食饮食的类似模式，见 Naquin（1976：47）。

② 行政部门和城市居民使用阳历，农村主要使用阴历，即农历。某些县镇赶集的日子是阳历每月 1、5、11、15、21、25 日，这一模式应该与阴阳历有关。

③ 邱师父说老易是草医，但老易出于自身声望的考虑，称自己为中医。根据《史记》记载，传统上中医一般通过读书学医，或是无师自通（《史记·扁鹊仓公列传》司马迁，1959：2785），或是在大师的指点下（《史记·扁鹊仓公列传》司马迁，1959：2796）。这种在没有导师指导的情况下，通过读书自学的信念与知识的秘传原则形成了鲜明对比。

兄弟情和知识的危险性

结拜兄弟之一罗哥曾两度试图害死邱师父。玉华在邱师父设宴款待罗哥一家后回家的路上告诉我说，他们的师父去世后不久，罗哥就将一种特别强大的功法托付给邱师父。这种功法要求最少量进食，并在夜间行走几个小时。邱师父的腿都要走断了，人也越来越瘦。直到一位老朋友以为是邱师父对师父过世过于悲痛，对此事进行了调查，才使他恢复了常态。几年后，玉华继续说道，当邱师父在全市出了名，被邀请去北京做气功科学试验时，罗哥悄悄建议他服用药物。药物立即引起了胃痉挛，使邱师父陷入昏迷，他被立即送去西医院处理，才救回性命。我犹豫着，不知是否可信，看了看默默与我们同行的邱师父，他什么都没说，只是点了点头。[29]

罗哥是师父的儿子，邱师父不愿说他的坏话。邱师父叫罗哥二哥，也试图像对待哥哥一样对待他。邱师父的大多数朋友都避着罗哥，因此，邱师父也不好邀请他来参加自己的婚礼，但觉得应该三周后单独宴请罗哥和师父全家。尽管罗哥涉嫌谋杀未遂，邱师父还是对师父的儿子表示敬意。清明节那天，邱师父打算和徒弟一起去给师父扫墓。我，一个外国人，也想加入。邱师父也没有忘记邀请师父的儿子罗哥和我们一同前往。

与邱师父和罗哥不同，另一位结拜兄弟龙某，身材高大魁梧，令人印象深刻。他的父亲在政府机关工作，这几乎决定了龙某大部分的人生。1978 年，可能是为了与有影响力的人建立关系，罗哥把自己已故父亲的冥想术教给龙某，甚至还把父亲的笔记借给了他。

1982 年，龙某设法与邱师父一起到北京做气功试验。1988 年，他成立了一家私人气功医院。医院规模很大，位于一幢七层楼的建筑中，还打起了价格昂贵、颇显声望的电视广告。龙某雇用了十多名气功治疗师、西医生和中医生。多亏了他的父亲，让他有足够的信用获得大量贷款。当这些钱都还不够用时，龙某跑来找他的兄弟邱师父，据说他允诺邱师父副院长的职位并寻求资金支持。邱师父拒绝了职位，但声称借了 3000 元给他，因为他们是兄弟。后来，不到六个月，医院就破产了。他的兄弟换了住所，传言他已离开该省。很明显，邱师父再也收不回他借出去的一分一毫了。

[30]

涉及金钱和威胁性命的竞争使上述故事听起来难以置信。兄弟们的欺骗戏剧性地反映了气功带来的威望和权力，还有被妒忌的危险。此外，人们认为练习气功本身就有危险。有故事说有人只通过读书学气功，后来走火入魔了。他们把气放错了地方（例如，没有气沉丹田，而是注入了手臂）。气长期不在其应处的位置，会导致痴呆，甚至死亡。师父的指导必不可少，而错误的指导则会致命。学习气功必须要有师父，在此信念下，就确立了拥有知识的人对知识的控制。

家族纽带和知识伦理

邱师父幼年时体弱多病。他的祖父是一名草医，每周一次把这个五岁的男孩送到郊区一位老朋友处，这位老友是一名武术大师。后来，祖父让他跟一位老中医邻居学习医学和冥想。邱师父告诉我，他的祖父没有教授他的父亲医学，祖父认为父亲的资质不适合学医。[1] 出于类似的原因，邱师父的师父也不愿教自己的二儿子，邱师父解释说。但是因为二儿子身体瘦弱，作为父亲，师父觉得有义务为儿子提供谋生手段，就把知识传授给了他。气功不仅使这些瘦弱的儿童变得强壮，气功知识也赋予了他们权力和社会声望。

　　一些生活片段说明邱师父非常孝顺。有一次吃晚饭时，他的母亲告诉我，邱师父小时候绝食了好几天。那时他还是个孩子，但心思坚定，想让母亲听从他的建议。丈夫的收入不足以养活六个孩子，因此她给卖菜的邻居干活，每天赚一块钱。看到母亲被剥削，"我总是告诉她不要给他干活了，"邱师父说，"我小学读了五年就不读了，因为我想保护我的家庭。""因为你学习成绩不够好。"玉华指责他说。"那是唯一的出路。"邱师父坚持道。20多岁时，邱师父曾有机会去新加坡与一名海外华人一起工作，但考虑到照顾父母，他坚持已见，没有接受邀约。在我田野调查期间，邱师父住在父母家。因为父亲的退休金只有40元，他每月给他们100元。玉华经常抱怨这一点，尽管据邱师父说，这还不到他们收入的十分之一。 [31]

　　正心和良心是集中注意力冥想的前提，这一点被反复提及。净化精神同清洗身体、清洁冥想室、尊重饮食禁忌、禁欲等同样重要。邱师父的冥想定期在一天中的子时（午夜11点至凌晨1点），冥想时坐的座位、祭坛、禁忌等与道教、佛教的传统相似，但邱师父所念口诀完全是道教式的。他非常敬畏地藏了一副太上老君的画像。[2] 他的口诀也包含了不利的魔咒，尽管邱师父以及我见过的所有其他气功大师

---

① 邱师父的父亲是附近一家工厂的工人，因为精神方面疾病，他提前退休了，大部分时间都坐在邱师父的诊所里面或者周围。

② 老子是民间宗教道教中最高的神，先是被认作道教的主神，后被称为太上老君（Day 1969：135）。另见 Kohn（1989：134，154，155，167）。

都坚持认为，针对他人的任何伤害或干扰都会损害自身功法，但当时昆明流传着一个故事，举国闻名的气功大师严欣，有一次治疗双腿水肿的病人，治疗的两小时中，他的两名徒弟不断地要小解，结果病人的肿胀减轻了。"他们是他的徒弟。"人们这样解释。如果他把给徒弟造成的不安强加给另一个人，他的功法就会辍止。他只能以这样的方式搅扰徒弟，因为师父和徒弟很亲近。人们认为，气功大师非常强大，如果他们拒绝采用某些手法，那通常是出于道德上的考虑。

　　保护知识的秘密性是一种美德，邱师父承认他缺少这一优点。年轻的时候，他就犯了传授朋友秘密知识的错误。例如，他之前的一个恋人，曾经设法从他那儿学了许多秘密知识。离开他后，她在市里某个地方开了自己的诊所。这种竞争对他来说不算威胁，相较于把敬爱的师父独传给他一人的秘密知识泄漏了太多给别人而产生的悔恨，破裂的感情似乎并没有给他带来多大遗憾。20多岁时少不更事，他还傻乎乎地把"十大招式"教给了一个自称是他朋友的人。这十大招式是每段冥想的开始。那个"朋友"后来写了一本气功入门的书，其中就有邱师父教给他的一系列招式。①

[32]

学徒：模仿和重复

　　玉华和邱师父登记结婚后，②要求邱师父教给她那些内行知识，

---

① 王祖源《内功图说》中的《〈易筋经〉十二图示》[（1834）1956：47—58]记录了几乎全部招式，顺序略有不同。

② 领取结婚证一般不会广而告之。20世纪80年代后期，结婚证只作为法律依据，婚姻通常只有在婚宴之后才被承认（Croll 1981：110）。

作为爱的证据。几个月后，在他们公开举行婚礼前不久，玉华怀孕了。这样一来，学习气功对她来说就太过费力，无论如何都不可能了。那时，她的弟弟刚从中学毕业，没有工作，从家乡来到她家。邱师父不得不教弟弟，作为对亲属关系的认可。

玉华的弟弟，邱弟，很是沉默寡言，如果不是天生如此，就是因为他的社会地位和年龄。他是大家庭的新人，这个大家庭包括邱师父的父母和他的一个没有工作的哥哥。作为徒弟，邱弟被要求协助师父生活的各个方面。另外，作为家庭中最年轻的成年一员，也希望他助姐夫一臂之力，尽到应有的责任。他洗碗，傍晚打扫诊室；把药草磨成药粉等非常辛苦的事儿，他承担了大部分。他被姐姐姐夫指使一会儿去这儿，一会儿到那儿。如果出了问题，就是他的错。[①] 如此对待他并非出于恶意，而是习惯。没人觉得需要证明这一习惯的对错。当我与邱家人融洽相处时，邱弟已经接受了几个月的训练。我对气功感兴趣，会经常询问他最近进展如何。邱师父和玉华，尤其是玉华，一直责骂他懒惰。国庆节（10月1日）他们三人出去玩时，邱师父敦促徒弟要更加认真地练习。后来有一天在购物途中，玉华向我吐露了一点，可能是人类学家对气功的兴趣激发了他们的兴致，因而加强了对邱弟的训练。 [33]

要成为一名治疗师，最重要的是练内气，即软气功，玉华解释说。她希望自己的兄弟将来成为一名治疗师。但由于他是个强壮的年轻人，邱师父坚持要训练他学习更加严格的硬气功。和硬气功相反，软气功主要练习静功。练硬气功要徒手击打沙袋、树干、石墙，用一大袋石头击打自己。除此之外，还有只在身体状态极佳时才能

---

① 有关学徒几乎无法忍受的情况，见 Cooper（1980：23—33）。

做的长串的快速招式。

　　1988 年秋天，邱弟在一个出售和维修简单电子设备的集体单位做临时工。清晨和晚饭后，他都会定时去附近的公园冥想。邱弟已经学了"十大招式"，现在他正在练习静功。这一步先是导入口诀和动作，然后双腿盘坐，脚心向上，保持数小时有意识的自然呼吸。很有可能某天晚上亮光突然出现——红、白或蓝绿色的亮光。师父会教新手不要对此感到恐慌，继续均匀地呼吸。

　　大多数认真练习气功的人都向我描述了光的出现。常见的感受是温暖的金色光芒通达小周天，这种描述也见于当时迅速发展的流行文学中。肚脐正下方的丹田首先感觉到温暖。① 光很容易从丹田传到腰部尾闾关。② 下一步是使光循环，这很困难，因为虽然练习者可以轻而易举地让光沿脊柱的某些部分游走，但光通常会在三关的通道之间停住。③ 光一旦到达头顶，就会向下漫行至其起源处丹田。"小周天通"正是表达了这种感觉。一些初学者根本无法让光循环，就放弃了，但大多数人在几次冥想之后就能做到。一旦打通了小周天，光就很容易继续循环。练习者获得放松、轻盈、失重的感觉，令他们感到"很舒服"。需要强调的是这种持续重复的循环有直接的情绪回馈作用。

　　"练习气功有许多种方法，就和气功大师一样多。"当我问邱师父对上述内容怎么看时，他回答道。邱师父的功法与小周天无关，

[34]

---

① 杨玄操注《难经·六十六难》(Unschuld 译 1986b：567)："脐下肾间动气者，丹田也。"并对丹田的特征进行了大幅讨论。另见第 39 页脚注 ①。

② 文献中称之为尾闾关，Despeux（1994：81）将其解释为"尾部的狭窄通道"。《庄子·秋水篇》：尾闾泄之，不知何时已而不虚。原作拼音注为 lv guan，与原作者确认，应为 wei lv guan（尾闾关）——译者注

③ 有关三关的简要说明，见 Despeux（1994：80—87）。

他说起了一束源于他两眉之间印堂的光。[①] 他的徒弟邱弟也是在前额感受到的光。"他见红光了。"玉华自豪地告诉我，我理解这句话的意思是预示着进入了相当于打通小周天的阶段。显然，邱弟已经在训练中迈出了重要一步。现在的问题是如何操控这束光用于治病。

邱弟于 10 月中旬开始，在邱师父的指导下担任治疗师。他们治疗的对象是一名患有严重肩痛的 50 多岁的女性——马老师。马老师是位不同寻常的病人，她的社会地位很高（毕业于北京大学的物理老师），合作积极（健谈，会鼓励人，易受影响），且有追求健康的实际行动（坚持不懈地寻求缓解症状的各种方法）。四个月前，她突发肩部疼痛。像许多受现代教育的知识阶层会首选去西医院一样，她去了昆明最负盛名的医院——省人民医院。但是，医生看过她后，把她送去了医院的针灸推拿科。她治疗了两、三周，一个疗程 10 次，一次收费两元，但无明显改善。那时，她听说中医院的针灸师受过更好的训练，但后来在市中医院接受的治疗并未证明更加有效。[35] 持续的疼痛使她无法安睡。驻扎在医院附近的一个巡回医疗服务小组的按摩师向她保证一定可以治愈她的肩痛，只要预付 32 元，保证她每天都能接受治疗，直到疼痛消失。但这一治疗加剧了疼痛，她几乎无法举起手臂。这时，她转向了气功疗法。

她曾去过的私人气功医院院长是邱师父的兄弟，他推荐了邱师父。当得知兄弟拒绝为马老师治疗时，邱师父对能否让她康复表示怀疑。但是，她急于接受邱师父的治疗，说他刚刚就在她眼前，仅用一次气功就治愈了一位病人。邱师父回答说："每个人都不一样，

---

① 丹田有时指上丹田，有时指中丹田，有时指下丹田。上丹田在两眉之间（对应印堂穴），中丹田在两乳头之间（对应膻中穴），下丹田在肚脐下方约一只手宽处。邱师父没有再多说［但请见 Despeux（1994：74—80）］。

你得跟气功有'缘分'。"他最后终于同意试试看，建议除了针灸，再加用火罐、火疗①和气功治疗，即所谓的"远功"——气功发出者和接收者同时练静功——在城市相对方向的各自家中。这说明邱弟在学习成为一名治疗师的过程中，首先要掌握远功这一步。一周后，邱弟和师父一起发功治疗；两周后，邱弟进行了第一次完全独立的气功治疗。

10月17日，星期一，马老师在丈夫的陪同下接受了首次治疗。玉华为她针灸、拔罐，每一项持续约20分钟。接着，邱师父做了半个小时的火疗，这对病人来说非常痛苦。最后，邱师父又做了半个小时高强度的气功。然后，他让马老师把胳膊举起来，令人惊讶的是，她做到了，胳膊能抬起45度。

第一次远功治疗后两天，在周三的治疗中马老师声称疼痛加剧，以致无法入睡。邱师父的妻子很担心。首先，她的丈夫在前一晚的远功治疗过程中无法抬起肩膀。她知道他会与病人感同身受，所以在治疗过程中会得患者的毛病，尤其是病很难治的时候。其次，邱师父让马老师去医院做的X光检查显示有物理损伤：第六颈椎错位。马老师的丈夫来接妻子回家时，开始和邱师父聊天，就是这会儿邱师父得知是他的兄弟推荐了他。邱师父觉察到此病的复杂性，表示只给她做七天的治疗，如果没有改善，她就得回到他的兄弟那治疗。"她会回来的，"邱师父稍后告诉我，"但最好让她走，不要留在我这。"显然，他希望马老师能完全信服他。接下来针灸和拔罐治疗的

[36]

———————————

① 火疗的罐子底部用被几种草药浸泡过的医用酒精棉覆盖着。用剪刀夹起一块燃烧的棉花，点燃酒精，然后左手将罐子敷在病人的疼痛部位，右手按摩，掐灭火苗，并将酒精擦入皮肤。我观察到这种减轻疼痛和水肿的方法公立医院几乎不用。邱师父说："做起来很辛苦。"

一个小时里，邱师父讲述了自己和他人成功治愈病人以及预测死亡的事。马老师走之前，邱师父告诉她对下一次远功治疗的打算，他想让她的头部有发胀的感觉。

第二天傍晚，邱师父、玉华和邱弟骑车到马老师家，在子时进行了气功治疗，因为子时"阴最盛"，气功效果最好。第二天，玉华告诉我，这次治疗没有成功，因为马老师无法静下来。她唯一的感觉是手部刺痛。

第二次治疗安排在星期六晚饭后，其他病人傍晚的治疗都被推迟了。这天晚上，三位治疗师和病人彼此格外热情友好。做针灸的时候，马老师表达了对气功的热爱。邱师父当即向她和她的丈夫展示了自己北京之行的相册，这是他最喜欢的证明他气功能力的东西。当时他只有 24 岁，是昆明市一家医院的气功治疗师。他有透视能力，在云南大学进行的气功研究试验中证明过自己的能力后，他去了北京接受进一步试验，他说这是秘密安排的。但是，在大城市做试验的压力会让从偏远省份来的高度敏感的人失去透视的特殊能力。不过，从大量成功治疗的病例中可以看出，邱师父依然是个有能力的治疗师。

随着治疗开始，整个治疗小组的人都兴奋了起来。马老师盘腿坐在床上，邱弟在她身后，邱师父在前面，面对他们两个。邱师父低声念咒，做了几个冥想的起式动作，让屋里的参与者们安静了下来。邱师父告诉所有人闭上眼睛。但是大家没能集中注意力，隔壁房间里发生了激烈的争执，争吵一停，街道上的噪声又分散了注意力。终于，大约半小时后，一辆重型卡车在街上轰鸣而过时，邱师父放弃了这次治疗："就这样吧。没用。" [37]

接下来的几分钟对于我们就发生的事情达成共识至关重要。我睁开眼睛，感到麻木。邱弟浑身是汗。马老师也感到麻木，眼睛游离。但是，她的丈夫却微笑着，坐得笔直，显然他一直在偷看。当邱师父从凳子上跳下来，穿上鞋子时，玉华打破了沉默，她抱怨头疼。确实，房间里的空气闷热难闻。邱弟打开门，点了一支烟，然后递给我一支，邱师父和玉华还在治疗着马老师的手臂。他们用双手压住她的肩膀，让她有节奏地抬落手臂。她明显可以将手臂抬得更高了，但坚持几分钟就累了。现在，我们所有人开始聊治疗时凝神阶段的感受。玉华说："虽然他（邱弟）还不知道如何治病，但是经过半年的训练，他已经看到了光。""光有多大？"马老师的丈夫问道。邱弟把手抱在胸前，好像抱了个篮球。"我本来可以抓住他的光，然后把光引上手臂，到达肩膀处。"邱师父解释说，之后是一阵沉默。他的解释立即被认可了。我问邱师父刚才的治疗对他来说怎么样。"一般，一般。"他回答。邱师父坚称，尽管有噪声，但他还是达到了看见光的状态，可他没有看到邱弟的光。他解释说，一个人的力量不足以治愈肩膀，必须两个人合力，他停止了发光，等着邱弟的光出现，但光并未出现。如果成功，邱师父解释说，气功可以让病人抬起手臂。"哦，是的。"马老师赞同道，她在电视上见过这样的气功表演。她是所有人中最激动的。她感受到一种似曾经历过的感觉，但这次更加强烈。就像虫子在爬，头两次是在眉毛上方，然后向下到了鼻子一侧。此后，刺痛的感觉从手臂上升到肩膀，但随后又下降到起初手指的位置。她喊道："看，我的手臂都能抬平了。"但是邱师父纠正她，她没站直。马老师随后说要结账，因为她已经接受了近一个星期的治疗。玉华缓缓走向桌子。她瞥了一眼邱师父，他正默默地系上外套的扣子。"咱们是朋友。"玉华说。于是马老师建议大家一起过周末，但因为我没有空，就推迟了。

　　邱师父和邱弟周日晚上在马老师家的治疗成功了。"她现在睡得

很好，肩膀不疼了。"第二天玉华告诉我。邱弟看到了红光，还看到 [38]
了她肩膀的骨头。

星期三的傍晚，大家再次见面，这次是在附近公园的一个凉亭
里。亭子是开放式的，通风良好，空气中有丝凉意。黄昏时分，只
有少数游客还在漫步，除了旁边练气功的人经常打喷嚏外，没有一
点儿声音。邱弟看上去更加自信了，他显然接受了邱师父进一步的
指导。凝神一会儿后，他张开手，在马老师的背后上下移动，但不
碰到她。然后，邱师父握住马老师的手，把手放在她的手上。看来
好像要把气传给她。凝神之后，邱师父和邱弟按住她的胳膊，让她
有节奏地抬臂，这个动作做了5—10分钟。

毫无疑问，这次气功奏效了。邱师父第一个这样说。他看到了
一束白光。马老师说，她体会到热感从左肩到右肩，她的双手异常
温暖。她让我摸她的手，确认这一点，甚至声称自己也看到了白光。
邱师父解释说，白光不如红光有效，他曾五次试图让光穿过肩膀上
堵塞的部位，但只成功了一次。马老师点点头。肩膀之间有热感之
前，她已经发觉胳膊上上下下的刺痛感。当我问邱师父光有多大时，
他伸出双臂在空中画了一个大圈。我问邱弟，他说那是一个球，就
像电视屏幕一闪一闪的那种。邱师父似乎不喜欢刨根问底，打断了
我。这种治疗对每个人都有效，这一点很重要。邱师父总是强调他
不清楚原因，但显然效果是灵验的。至少目前为止，邱弟已经确信
自己的气功和功法有效果。

两天后，邱弟看起来既兴奋又开心。前一天晚上，他非常清楚
地看到了八卦图，早晨打坐的时候，他还看到了太上老君。邱师父
对徒弟取得如此迅速的进步感到惊讶，但表现出对这些现象很熟悉
的样子。他问邱弟，这些形象是否威胁过他，还是就消失不见了。

邱弟告诉他消失了。邱师父说："如果他们威胁你，不要害怕。他们可能会变得越来越大，但你不用怕。他们来的时候，告诉他们，让他们去。他们变大的时候，让他们缩小。"他跟邱弟保证，精神力量将比这些形象更强大。他接下来会看到野生动物，但是如果他看见了小人，就要报告师父。

[39]　　　星期天，我们四个人去了马老师家，她准备了许多美味佳肴招待我们。午饭后，她把我们带到了附近的公园。临近傍晚，她期待着接受治疗。此前三天，她一天三次服用邱师父的草药，并在子时冥想，接受远功治疗。邱师父说自己很累，让徒弟在隔壁房间为马老师治疗。40分钟无声无息地过去了。最终，邱师父敲门打断了他们。他发现马老师热情洋溢。上周三在公园，她也是如此，而这次仅仅只是因为邱弟的功法。每个人都很惊讶，很高兴。这意味着邱弟已经拥有强大功法。后来我问邱师父，在这样成功的治疗过程中，病人应该有什么样的感觉。应该感到疼痛，他回答说。如果她不感觉疼，就应该像休息或睡着了一样。

邱弟缓缓睁开眼睛，看上去有些茫然。他应该说些什么，但他没有。相反，他的姐姐玉华立即开始代表他讲话："他没法描述自己的经历。他自己不明白，也不知道任何解剖结构。"后来玉华又补充道，如果自己能够"发红光"，再加上她的解剖学知识，应该几天之内就能治愈马老师。邱师父也开始解释，好像他和玉华都不想给邱弟一个机会，让他把自己的经历说出来。我试图让邱弟说说自己的感受，但他只是重复了姐姐的话："说不出那种感觉。"

邱师父用手势示意，堵塞的部位——一条狭窄的通道——已经打开，气能够从中通过。邱弟一直小声嘀咕着，沿着胳膊上行到肩膀，从一个肩膀到另一个肩膀。这让玉华怀疑脊椎是否也有堵塞，这与 X 光片提示的信息相悖。的确，邱弟开始气功治疗之前，邱师父和玉华已经仔细检查了病人的脊椎和肩膀。他们试图在皮肤表面寻找因药物治疗而出现的皮疹，皮疹会反映内部堵塞，但没有找到。

回去的路上，我再次走到邱弟身边，但他刚开始讲——"红光，嗯，我随着那红光，上了手臂"——我们就又被打断了。这清楚地说明早前的插曲：徒弟不用表达他的感受；相反，他的经历就像之前所说的"说不出那种感觉"，师父已经替他贴上了标签。邱师父谈到徒弟的经历，就像自己曾经经历过一样。邱弟看到光之前的很长一段时间，邱师父就已在谈论光。凝神之后，徒弟仍然处于被自己新的经验淹没的状态时，就被告知这种新经验是什么，师父已为他做好了标注。 [40]

马老师付了约 200 元，就再没来过。她所在单位有医疗保险，承担了这些费用。第二年，她和丈夫偶尔路过诊所。她的肩膀仍然疼，无法抬太高，但勉强能承受。她说她再没找过其他治疗师。

邱弟下一步的训练是每晚子时和清晨的两小时，在自己房间冥想，持续 49 天。从现在开始，他将吃素，规律就寝，戒色戒酒。此外，他将背诵一系列道教口诀，以便用意念治病。

12 月中旬，邱师父去往北京参加全国气功协会大会，玉华去看望父母，她老家在四川成都附近的一个村子里。邱师父第二年 2 月初去和她汇合，在她老家过春节。邱弟留在昆明，把诊疗室改成了练习冥想的房间。白天，他继续在集体单位上班，早晚则都在练功。我 1 月时去看过他一次。整个房间弥漫着香气，地上有一个冥想时用的垫子，垫子前面的墙上是观音像，① 旁边放着香。邱弟看上去瘦

---

① 佛教在中国传播后，中国原有的掌管土地和生育的女性神灵与男性观自在菩萨的形象合二为一（Needham 1956：407）。如今，观音在佛教寺庙中被尊为菩萨。她的形象广受欢迎，且仍履行生育神的职能。

了不少。他的手受伤了，肿了起来。他告诉我他浑身"酸疼"，显然，他也在练硬气功。他的笔记本放在桌上，本子很小，里面画满了道符①和从各种书籍中抄写的口诀。除此之外，他似乎对姐姐的敦促很是上心，床上放着一本解剖学手册。

　　2月底邱师父和玉华恢复了诊所营业，邱弟开始定期与他们一起看病，集体单位的工作就不干了。邱师父教给他治疗疾病的特殊口诀和动作，但很少让他使用气功。通常，邱弟得为病人推拿，这是最辛苦的活儿。我见过几次邱弟用气功，都是治疗无法保证治愈的久病重病。

[41]　　例如，1989年5月和6月，有位60多岁的女邻居定期来治头痛和视物模糊，玉华将其归因于"高血压"。给这位病人使用了针灸和气功疗法，每天三次服用草药，并用两片新鲜的浅绿色桑叶蒙住眼睛进行治疗。尽管每天如此，但病情并没有显著改善，定期测量的血压也没有明显下降。邱弟得到允许为她医治。他像师父教的那样低声念着口诀，做出规定的动作，包括在她的眼前画空符。有一次邱弟为她治疗了近45分钟。而在诊室更为公共的区域，邱师父先是治疗了一个听力受损的邻居老人，然后坐下和病人们聊天。最后，他转向这个女人，让她坐在屋子中间的板凳上，又做了5—10分钟的气功治疗。短暂的治疗后，这名妇女看上去非常高兴。当邱师父问她感觉如何时，她回答说觉得眼皮上有刺刺的奇怪感觉。邱师父在五分钟内就达到了他的徒弟先前近一个小时所没有达到的效果。和他的徒弟相比，他似乎更像一位大师。邱弟坐在板凳上，疲惫、沉默。我想知道邱师父在多大程度上受益于徒弟凝神的准备工作。

---

① 道教口诀，见 Schipper（1982：287）。

8月，一位70多岁的老人从遥远的县城来接受为期一个月的治疗。由于中风，他半身不遂，几乎无法行走。他女儿的朋友曾在邱师父这儿治好过子宫肌瘤，于是推荐了邱师父。女儿之前来过，想看看邱师父到底能不能治疗自己的父亲。邱师父像往常一样，讲了许多医治成功的故事，但还是说要见到病人才能判断康复的希望有多大。因此，她的父母来到城里，在邱师父诊所对面的私人旅馆租了一间房。初次检查后，邱师父没有承诺治愈。即使是我后来私下里问他的时候，也明显感觉到他不愿意保证自己能治好这个病。相反，他让邱弟为老人做推拿和气功治疗，每天至少一次，有时候两次。邱师父准备草药的时候，玉华就做针灸。他只是偶尔去看看这位病人，为他发功。那个月，我好几次看到玉华责怪她的丈夫，指责他忽视这位远道而来的病人。病人的妻子和女儿并没有责骂邱师父，但他们对邱弟赞不绝口。她们说，徒弟比师父更有用，更友善，他的气功治疗甚至比他师父的更好。玉华告诉我这些的时候，很为自己的弟弟感到自豪。但邱师父并没有丢面子：一个月后，病人返回家中，仍然是很糟糕的状态。 [42]

10月，50多岁的中学老师鲍老师因肝癌向邱师父寻求治疗。他7月份从邻省贵州来，接受了只有省城医院才能提供的治疗。最初几个月，他和妻子住在亲戚家。昆明几家医院的西医治疗已证明无法阻止病情恶化，因此，他把气功当成了最后的救命稻草。他说，第一个疗程10次气功治疗后，他觉得好多了。11月，邱师父由一位朋友介绍给一名草医，他知道一种草药，是一种灌木的根，据说可以治愈肝癌。另一位汽车司机朋友同意送邱师父、邱弟和草药师去南面1600米外的山上，那儿有这种植物。这次长途跋涉虽然找到了药，但是鲍老师第二次服用含有此药的水剂时，感到病情很重，他吐了三天，完全吃不下饭。当第四天，鲍老师的妻子再次出现在邱师父的诊所时，眼泪掉个不停。邱师父催促她送丈夫去街那头的私人医院静脉注射葡萄糖。① 她是好意，邱师父说，暗示她没有认真听从自己的指导，给了丈夫过量的毒药。一周后，当我见到鲍老师时，他又消瘦又虚弱。到了 12 月，由于他的身体太虚弱，他和妻子搬进了邱师父朋友空着的新公寓。公寓距离诊所只有 10 分钟的步行路程，这样邱师父就可以在那里为他治疗了——一张旧床垫放在裸露的水泥地板上，风从没有玻璃的窗户刮进来，一次次吹灭了蜡烛的火焰。我 12 月底离开昆明时，他被送往了红十字医院急诊，四天前他晕倒了。玉华在给我的一封信中写道，他坚持回了贵州，和两个女儿告别，1 月初去世了。

[43]   鲍老师的肝癌病程上文已作了概述，这是一个邱师父寻求邱弟帮助，合力治疗病人的例子。在邱师父第一次治疗鲍老师 10 天后，出现了一个问题——是否应该继续治疗。在对病人健康状况有所改善的基本共识下，邱师父决定继续治疗。这个共识不基于生化检查的证据，而是基于一些一致的意见。玉华、邱师父、我，以及长期来诊所治疗的病人都注意到，鲍老师的容貌变得明亮了，他眼睛更有神了。此外，邱师父声称他能（凭借他的透视眼）看到、能感觉到（用他颤抖的手）鲍老师的肝脏"变嫩"、变小了，最重要的是，鲍老师也认同，疼痛减轻了。鲍老师和他的妻子都是国有单位的干部，自然不确定是否应该依靠气功治疗，有一次我们碰巧在邱师父

---

①   静脉注射葡萄糖被认为可以"补"身体。见 White（1993：269）和 Hsu（1992b：97）。

诊所门外的大街上碰见，他们向我表示了怀疑。是的，我告诉他们，我也有疑问，但邱师父无疑是我认识的昆明最好的治疗师之一。去年我的确目睹了一名子宫瘤患者康复。X 光检查显示，常规气功治疗六个月后，肿瘤几乎消失了。[①] 我强调我不是医生，他们应该在医院继续西医治疗。他们回答说，鲍老师刚刚放弃化疗，但去医院做了检查。

鉴于病人信任有加，邱师父建议将气功治疗的次数翻倍，他认为这会使治疗效果也翻倍。邱弟做了第一次治疗。他坐在病人床前的凳子上，闭上眼睛，小声念起口诀，起式，然后将手放在病人身体右侧，肝脏的部位。这是一次漫长的治疗，有半个多小时。邱弟的衬衫被汗水湿透了，病人的额头上也渗出了汗珠。病人感到筋疲力尽，表示感觉肝脏区域疼痛。邱师父没有和邱弟说话，而是立即接过邱弟的位子，和病人交谈，询问他疼痛的情况，安抚他，说邱弟还没太有经验，但不必焦虑，一切都会很快好起来。大约休息了一刻钟后，邱师父建议进行第二次治疗，事实证明这次治疗时长只有上次的一半。治疗后，病人的疲惫感消失了，也不再感到疼痛。然后，在妻子的指引下，他坐到长凳上休息、闲聊，直到午饭前不久离开。

邱弟在这个病例中犯了严重的错误，邱师父没有和他说一个字，[44]而是继续治疗。有时候，邱师父会摇头，但我从未见过他在公开场合责骂徒弟。有一次，邱弟弄洒了草药粉，他的姐姐骂他，但邱师

---

① 当时我还不知道最常见的子宫疾病和妇女最常见的肿瘤（每 4 名妇女中就有 3 名患病）是子宫平滑肌瘤或纤维瘤，75% 的平滑肌瘤无症状（Harrison，1987：1836）。显然，这种肿瘤发生和消失的原因不明。

父并没有生气，他笑着，蹲下身帮忙从地上收拾起药粉。^① 但这一回，等鲍老师和他的妻子走后，我进了后院，就听到远处玉华告诫弟弟。"你真是愚蠢，"她大叫道，"不是时间越长越好，力度越强越好！"邱师父也在厨房里说："你必须用'意念'。"这是他第一次语气中带着强烈的责备。邱师父注意到我进了厨房，就不说话了，催促我们所有人离开厨房，到对面房间吃午饭。他在桌上用一种更友善的、循循善诱的口吻继续说道："你得想象他的肝变得越来越小，最后，当它缩小到你正好可以握在手里时，就把它叠起来，把坏东西拿出来。"邱师父做了一个将伸出的手指收回握拳的动作，"气功凭意念，不靠力量，就这么简单。"^②

改变治疗师目光的光

"见光"标志着邱弟训练的分界点，^③ 类似入会仪式划分了外行和内行之间的界限。这种社会分化的基础是认知能力的重大变化：

---

① 在这个方面，邱弟的学徒方式与 Cooper（1980：27）的发现不同："许多工人深信，让男孩学习的唯一方法就是打他。"

② Engelhardt（1987：17）总体上对练习气功持相同观点，并提供了各种例子；另见 Despeux（1995：138）。Sharma（1996：258）则认为"关于想象，人类学家不曾有过论断"，指出想象在许多所谓的替代疗法中的重要性，这些替代疗法用"整体的"方法解决身体和康复问题。她建议使用"文化活跃的想象"作为克服人类学固有的身心二元论，尽管她"对克服西方文化中的二元论并不乐观"（p.262）。

③ 不是每个气功治疗师都提到光。有关其他冥想传统中有关光的描述，见 Robinet（1989a）。邱师父要在绝对安静的环境中冥想，这不同于与 Tambiah（1977：102）描述的师父通过语言化显像引导徒弟和病人，与 McGuire（1983：231—232）描述的把说出来的问题在想象的火中燃烧掉也不一样。

只有能够聚气并控制其流动的人，才能体验到改变治疗师目光并赋予他医治能力的光。①

　　在邱弟错误地治疗了鲍老师之后，邱家的气氛十分紧张。午饭 [45] 时，我问邱师父，他是如何治愈目前一名"肾炎"患者的。邱师父的回答很简短："用红光。"外行对光的认知能力和治疗能力分歧很大，而亲身经历过光的人都不愿谈论它。附近邻居草医老易正在和我们一起吃午饭，他抓住这个机会发表了对邱师父答案的观点。他说，"肾炎（他使用了和我相同的西医术语）的治疗原则是土克水。"显然，他是根据五行推理的：肾属水，脾属土。治肾当先"补脾"。他声称邱师父应该"发黄光"，黄属脾土。但是，邱师父发出红光，红属火，火生土，土克水。邱师父没有说话，显然，草医用五行解释治疗原则过于笼统。这些原理可以用于指导中药治病的组方配伍，但不适用于解释气功治疗。

　　那天晚上，我再次拜访邱师父和他的妻子，希望理清老易提出的问题。邱师父笑了，仍然不愿说话："你有听人说过黄光吗?"玉华更加配合一些。她解释说，红光可以透过人体的红色组织，通过"发青光"，气功师可以在清水中找到被盗或丢失的东西。但当她看到丈夫皱起眉头时，也不再说话了。只有那天晚上我训练的时候，邱师父谈到了光。和往常一样，他的解释简短而含糊。他说，红光最厉害，因为有了透视眼后，马上就能看到红光。尽管先前发生的事件似乎证明恰好相反，但只有邱师父（邱弟不行）知道如何发出

━━━━━━━━━━

① 普遍认为萨满拥有不同于他人的认知能力，见 Blacker 的例子（1975：168）。可能通过梦境、附身以及偶尔通往阴间等方式掌握基本技巧，从而有了千里眼、顺风耳、透视眼等认知力，以及其他一些能力，比如控火、飞往天堂。对 Zinacantan 地区萨满认知能力的心理测试评估见 Shweder（1972：407—412）。

红光。邱师父看到的红光能让人洞见骨头、痹、气积，邱弟看到的白光则不能。有时候，痹和气积的症状病人自己能感觉到，但作为疾病的视觉表现，只有气功治疗师通过发光才能看见。

命运和知识的合理化

[46]   "那是你的地盘，但这是我的。先发誓，然后我再教给你我所有的知识。"这是邱师父现在有关传授秘密知识的想法，一位带我入门中医的医生也曾表达过。徒弟可能会变得比师父更强大，因此他必须保证永远不和师父竞争。邱师父坐在我桌前的凳子上，叹了口气。他说，1989 年秋天，他多次表达了不想教邱弟。"我不喜欢他。"他说。"并非总是如此吧。"我回答道。我记得曾经见过他们俩像大多数好朋友一样，手牵手走在一起。"他如此沉默寡言。我不知道他在想什么。"邱师父接着说，"而且，他很笨。不可能教他草药。"我问邱师父，他的意思是否说草药知识对于成为一名成功的气功治疗师必不可少。他说不是，但对临床看病至关重要。令邱师父感到不安的是，有一次去郊外小山上采药，他发现邱弟很难辨认出药用植物。我提醒他，那是邱弟第一次面对这么多植物，把他和我一个植物学学士相提并论不公平。但邱师父依然坚持自己的观点。他说一开始就犹豫过要不要教这个小舅子。一年前，邱师父曾和我表达过他的忧虑，妻子想让他教自己的弟弟，是预防以后若是离婚，可以和弟弟一起在自己的家乡行医。这些怀疑除了说明两人婚姻关系紧张，也说明近亲血统比婚姻关系更加牢靠。1989 年夏天，玉华生了儿子后，邱师父对妻子的感情和尊重有所

增强，但即便如此，他也没有兴趣教邱弟。尽管邱弟继续练习冥想，但再也没有出现幻视。1989 年 9 月，玉华开始责骂邱师父，因为很明显邱弟没有任何进步。邱师父耸耸肩，对徒弟的挫败漠不关心。

当然，没有一个学徒可以强迫师父教自己，即使师父已经收徒，他也有想保留多少知识就保留多少的自由。邱师父的佛教朋友曾向我解释："这就是为什么一本有关秘密知识的书越老旧越有价值。试想几个世纪以来，每位大师都将一点儿秘密知识带入了坟墓，甚至可能是最重要的一点儿，确保他能与徒弟对抗。如今的知识与其黄金时代相比实在太水了！"知识不仅可以提升权力，一旦被传授，还可以用于对抗别人。人们相信知识是有限的，因而可以像商品一样被拥有。

[47]

邱师父曾到我在中医学院的宿舍，取走他的知识商品——道教口诀笔记本。"别弄丢了，这可是我的命根子。"两天前他给我本子的时候说。我本打算复印下来，因为他知道如果我逐句抄写，会使他和本子分开太长时间。他禁止我在街头小摊上复印，但是学校断电了，所以我没法早些还给他。

"要学习这些知识，就必须是命中注定。"邱师父解释说，每一句口诀都配有规定动作，会产生神奇的疗效。邱师父的武术师父曾让他逐一背诵每句口诀。把口诀誊写在一张单独的纸上，背过一张，烧掉一张。每周训练一开始，师父就会听他背诵口诀，只有背对了，才会教他相应的动作。邱师父那时候还是个小男孩，有时候他一站在师父面前，就完全记不得口诀了。每当他背不出的时候，师父非但不再给他一次机会，还会教他新的口诀。他相信有些口诀适合徒弟，背起来就容易。徒弟有自己命中注定的合适他的口诀。①

回想起来，我碰到邱师父也纯属偶然。邱师父的哥哥曾想让我学习气功，我好奇，就同意了。我没怎么费劲儿就学会了"十大招式"——只是记住而已——邱师父注意到了，很想再教给我更多的动作。他坚信我来这儿是命运的安排，所以我应该学习气功。我也相信这一点。但是我没有邱弟进步快。我们选了 1989 年 6 月 3 日这一天开始静功的训练。一个月后，一则突发死讯中断了我在昆明的调研。三周后，当我从家中返回时，邱师父说我的生活太动荡了。他和他的哥哥曾希望我能让气功闻名世界，并以自己的实力和名声邀请师父出国。"你不相信气功的力量，生活也不稳定。我一直能感受到你的批判思想，这让我该如何教你呢？"他曾经相信学习气功是我的命，现在他不信了。

[48]

邱师父说这些话的时候，距离我们去年 9 月份相识整整一年。现在是 1989 年 11 月，邱师父又拒绝了他的徒弟邱弟，尽管出于不同的原因。他开始专心为儿子制定计划。这个孩子将成为一名出色的气功大师，和自己只会写几个字不同，他的儿子要去上大学。计划着等儿子一满三岁，就开始教他气功。自从孩子出生以来，邱师父每天晚上都会给他听严欣气功会的磁带。邱师父的决定引发了家

---

① 我想起一位纳西族的东巴，在我去他的小屋拜访他并问他是什么促使他学习东巴知识时，他反复小声说着，他的父亲和其他人一样都是农民，他也曾将成为一个农民。但是，在他很小的时候，他经常去附近一个年长的有法力的东巴那儿。他"就记住了"许多东巴给他讲的神话。后来，他成了这一带的东巴，倒不是出于职业的原因，而是好像命运的安排，让他"就记住了"这些神话。纳西族是一个有着大约 25 万人口的民族，聚居在滇西北；东巴是象形文字中提到的具有叙事传统的专门负责仪式的人（Oppitz, Hsu 1998）。

庭危机。玉华喊道："我宁愿离婚，也不愿意把我的亲弟弟 ① 送走。"
过去一年，他啥也没学到。他没有工作，也没有家——他不能没有
学到任何技能就回到父母身边。玉华很害怕在邱家孤身一人。她一
边低下声音，一边把我拉到了街道的另一侧。我从远处看到邱弟在
后院磨药，邱师父蹲在前面空地里晒太阳。过去 10 天里，没有新病
人请他出诊。是因为有关气功的新规定更严格了，还是因为邱师父
让我复印了他的秘密知识？玉华道出了邱师父无法言说的恐惧。

几天后当我回来时，情况似乎恢复了正常。据说邱弟努力干活
表达对邱师父的感谢，玉华在镇上给他找了一份临时工。那时我正
打算离开中国。想到去年秋天，我作为一个人类学家，开始定期拜
访邱家人时，邱弟的训练受到了更多的重视。此刻我要离开他们了，
邱师父也拒绝了他的徒弟，不知道这一切是不是巧合。

秘传模式

要成为一名气功治疗师，必须具备多种知识结构和实践能力。
邱弟学会了管理西药，根据西医解剖学知识看 X 光片，逐渐熟悉了 [49]
草药和中成药，做气功治疗、冥想，记得如何写道符，背诵口诀。②
他的师父认为西医比中医好学，对气功则讳莫如深，特别是道符和
口诀。

学徒邱弟通过模仿来学习，通过重复进行训练——每日冥想和

---

① "亲"在此处指血缘关系。
② 相比之下，在西方以及中国的许多拥护者看来，气功都只是用意念掌控自己身体
的锻炼方式（N. N. Chen 1995）。

日常练习要重复相同顺序的动作，3 次，7 次，9 次，24 次，49 次，66 次。学习过程缺少建构性的教导，徒弟必须经历的各个阶段一开始也没有规划。也许是师父故意隐瞒，也许是不需要提前知道学习的过程。无休止地重复明显无意识的动作旨在让徒弟产生感知、感受、情感和幻视，这些是徒弟被告知需要注意的。就邱弟而言，进一步训练的方向似乎很大程度上取决于自身的具体经历。

所有人都同意气功学徒需要指导。在学习过程中，徒弟注定会遇到许多危险和非凡的体验（异常的感觉，危险人物的幻象，或受伤后需要治疗）。当邱弟体验到白光，看到了八卦和太上老君，又看到红光时，师父都给予了指导：他将徒弟的经历用语言加以形容，并告诉他接下来可能会发生什么。

提高身体敏捷性是心神进步的必要条件（*sine qua non*）。师父告诉邱弟，直到他能双脚交叉，脚掌向上盘坐，才能教给他静功的动作。由于只有反复练习才能提高身体的敏捷性，所以这也被视为徒弟诚心学习的一个标志。随着邱弟变得更加敏捷，邱师父对他的信任度明显提高。所以，身体和精神的精巧度都受到了训练。这种训练的目的是定心于形。

邱弟的认知风格有以下特点，一是身体动作的自动性，二是精神体验的不可预测性，即一方面无意识地重复相同顺序的动作，另[50]一方面又突然出现超乎想象的经历。这种认知风格的重点在于进入和离开此知识状态的能力，而不确定性是获得秘密知识的特征。秘密知识并非总是易学易懂，它以不同的方式呈现，有时又有压垮已掌握它的人的危险。

邱师父坚信背诵道教口诀比做手势和动作更管用。如果认可气真实存在，就很容易明白他的动作——治疗师不断用双手移动气——尽管他通常不解释为什么自己做出这个动作而不是其他动作。邱师父本人也并不总能理解口诀的含义，不必非得理解口诀才能获得知识和力量。而且，治疗效果并不取决于明白多少不同的口诀。口诀像商品一样数量有限，浓缩成一本口诀小册子，其中的信息以"高度抽象的形式"被"密集压缩"，就像金钱的价值一样，使得交易以"用其他方法无法获得的秘密"实现（Simmel 1950：335）。

道教口诀加上手势，这一方式让人想起了坦比亚（Tambiah 1968：194）的"操作阐释"（operational explanation）："转移仪式体现了语言的隐喻作用（言语替代），在隐喻中属性通过物质符号转移给接受者，物质符号是转喻过程中的转换器……这一技术通过在实际行动的操作和操纵模式中披上隐喻程序的外衣而具有现实性，它将语言和行动合二为一。"坦比亚指出，马林诺夫斯基（Malinowski）记录的特罗布里恩岛民的咒语与实际操作行为，例如用原木雕刻出一艘船，交替出现。埃文斯·普里查德（Evans-Pritchard 1937：475—477）也发表过相同的观点："魔法很少自行产生结果，而是与实际产出结果的经验行为有关。"魔法师不是只喃喃念咒，而是一边念咒一边施法。同样地，邱师父不仅背诵道教口诀，同时也通过动作操控气。因此，这些动作可以被解读为"操作行为"（operational activities）①。

尽管坦比亚的"操作阐释"令人信服，但它还是不能完全解释我观察到的：邱师父把魔法归因于说出的话本身；他"相信咒语本身的创造性力量，认为它具有主动性"（Skorupski 1976：152）。说出 [51]

---

① 除邱师父的动作外，进一步的"可操作的活动"还包括按摩、针灸、草药饮剂以及中药和西药治疗。

的话，像气一样，能够促成变化。正如坦比亚（1968：184，添加了斜体）所言，语言不是"我们对力量概念的最现实的表征之一"，而是语言本身具有所谓的力量。坦比亚（1977：109）本人在其他地方也有力地指出过这一点："讲到阿赞［老师］的技术，我们注意到阿赞以语言和物质为媒介，传递效力和效用。实际上，语言的力量好像一个'物理实体'，通过手势和吹气被转移。"①

口语具有发散的力量，能引发变化。口语有音调和音高，取决于说话者的声音和发声方式，并可产生极大的感染力。对于某些人来说，语言是活泼的，像个强大的有灵性的生物，是生命中的珍宝，必须加以保护。保密就是一种保护手段。

词语只有被正确发音才具有能量。这种想法可能在名称和它所指事物之间具有必要的内部联系时，或者该词不是事物的表征而是事物本身的情况下，会被接受。我尚不清楚所谓正确发音是否还包括正确的音调、声调和声音的调节。像邱师父这样的气功大师，自己可能并不十分确定所有正确发音的标准。从局外人的角度看，内部人士认为只有正确发音的词语才具有转换能力，这导致了以下秘传知识的特征：首先，使知识拥有者合法化；其次，可以控制知识的分配；第三，排除了对语言力量进行批判性评估的可能性。

师父的正确发音通常是从他的师父那里学的，但有时候他可能会十分随意地决定发音。师父永远正确，这一共识可以确保权力传

---

① 书面形式的道符也被认为具有强大的力量。据说道符是"一种来自大师的气"（Schipper 1982：82）。既然这样，那么书面的符与正确发音的口诀就有相同的"逻辑"。符有时画在纸上，烧成灰，然后吞下。可能在此处谈论食人行为太过分了，但大师的权力明显因此转移给了病人。对邱师父的"疗愈逻辑"来说"转移逻辑"是基础，它同样也适用吞食符。

承的连续性，尽管师父不需要永久保留给定的传统，可以有所创新。由于正确发音只能在面对面的关系中传授，因此师父控制着有效知识的真实性及其分配方式。

　　然而，同一秘密的传授程度居然可以协商。邱师父一开始向我 [52] 介绍"十大招式"时，严禁我向其他任何人展示，甚至至亲好友也不行。后来有一次，他突然开始用昆明方言背诵口诀，语速快到我听不懂。这时，他允许我教别人"十大招式"和其他气功冥想技巧，但禁止我透露所述口诀。一个月后，当他试图增强马老师对他医术的信心时，这些招式变成了常识——那个诱使他教"十大招式"的"朋友"已经在书中公布了这些动作。应马老师的要求，邱师父在我们所有人面前公开表演了一遍"十大招式"，但这并未阻止他在另一场合禁止我向别人展示这些动作，除非——这个例外非常重要——假如将来有一天我不得不通过上气功课谋生。道教口诀的交流程度各异。邱师父让我复印了一些口诀，最后甚至同意我学习并翻译它们。他向我解释说，这种"往外传"不是对他师父的背叛（尽管在没有病人的 10 天里，他对此有所怀疑）。他坚称只有口头传授的口诀才有魔力，书面口诀没有。

　　唯有发音正确，语言才有力量。这种信念阻碍了对咒语内容的批判性评价："使用了错误的祷文，仪式不会失败；没有正确使用祷文，仪式才会失败。"(Luhrmann 1989：253) 刘易斯（Lewis 1980：22）则指出"类符"(type) 和"形符"(token) 的区别："每一个能够被预测的演出性质并非一定属于同一类符。"邱师父写在小册子上的口诀是包含知识这一类型的商品；治疗过程中复述的口诀是形符。形符的效果可以由病人是否被治愈来衡量。如果只有形符的力量起作用，如何衡量类符的力量呢？所以，知识拥有者的权威不会受到任何质疑。

　　秘密传授赋予了获得知识的人的权利的合法化，保证了他们的权威，防止了知识分配失控。由于经常是口口相传，需要一小群人建立面对面的关系，因此秘传还增强了群体身份认同感。在邱师父和邱弟的例子中，秘传以亲属关系为基础。师徒之间是辈分大小不同的亲戚。口诀被视为可拥有且数量有限的商品，可以通过模仿和重复（记忆）而占有。知道不代表理解。知道如何复述口诀包括知道如何正确发音，如何激发能够引起变化的力量，还包括意识到行动结果的不可预测性。这种认知风格会给那些拥有它的人带来自我毁灭的风险，但也被认为极其强大。

[53]

附记：秘密和社会关系

　　对邱家实践的研究，揭示了保密的社会学特性。虽然社会学对保密的研究与发现秘传知识的方式并不直接相关，但值得一提。如果我们像西美尔（Simmel 1950：331）一样，把秘密看作"一种普遍的社会学形式"，那么重要的不是秘密的内容，而是一个人拥有秘密，其他人被排除在外。保密涉及至少两个人的关系；一个人制造秘密，另一人被排除在秘密之外。

　　人可以用性命保守秘密，把秘密带进坟墓。但更多时候，秘密会被揭露，尽管揭露的程度各异。贝尔曼（Bellman 1975，1984）与西美尔（Simmel 1950）不同，他不注重秘密持有者和被排除在秘密之外的人之间的界限，提出交流秘密的绝对重要性，并将其称为"保密悖论"。他认为任何有意识地隐藏，或仅部分交流，都是保密的形式。这些形式可能获得了社会认可，例如矜持、礼貌、鼓励式赞美（而非不得体）；也可能不被社会认可，比如欺骗、假装、伪善（不是真诚）。"寓言、困境故事（dilemma tales）、讨论会前的闲扯、深奥的表述、夸张的描写、预言般的解释"，都是在交流那些"不能通过直接研究语言密码观察到"的信息。根据贝尔曼（Bellman 1984：139）的观点，这些言语交流方式代表了不同的揭示被隐瞒内容的形式。

　　正如在口头交流中存在各种揭示被隐藏内容的形式一样，当与他人交流秘密时，也建立了各种各样的社会关系。在下文中，保密不仅仅与权力政治有关，当然这是最显著的一方面，建立和维护秘密也可以成为弱者的武器和个人的粉饰。

家族秘密——保密是知识拥有者的特征 [54]

　　邱师父的例子不能视作医学知识单传男性亲属的典型代表，因为他不是从父亲那里学到秘密知识的。邱师父拜访过许多师父，并为此感到自豪。[1] 正如我们所看到的，他对两位师父感情深厚：一位是武术师父，他祖父的老朋友；另一位是邻居罗医生，后来也和他的祖父成了朋友，还是邱师父结拜兄弟的父亲。有人告诉我，在典型的中医家族里，男孩从小就帮父母做事，医学知识只传授给男孩，女孩被排除在外，因为她们以后会嫁到别人家。中国南方比北方更具有社会的"进步性"，在云南儿媳更有可能学到家族的珍宝——秘

_____

[1]　Naquin（1976：37）说皈依者，尤其是那些擅长"白莲教"格斗技巧的人，一次只拜一位师傅，但会前后多次拜师。我注意到昆明许多治疗师都持这种态度，而且发现这是个人知识传承模式的特征，考虑到拜多个师父会给家族忠诚带来压力，秘密传承模式并不具有这样特点。

密的医疗知识。① 我的观察没有证实这一点：邱师父诊断疾病，然后进行气功治疗；而玉华忙着给需要的病人进行针灸治疗。另一则例子是，一位老中医搭脉开方，他的妻子忙着准备、称量处方所需药材。还有一个例子，聪明的年轻女人在街上用奇怪的机器做耳部诊断吸引病人；丈夫是一名游医，在小旅馆一楼的房间内医治病人，治疗前经常还要搭脉、看舌象。所有这些实例中，医生都是和比自己年轻许多的女子结婚（分别相差9岁、15岁、20岁）。她们帮忙经营自家的私人诊所，但是因为自己要忙的事情太多，以至无法学习丈夫的秘密知识。② 使医生能够进行有效治疗并享有盛誉的秘密知识只掌握在家族男性手中。

[55] 秘密结社（secret societies）——保密是弱者的武器

邱师父与他的兄弟们分享的秘密知识记录在一本道教口诀手册中。他们的师父显然曾是当地道教团体的成员。但据我所知，邱师父和他的兄弟们与道教传统并无关联。尽管各自的生活经历削弱了他们的忠诚度，但这个小群体有着所谓的"秘密结社"的某些特征，这个术语在西方文学中依然流行，不过最好用更具体的本地话代替。③ 封建王朝时期，"教"是出于宗教目的的集会，其组织形式

① 南北差异已被广泛承认（例如 Goody 1990: 105—110）。Goody（1990: 109, table 4）指出，南方的离婚率较高，再婚率较高，亲密关系较为脆弱，这可能与南部地区缺乏竞争力较强的宗族有关。

② 费孝通和张之毅（1949: 22, 36, 66）在他们有关云南乡村的民族志中谈到了妇女的劳动量，即使是在富裕家庭，妇女劳动量的增加并没有显著提高她们的家庭地位。

③ "秘密结社"被认为是国家中央集权之外的组织紧密的团体（例如，Dunstheimer 1972），但是该术语缺少明确的定义。比如，它模糊了教（教派）和会（协会）之间的区别（Naquin 1976: 268）。"秘密结社"还有歧视性含义，邱师父会坚决否认他和他的结拜兄弟们组成了一个"秘密社团"。

不受儒家正统认可（Naquin 1976：41—42）。^①"会"，"三位一体"，是贫农和城镇边缘流动暂住者们除血亲关系之外重要的社会关系（Wakeman 1972），但人员不限于罪犯、叛乱分子、穷人、赤贫的流动人口。正如欧恩拜（Ownby 1993）强调的，"会"作为"联盟"，也是完全融入守法社区的兄弟会。他们的道德规范强调互助和终生团结，并用血誓或文身加以强化。

邱师父和他的兄弟们很可能在小范围内构成了这样的"会"。邱师父的左臂上有剑的文身，罗哥也是如此。尽管他们之间关系紧张，但邱师父的某些行为只有在假设他们之间关系牢固的前提下才能解释。^②他们的团体确实具有互助性，尽管三人在 20 世纪 80 年代后期相互躲避，但仿佛他们应该一辈子团结。值得注意的是，很难找到有关这种兄弟情谊的任何信息，我被告知的一切都近乎不可思议。 [56]

如果人们把"教"和"会"归为非正统或弱势团体，那么最好将保密视为他们对抗敌对环境的一种保护形式。害怕被毁灭的人坚持保密，这是弱者的武器。

自修的秘密——保密是外在的装饰

保密为气功蒙上了一层神秘的面纱，这在一定程度上对邱师父

---

① 正如 Naquin（1976：24—31）记录的那样，秘密结社的成员要做的事情也适用于邱师父和他的兄弟们：保护性口诀、冥想、按摩和其他治疗技术、拳击。但是，此种社团的结构在根本上是等级制的："成员之间，即使是同一位老师的学生，也不互称'兄弟'"（p.41）。邱师父的师父和他的结拜兄弟们并不是这样。F. L. K. Hsu（1983：23）认为，他早先定义的公开"祷告会"实际上就是"教会"，这似乎说明一些教和他们的教长会在危难时，比如西城爆发霍乱时，公开履行一般的社区职能。

② 例如，邱师父婚后邀请罗哥一家人参加单独的婚宴，并给了龙哥数千元支持他的事业，虽然邱师父自己明显不想参与其中。

个人而言也极为重要。保密凸显了他的知识的价值，并可作为一种"完全由社会决定的吸引力"来操作，因为"对许多人而言，财产的意义并不仅仅在于所有权，而是只有具备了他人肯定没有的意识时才有价值……拒绝被给予多人的事物一定具有特殊价值"（Simmel 1950：332）。仅凭声称自己的知识是秘密，邱师父就在自己和他人之间划出了界限，提升了自身的重要性。邱师父以疗愈表演证明他有秘密的知识。他的动作优雅而有力，蕴藏着一种不被透露的意义。西美尔（Simmel 1950：337）评论说："秘密也是对人格价值的粉饰。这一事实包含的矛盾是……一个人恰恰通过隐瞒让自己成为特别值得关注的人。"邱师父的动作显然是对其所有物的粉饰，增加了他的名人魅力。看着病人即刻直立的身姿和沉稳的面容，人们会放松下来，产生对邱师父和他的病人的尊重。

气功疗愈表演是对治疗师的粉饰，这一观点几乎没有文献提及，但其美学意义不可低估。疗愈表演甚至吸引了不经意的路人的目光，保证了仪式表演有观众观看（正如本书介绍的气功疗法那样）。更重要的是，如西美尔（Simmel 1950：338）所说："首饰实际上具有社会意义，其构造类似于保密本身。"就像任何秘密一样，首饰"挑出了穿戴它的人，穿戴者本人的感受通过为此花费的价钱体现并增强"。但与大多数秘密不同，首饰不仅是利己主义的东西；也具有利他性，"它的令人愉悦恰恰是针对其他人的"（p.339）。治疗师彰显着自我的卓越出众，"不是通过直接地显示权力，也不是由外在的强加于其他人的东西，而仅仅通过源于他自己的愉悦……人们为自己而装扮修饰，但是，这只有在同时为他人而打扮时才可能做到。这是一个最奇特的社会现象组合：一个行为，其唯一的目的在于强调和提升行为者的重要性，然而它达到这一目标的方式却同样独特，仅仅在于它为他人带来的快乐、视觉享受，以及他们因此而生出的感 [57] 激之情"。尽管针对他者，但首饰"通过散发自身影响最终增强并扩大了个人人格印象（Simmel 1950：339）"。[①] 气功疗愈表演加深了所涉及人物的人格印象，包括治疗师和病人。就个人修身而言，其美学体现在气味中，例如，在某些情况下气功大师的身体会散发出茉莉花香。[②] 散发香味不仅是气功冥想的副产品，也可能是练习气功本身的目的。

邱师父对秘密知识的所有权和演出式的证明，拉大了他与其他人之间的社会距离。社交距离可能会导致疏远，而邱师父之所以能够弥合这种疏远，恰恰因为他的疗愈表演是一种装饰。像任何首饰一样，它们的标志是"为他人而存在"。他们深受"宝石的光芒指向他者"的吸引，"包含着珠宝的社会意义，即为他人而存在"，并"回到主题作为自身意义范围的扩张"。它们的光彩和能量拉大了治疗者与他人之间的社会距离，但疗愈表演是为他人而演。和珠宝一样，它们代表"同一行为，既增加距离"，同时又"帮助他人"（Simmel 1950：342）。这可能是许多疗愈表演的本质。

---

① 此部分参考了《社会学——关于社会化形式的研究》一书的翻译，[德] 盖奥尔格·西美尔（Georg Simmel）著，林荣远译，华夏出版社，2002。——译者注

② 邱师父并未声称自己具有这种能力，但是另一位气功大师的病人向我保证，邱师父出现的时候，他们在他身上闻到了橙花香。

第二章

气功和气的概念

　　邱师父的气功疗愈表演（healing performance）令旁观者感到困惑，好奇他怎么咕咕哝哝、做做动作就能治病。本章首先从局外人的视角通过定义气功治疗的五个社会互动阶段说明气功是什么，随后以局内人的观点探讨邱师父的疗愈"逻辑"。尽管邱师父也讲恢复平衡这一中医和其他学术性医学传统（scholarly medical tradition）的特点，但有证据表明"以命换命"才是这一逻辑的根本。本章最后部分探讨气的概念，以及它与气功中身体观的关系。

局外人的观察

　　气功疗法不是被动消耗，它的特点在于治疗师与病人之间的互动。作为局外人，我观察到五个不同阶段：（1）病人选择治疗方法；（2）治疗师努力吸引病人；（3）相互承诺；（4）就终止治疗达成共识。但即使成功治愈，医患关系通常也不会终止；最后一个阶段（5）病人变为"朋友"。

选择治疗方法
　　邱师父的大部分病人都是在看过很多医生之后，把气功当作了最后的救命稻草。许多病人此前曾在公立医院就诊。由于他们所患疾病不同，求助过西医、现代中医（TCM）、私人"中医""草医"
或传统"按摩师"等。只有小部分病人曾接受过别的气功师的治疗。
一般来说，他们的病或是心理问题引起的，如"失眠""头痛"，即
中国医生所谓的"神经衰弱"；或是"风湿病""高血压""骨质增　　　[59]
生""耳聋""近视""胃溃疡""癫痫""喘"等慢性疾病；或是"癌
症"之类的绝症。除了本市的，偶尔也有从远一点儿的县区来寻求
气功治疗的病人。邱师父还常常承担邻居们的初级卫生保健工作。
他们会请邱师父帮忙包扎伤口，要求服用阿司匹林或注射抗生素。
邻居们经常组成围观气功表演的观众，提高了邱师父的声望，但他
们很少要求用气功治疗。

　　气功是被污名化了的治疗方法，在"文革"期间受到压制，20
世纪 80 年代后期，人们对气功的态度依然游移不定。气功行业尚未
制定，也不太可能会制定有效区分正规从业者和骗子的标准。即使
相信气功疗效的治疗师也意识到自己可能被当作庸医。大多数接受
气功疗法的人是听了邻居、亲戚或朋友的建议，说他们曾通过接受
气功治好过病才来的。当被问及为什么选择气功疗法时，有几个病
人回答说，是别人告诉他们邱师父是个好医生。许多病人以前并不
知道气功可以通过疗愈表演达到治病效果。他们选择治疗方法时并
非依赖治疗本身的理据，而是更多地取决于对治疗师本人及其个性
的了解。

吸引病人的方式

　　邱师父在乎名声，希望保持体面。首先他用着装表明身份。他
穿着一件白大褂，但显然不是因为讲卫生——一年洗不了两次。其
次，他的气功治疗收费很高（通常每次 10 元），是针灸、推拿和草

药治疗费用合起来的两倍多。他还表现出权威人士的样子，像个大家庭里年长的男性家长。邱师父和妻子的家庭分工像其祖辈那样，洗衣、做饭、理财、育儿都是妻子和母亲的义务。尽管妻子偶尔发火，但邱师父几乎一直没有做过任何家务。

　　邱师父是这个大家庭的社会代表。这很自然，因为大多数访客要么是他的朋友，要么是他的病人。玉华来自邻省，高中毕业到了昆明。她在这儿没有同学，只有两个年长的姨妈住在城里。邱师父选择和一个比他年轻近 10 岁的女孩结婚并非毫无意义。玉华很漂亮，是邱师父之前工作医院的会计。虽然她比邱师父接受过更多的正规教育，但邱师父觉得是因为自己 1987—1988 年间资助她在成都中医学院自费学习，才让她成为一名医生。[①]

[60]

　　妻子间接提升了邱师父的地位。她责骂病人时，他会笑笑。她向病人介绍治疗小技巧时，他就保持沉默。他收钱，她负责管账，也相应地对账目的错误负责。邱师父很慷慨，也很"开朗"，妻子嗓门大，有时候爱争辩。为了成为一名受人尊敬的治疗师，邱师父依赖于他的妻子。[②]

　　作为治疗的主导者，邱师父要求病人适应其节奏，不能因为着急就打断他。病人一般需要等待一刻钟到一个半小时。中医的确要求病人在治疗前先休息，并且等待关乎声望。碰上冲突，他也不能被愤怒的病人打断。他的名望也让他可以直接忽略病人的提问或只作尽可能简短的回答。

　　邱师父表现得对新病人毫无兴趣，但同时，他又巧妙地间接说

----

①　玉华于 1990 年至 1992 年间在云南中医学院报读了自费生，其间她没有停止医治患者，并于 1993 年通过了中医师考试。

②　关于治疗师与妻子之间的辩证关系，见 Roseman（1991：76—78）。

服了围观者——包括潜在的病人——相信气功的能量。一旦注意到潜在病人，他要么会进行一次十分广泛而集中的气功表演，要么突然开始谈论气功治疗的成功病例。以下情节清楚地说明了这一点：

邱师父刚从市场上买了一篮子蘑菇回来，这会儿正蹲在诊室前的阳光下处理。一位路人停了下来，阅读起宣传气功疗法的招牌，[①]他问邱师父是否可以治疗耳聋。邱师父几乎不正眼看这名潜在的病人，粗略地回了一句，就继续弄他的蘑菇了。邱师父去洗蘑菇，消失在后院。那个男的仍然蹲在门口。过了一会儿，邱师父回来了，[61] 将蘑菇递给正在柜台后面做饭的妻子，然后为一名针灸治疗癫痫的女孩起了针，让她坐在诊室正中间的凳子上。这时，他招手让那个男的和我一起坐在长凳上，自己开始表演气功，为女孩治疗了很长时间。这名男子模仿着他的动作，觉得既好奇又怀疑。随后，邱师父又治疗了另一位病人，时间也很长。现在轮到新来的这位病人了。邱师父让他坐直，双手放在腿上，一只手叠放在另一只手上，手心向上打开。（笔记，1988 年 9 月）

像许多其他病人一样，在同意接受治疗之前，邱师父给了他时间认真观察，仔细思考，最后还有一点儿鼓励。毕竟，治疗师如何确保治疗效果呢？病人为什么要相信也许效果显著但同时又被污名化的治疗呢？可能有的治疗师会把病人当作消费者，说服其接受治疗，但邱师父显然不是商人，作为治疗师，他知道只有病人痊愈，才算治疗成功。最终病情是否好转是由病人判定。所以，一开始他就给病人时间，自行决定是否尝试这种不寻常的治疗方式，那么效

---

① 广告于 1989 年 5 月重新绘制，上面写着："按摩、气功、针灸结合穴位按压。治疗范围包括：（1）内科、妇科、儿科。（2）五官科、外科。（3）肩痛、腰痛、腿痛。（4）疑难杂症。（5）提供注射、血压测量。以上疾病，保证治愈。"

果在治疗开始之前就已经大致确定了。

通常病人必须承诺在接受治疗之前支付 10 个疗程的费用（1988年打折后价格为 65 元，1989 年底打折后价格为 85 元）。我回想起一个非常说明问题的场景，当我，一个"无辜的人类学者"插话道：

一名潜在的病人站在那儿，看邱师父治疗已经看了很长时间，他很犹豫但又很心动。"怎么不试试呢？"我在去洗菜的途中从他身边经过，问道。一刻钟后我回来了："什么，你还在这儿！"这名病人最终从他的钱包里掏出了一张又一张一元钞票。在我做了所有的说服工作后，邱师父破例同意只给这个人治疗一次。他让病人坐在屋子中间的凳子上，放松，闭上眼睛。"放松"，邱师父说，同时用力拍了一下病人的肩膀，"放松！"男人坐在那儿，僵硬得像个裁缝用的人体模型。治疗结束后，男人大声喊道："我一点儿也没觉得好！"邱师父笑了，整个治疗期间他一直在笑。他回应说，病人对他缺乏信任。病人非常生气，想把钱要回来。现在轮到治疗师的妻子行动了，她骂走了这个男人。（笔记，1989 年 4 月）

古人的智慧是只为信任医生的病人诊治。"信巫不信医，不治也。"邱师父虽然没有提到扁鹊的"病有六不治"（《史记·扁鹊仓公列传》司马迁，1959：2794），但他显然是依其行事的。

[62]　相互承诺

之前提到的一个病人曾患耳聋耳鸣，他说十年前在部队服役期间耳朵里开始有响声，很可能是射击造成的。退伍几年后，他去打猎，开枪后右耳突然就听不见了。他曾在几家医院治疗，但不论西医中医都无法缓解症状。他一直拒绝针灸治疗，这次也一样，但最终同意试试气功疗法。

这次治疗一开始和其他时候一样，但中途邱师父突然中断了动作，从身后的桌子抽屉里拿出一根针，提醒了病人几句，就以优雅的动作将针刺进了那只聋耳前侧的听宫穴。病人微微抖了一下，邱师父笑了，继续他的表演。治疗结束后，病人的听力明显提高了很多。"你把针扎进我耳朵的一刻，我一下子就能听到了。"他不停地重复着这句话。邱师父没有理他。后来，当其他潜在的病人问邱师父气功能否治疗耳聋时，他就会讲这个病人的故事，但不提针刺耳朵的事。

尽管病人从未允许任何人对他进行针刺，但在气功治疗期间他接受了这个做法。病人事先肯定没有预料到这一点，但邱师父得到了病人的配合，因为他解释说："针刺是气功治疗的一部分，不是针灸疗法。"我怀疑邱师父一开始没打算用针。这是我唯一一次见到他在疗愈表演中求助于针刺。邱师父为何凭直觉认为对该病人采取此种处理方法是正确的，我们不得而知。但就当时的情况来说，一点儿也不特别。

重新阐释患者的疾病是邱师父在治疗中要完成的主要内容之一。以下案例恰到好处地说明了邱师父是如何把中医理论与病人日常生活经历结合起来进行说理的：

我到了诊所，发现邱师父正在帘子后面的诊疗床上为一名年轻女性推拿。当我打算进去看时，他停下了。邱师父拒绝告诉我他在做什么，但病人非常乐意告知自己的情况。四个月前她曾堕胎，医院诊断她患上了神经衰弱。"这不对。"她说。邱师父给了她正确的诊断：血虚生风引起的头眩和头痛。目前，她已经接受了五天的治疗，使用了推拿、草药和气功。除了不开心或生气的时候，她的头 [63]

已经不再痛了，但现在她感觉"想吐"。

为什么怀孕五个月了要堕胎呢？她说她有胃病，吃了很多药酒。她的姐姐是一名西医医生，说大量饮酒会使孩子智障，所以她就流掉了孩子，但堕胎后没有坐月子。

"不重视坐月子是血虚生风的典型例子，"玉华批评道，"她去买东西都不把头裹起来！"让自己暴露在街头的风中，风邪侵袭了头部。[1] 这是一个外行的观点，其中的道理让人想到交感巫术（sympathetic magic）。中医医理更为复杂：病人主诉头痛，通常与风有关，风邪是一种病因。当体内存在血虚这种假定的变化过程时，无论病人是否感受外风，风邪都会上行或欲上行至头部。毋庸置疑，流产时失血会导致血虚。（笔记，1989 年 8 月）

邱师父后来向我解释说，病人在与丈夫离婚后酗酒，随后堕胎。他对这位年轻女性甚是同情，他的妻子注意到了这一点，想让他尽快停止治疗。

邱师父重新诠释的中医术语非常符合病人的世界观，并强化了她的价值观。中国的西医生也提倡坐月子（传统上是 40 天）。这位病人说她从未想过流产后也要坐月子，我也从没听说过。邱师父对这个病案的重新诠释在许多方面是相当准确的，尽管是个死胎，她这次流产与生产无异。坐月子意味着得有人为她做饭，照顾她，但这些她都缺失了。没人体谅她的痛苦和遭遇。

病人很容易把邱师父所说的血虚和自己的情况联系起来。当然，血虚这一术语，对她来说无法一下子理解。她极有可能认为是血液

---

[1] 风是中医最常见的概念之一。关于《黄帝内经》对"风"的解释，见 Unschuld（1982）。关于中国古代"风"的概念，见 Kuriyama（1994）。

流失，把血当成肉眼可见的流动的血液。专业医学术语常与日常用　　[64]
语的用词相同，但其意义并不完全一致。中医的血确实包括病人看
到的流动的血液，但又包含多重意义，其所属的术语系统同样内涵
丰富。血虚指人的一种状态，诊断的特异性指征为面色苍白、脉细、
舌淡白。即使病人没有明显失血也可诊断为血虚①。

　　针对血虚的治疗对这位病人也有效果：众所周知，多吃鸡蛋、
肉类（特别是肝脏、鱼）和红糖②可以补血。虽然抱怨味道太苦，
但她还是喝了补血的汤药。不仅接受了推拿和气功治疗，还学会了
一些气功动作自己练习。邱师父的积极和同情让她明显提起了精神，
傍晚，她会在家中冥想，她说这能让她安然入睡。相比之下，过去
服用精神抑制类的西药只会加剧头晕。

　　诸如上述对疾病的重新阐释不仅重构了病人的患病经历，还帮
助邱师父获得了他们的依从性，让病人积极参与到治疗中。此外，
上述两个病例也表明，病人和治疗师之间需要互相信赖。有时候，
邱师父靠直觉实现了他对病人的承诺，就像在第一个病例中那样。
而第二个病例不同寻常之处在于，治疗期间邱师父经常抱怨头痛、
疲劳。几个月前，我曾目睹他对另一位病人有同样的态度：

　　邱师父有段时间一直抱怨肩膀疼得厉害。妻子知道他会对病人
产生同情。她凭记忆梳理了一遍看过的病人，猜测是一位老年男性
病人的肩周炎引发了邱师父的肩痛。一个小时后，这位病人在等候
就诊的板凳上刚坐下，没几秒钟就开始诉说昨天夜里不同寻常的肩

———————

① 辨证，比如血虚生风，不涉及任何有关病因的内容（另见 Farquhar 1994a：86—
91）。相反，辨证包含治疗准则：医生"诊断"血虚，意味着应该补血。
② 红糖。"红"与幸福和财富相关，"红"在医学术语中属阳。关于"补"的食物，
见 Anderson（1988：235—238）。

痛，这让我感到非常惊讶。（笔记，1989 年 3 月）

[65]　　写这一段不是为了博人眼球。我确实在其他气功大师身上观察到过类似的"感同身受"的能力，但不是所有大师都有明显的表现，邱师父也并非跟每位病人都有感应。①

达成共识

许多病人来治疗几个月，还有一些病人断断续续治好几年。有位病人相当规律地治疗了一年多。慢性疾病和身心同病的问题自然不可能一夜痊愈，也不一定好得无影无踪。但是，在某个时间点，必须决定是否终止治疗。要做出这个决定，病人和治疗师得就病情达成共识。

当病人自觉痊愈，或者尽管还有慢性疼痛，但已好得差不多，治疗就算成功，可以结束了。若情况并非如此，病人认为现行治疗适合，就会想要继续治疗，或是终止目前的治疗，另寻其他治疗师，或是干脆完全放弃治疗。这听起来很简单，但其中隐含的内容却难以评价。如果一位病人感到自己已经痊愈，他就真的痊愈了吗？如果没有，问题是出在特定的疗法上还是医师的选择上呢？或者根本就无法治愈？

想想截至目前已报告的病例就会明白，西医评判的"治疗效果"显然不一定与"治疗成功"相吻合。② 例如，病人马老师经过几周治

① 一些气功治疗师利用这种移情能力进行诊断。中医认为面、耳、手的一些部位反映内脏的情况。例如，五个手指分别代表心、肝、脾、肺、肾。用一只手的食指触摸患者的手指，观察另一只手指尖的色斑变化，气功治疗师可以诊断出病人相应脏腑的情况。
② 有关区分生物医学对"治疗效果"的评估和社会学家对"治疗成功"的评估，见 Hsu（1996b）。

疗后，确实自觉有所好转，但仍感到肩部疼痛，手臂无法抬高（见第40—46页）。从西医的角度看，气功疗法效果不佳。但这并不能准确解释马老师的情况。第一次邱弟为她治疗取得成功，让她很兴奋，随后她就不再寻求治疗了。尽管只是程度上有所改善，但她从病人的状态变成了健康人的样子。从这个方面讲，邱师父和邱弟可以声称他们的治疗取得了成功。① [66]

　　但这并不意味着病人的主观认识可以改变疾病过程。例如鲍老师的病（见第48—50页），其他病人的普遍认同和玉华鼓励的话，以及邱师父再次证实肝变嫩了缩小了，都让他又有了神。他的妻子当然觉得他好多了，当我问他是不是觉得好些了，他点了点头。当时，邱师父谈到了成功的治疗。然而，从西医角度评估，鲍老师能否被治愈值得怀疑。至于那位患有慢性疲劳和头痛的年轻女性（见第73—74页），邱师父的妻子最终判定她的病情已大为改善，并且拒绝让邱师父继续为她治疗。下文将给出的另一个例子（见第96页），医患双方一开始就达成一致，最多治疗一个疗程10次。

　　这些病例说明终止治疗的标准复杂多样。生物医学的有效治疗不一定是成功的治疗。成功是治疗参与者（病人、治疗师和他的妻子、病友以及病人的亲朋好友）之间的协商。健康取决于治疗过程中病人、治疗师和其他参与人员就病情达成的一致。

从病人到朋友

　　治疗虽然进入尾声，但治疗师和病人的关系一般不会中断。邱

---

① 人类学文献中记录的许多案例都指向同一现象，见 Favret-Saada 的例子（1980：6.2 节）。

师父以前的病人会一直回来找他看病，有些人经常来，有些人半年来一次，比如马老师和她的丈夫。有些病人会把邱师父推荐给自己的亲朋好友，有时会亲自领来首诊，当面介绍给邱师父。还有些病人和邱师父有经济往来。比如，有个病人让邱师父能够从自己单位批发药品；另一个病人则以较低的价格卖给他香烟；还有一个病人有家餐馆，邱师父不得不招待朋友的时候，他就听候邱师父吩咐。

[67] 邱师父的病人来源基本依靠之前病人的口口相传。病人夸奖医生治好了自己的病是很自然的事情。如果把治愈的病人通过口头推荐来保证邱师父继续有病人可治当作不成文的规矩，那就错了。但是，这种做法可以被认为是病人自然而然地向治疗师偿还人情的一种方式。

可能有人会好奇，为什么治疗结束后病人依然亏欠治疗师。治疗费用极高，为什么还要以继续就诊或以帮忙宣传的方式表达敬意？正是这高昂的治疗费说明气功治疗师的干预和医生不同。气功治疗师的治疗不能用钱衡量。似乎这个价钱是病人终生的负债。气功治疗师像萨满一样，利用治疗建立他的圈子。让我们探究一下气功治疗师的想法来理解这一点。

局内人的观点

邱师父极少解读自身行为，所以我就试着去理解他的动作。他的有些动作表明治疗是为了提取身体中的坏"东西"（见 Sivin 1987：47），另外一些动作表示优质且有活力的能量被转移到病人体内；还有个动作是双臂围绕病人做圆周运动，看起来好像邱师父正在调和病人体内和周围的振动。这些动作加上邱师父的解释让我得出一个结论，他的疗愈"逻辑"建立在三种不同的身体观和宇宙观之上（见表2.1）。圆周动作似乎是将身体和宇宙分别当作小宇宙和大宇宙，使它们产生共鸣。邱师父本人没有评论过这些动作，他提到的两个概念是邪气和元气。[1] 邪气和元气有好坏之分。其正邪之别——邪气无益，元气忌过——产生于同一个概念框架下，在此框架中内部世界与外部世界互相对立，不像大小宇宙一般并列平行。

　　邪气关乎疾病和治疗，疾病带来痛苦，治疗去除痛苦，就气功而言，是转移了痛苦。因此需要保护内里免受外邪。相反，元气与活力缺失导致疾痛有关，而治疗是赋有生气的能量的转化。身体的内部世界从未经开垦、原始、充满生机的外部世界获取能量。治疗在这两种情况下均旨在实现跨越人体内外边界的转化。因此，邱师父的气功疗法最好被视为一种以影响气的转化为主的仪式。许多民间医药都存在跨界治疗的"逻辑"（例如 Lambert 1992）。中医也有这种逻辑，尽管中医主要是调节类似于大宇宙与小宇宙的复杂过程。[2]

［68］

---

[1]　邱师父从未将这两个术语对立，但在他的解释中，两个术语都有绝对价值的特征：正与邪。

[2]　气功和中医均涵盖了表2.1中所列全部疗愈概念。不同之处在于各自有所侧重。尽管中医学说主要建立在类比大宇宙和小宇宙的基础上——气所处的位置决定了其性质——也认识到邪气和元气。Sivin（1987：275—285）和 Farquhar（1994a：86—87）在有关疾病因素的讨论中，将邪气和元气作为中医推理的主要内容，反映出中医教科书强调的"辨正邪"（见下文）。但据我所知，这种"辨证"在临床上并非如此突出，当然在邱师父的治疗中也不那么重要。

表 2.1　疗愈的概念

疾病	治疗	宇　　宙　　观
痛苦	驱除邪气	内部世界与危险的外部世界相对立
无力	传递元气	内部世界与生机勃勃的外部世界相对立
失调	调气	大宇宙—小宇宙

邪气与疾病的苦痛

　　邪气通常与正气相对，因此，满晰博（Porkert 1974：54）和席文（Sivin 1987：49）将邪气翻译为 Heteropathic *qi*，与 Orthopathic *qi*（正气）相对。① 术语在医学上的反义与其在道德含义上的反义相似：儒家思想为正，其他传统则为邪。然而，邱师父很少使用正气一词，在我看来，他认为"邪"可能有一些道德含义。在这种情况下，口头上把"邪气"翻译成"Bad *qi*"（道德层面上不如 Evil *qi* 准确）就与邱师父使用这个词的意义一致了。

　　邪气由外入内侵袭肌体，最好将其防御在外，若已入内，最好尽数驱除于外。疾病即为苦痛；若外邪已侵入体内，治疗即驱邪外出。邱师父气功疗法的原则与其他文化有许多相通之处：夸扣特尔（Kwakiutl）萨满克萨利德（Quesalid）表演招数是将血腥的蠕虫吐向一小撮羽毛中，认定这就是病人生病的病理实体 [Lévi-Strauss (1958) 1963：175]。阿赞德高原（Azande）的医者学会使用药膏擦除病人身上不好的东西——例如木炭碎片（Evans-Pritchard 1937：230—1）。浅显的现代细菌学知识使他们把对疾病苦痛的认识解释

[69]

① 见《中医基础理论》（印会河 1984：102—103）"发病原理"部分。需要注意的是，本书没有把"正气"和"元气"放在同一节中进行讨论，而是在"气的分布和种类"一节对其进行了论述。

为：有害菌入侵虚弱的身体。①

邪气一旦被取出体外，实际上是发生了变形或转化，并未被消灭。邱师父气功表演里的一些动作说明了气的提取和紧接着的转化。气功治疗开始前，邱师父总是先询问病人的名字，然后嘱咐病人在整个治疗期间要紧闭双眼。然后邱师父会闭目片刻，抬起右臂，举过头顶，掌心向上，小声念一段口诀，做出向病人头上投掷东西的动作。接下来，动作一个接一个不停，直到结束这一段治疗。第一个投掷动作后，他总是伸出食指和中指在病人头顶上方的空中画一个圈，称其为符。针对那位女性肩痛的病例，他在痛点中心画了一个较为复杂的符，并打开手掌在疼痛区域周围做出来回推拉的动作。这个动作他重复了好几分钟，其间还冲路过的邻居笑笑，与其他病人打招呼，甚至还和来拜访的人聊着天。有几次治疗期间，他打开两手掌，沿着受伤肩膀一侧的手臂反复捋顺，但保持不触及手臂，然后把右手放在病人肩膀上，左手背在身后，按住肩头，停留几分钟。最后，他收回右手，同时顺势向病人的肩膀吹了一口气，示意 [70] 治疗结束，同时指导病人立刻将气吹向空中。②

当被要求解释一下这些动作时，邱师父说，他在治疗开始时举起手掌，收集了"宇宙之气"，然后将其投到了病人身上。③ 宇宙之

---

① Ohnuki-Tierney（1984：26）在有关"日本细菌"的章节中巧妙地指出，日本人戴口罩防止不良"细菌"从外界侵入（与之相反，西医外科医生戴口罩是为防止自身有害细菌的传播）。

② 请注意与 Creery（1973：131）的相似之处：在收集"恐惧"的治疗仪式中，病人也被要求"呼吸三次"（原书此条脚注有疑问，和作者沟通后，调整为现在新的脚注——译者注）。

③ 邱师父没有解释他为什么使用右手。Creery（1973：129）对类似的起式动作的解释是右侧是主动的一侧。

气像元气一样具有活力。虽然邱师父没有解释在病人头上画圈的动作，但显然他画的是身体内外的界限。邱师父用手做动作，就像阿赞德高原的医者用棍子赶观众，用脚踢观众，给广场舞蹈仪式空出来一块地方（Evans-Pritchard 1937：156）一样；他们是在为仪式活动测量所需空间（另见 Obeyesekere 1969：178—179）。

邱师父解释说他在气功治疗时得"发气"。这个气是他自己宝贵的元气。气像射击一样从他的食指和中指发射到患者身体的特定部位，通常是穴位或具体的痛点，不会直接触碰病人。他还用这种手枪式的动作在空中画符。

这些动作一目了然，说明邱师父正从病人身体中取出坏东西。他解释说，沿着肢体向下划的动作是在有意转移邪气。邪气通常被引向地面，地暗属阴。我突然明白了为什么阴气有邪气的意味，比如感受地面阴气会得风湿病。在针灸治疗中，玉华也解释说，把邪气由经络较深部向下和向外抽至浅部。[①] 邪气也可经身体局部驱除，但有人告诉我，只有气血同病时，才可用火罐或针灸局部驱邪。

我还见过一个气功治疗师，他不仅像邱师父一样转移了邪气，还把它注入到了自己身上，他用一手的指尖引导邪气穿过他伸出的手臂进入另一只手，并指向他身后的地面；或是将邪气引入手臂，在邪气经由肘部合穴深入经络前把它甩出去。从其他气功治疗师那[71] 得来的证据表明，转移邪气是气功治疗的核心环节之一。一旦邪气被转移，体内肃清，人就恢复了健康。

---

① 由于针灸诊室的病人通常是躺在床上接受治疗，所以邪气不是被引向地面，而是四肢。

元气和健康的传递

气功治疗的仪式活动不仅仅是净化身体。这一点从上文描述的动作和邱师父对第二个核心概念——元气的解读中一目了然。例如，邱师父把手放在病人身体疼痛的部位上，发出元气以操控邪气，并直接传递元气。

汉代（公元前206—公元220）的一部非医学文献记载："太极元气，函三为一。"[《汉书·律历志》(班固1962：964)] 元气在医学上的经典定义见于《难经》："命门者，诸神精之所舍，元气之所系也。男子以藏精，女子以系胞。"(《难经·三十六难》(南京中医学院，《易经》教研组1961：90)。明朝（1368—1644）晚期，命门的概念被进一步发挥，并受到高度重视，就像其名称本身寓意的那样。[1] 现代中医（TCM）最喜欢引用张介宾（1563—1640）对元气的定义："命门之火为元气，命门之水为精"(印会河1984：42)。《难经·三十六难》所述精与元气之对立关系如同男女，张介宾强调精与元气如同水火。上述所引都说明元气必与生命起源有关。

据晋朝（265—420）文献记载，元气与源于水谷精微的谷气相对。[2] 元气与谷气之对立关系后来被引述为先天与后天的关系。[3] 先天是未出生之时的状态，元气由此而生。后天指出生后（陶老师，p.c.[4]），或断奶自主饮食后（田老师，p.c.），或初夜之后（张大夫，p.c.）。后天乃身体阴阳交融的状态，我的一些老师解释说，相反， [72]

---

① 《中医基础理论》以小字在"肾"这一章节的附录中讨论了命门（印会河，1984：39—43）。课堂上很少提及命门，临床实践中使用得较多。

② 杨泉《物理论》，引自《太平御览》837页 [李昉（1963）1985：4.3740]。

③ 大约始于宋朝（960—1279年），仍在研究中。

④ P. C.，即personal communication，指作者与访问者的私人交流。——译者注

先天是"纯阳"的状态。

　　元气乃生命不可或缺之物，它决定了一个人大致的性格、健康状况，因此也决定了寿命。按照现代认知，元气基本等同于可以决定个人基因结构的物质。由于元气是先天，所以通常认为无比珍贵，且随年龄增长日益消耗。元气也可以通过后天特定的饮食和药物得以补足。因此，尽管邱师父身体很健康，我确实经常看到他还是服用补药。

　　有意思的是中医教科书《中医基础理论》（印会河，1984：57）和《藏象学》（云南中医学院，1988：51—52）越来越强调通过后天滋养补益元气。[①] 这反映了一种人类生活的现世态度（this-worldly attitude），这种态度不仅是马克思主义的，也是当前发展的基础，同时也具有典型的现代性。[②] 医学文献中也能找到以后天滋养先天的观点：真气又名元气，乃先身生之精气也，非胃气不能滋之。[③] 想到现代中医（TCM）的这种现世态度，他们经常提到李杲的《脾胃论》也就不足为奇了。

　　这种对元气的理解与文献中有关养生的论述形成了鲜明对比。例如，张家山汉简（《文物》1989，7：74，Harper 1990b 引用了该文献）明确记载养生即清五脏。与之类似，杨泉（公元 3 世纪）认为，人应避谷气，因为谷气只会令人肥身减寿（见 Engelhardt 1987：157ff.）。邱师父没有彻底避免后天——即谷气——的影响。但他明确表示，光靠食物和药物无法提供用于治疗必要的元气，只有通过

---

① 元气也称原气或真气，区别于宗气、营气、卫气。

② 这种态度与对泰国东北部佛教仪式中巴利圣歌的解释有着惊人的相似之处："有趣的悖论是，佛陀的征服与消极避世有关，是在转移的过程中变成了对生命坚定的信心。"（Tambiah 1968：180）

③ 见李杲（1180—1251）《脾胃论》（1976：296）。感谢马堪温让我注意这段文字。

冥想才能够获得足够的元气。邱师父一贯讲究补气，但明显的是他 [73]
在利用药物和食物（比如鸡蛋和糯米）补充元气，这与通过冥想生
成元气有所区分。在这一点上，他对元气的理解与中医教科书不同。

邱师父对元气的认识指向一种"穿越界限"式的疗愈概念：元
气的转移。这种转移经由两种互补的仪式行为实现：公开展示的疗
愈表演和隐藏的冥想练习。在公开疗愈表演时，元气从治疗师身上
转移到病人身上；在冥想时，治疗师的元气得以恢复。

关于冥想，一位老中医曾说："冥想以'养性'。必须有纯阳的
状态才能达到养性的目的。也就是说，必须从后天境转入纯阳的先
天境。"他从"内丹"[罗比内（Robinet）在 1989b 中讨论过］的角
度进行了解释。养生包括通过冥想产生的转境；活力通过每日再生
得以恢复，重复再生可以延长寿命。基督教把人分为凡人身体和
不朽灵魂来解决永生的问题，道家则以"拒绝寻求思想中的绝对"
（Schipper 1982：16）回答了什么是长生不老。养生以长寿，长寿以
永生。根据上述源自内丹的观点，生命的延长不是化为永恒（像玉
石一样），而是反复转境，从而再生。

这种对长寿的理解见于《淮南子》（佚名 1954：105）中有关养
生的章节："化者复归于无形也，不化者与天地俱生也。夫木之死
也，青青去之也，夫使木生者岂木也，犹充形者之非形也。*故生生
者未尝死也，其所生则死矣；化物者未尝化也，其所化则化矣。*"[1]

冥想跨越先天和后天，旨在实现倒转，不断回归先天，避免耗
竭，以长生不老。像邱师父这样的治疗师正是有赖冥想再生的元气
逆转了治疗过程中失去的能量。

———————————

[1] 感谢 Donald Harper 让我注意这段文字。

[74]　　　　关于疗愈表演，邱师父解释说，为了实现有效治疗，气功治疗师必须发出元气。① 我遇到的所有气功治疗师都坚持认为，气功治病行为有害健康，折损寿命。治疗之前如果没有补足元气，对新手来说十分危险。即使是经验丰富的气功治疗师，也建议一天之中不要治疗太多病人（邱师父说最多五个，但他通常治疗得比较多）。因此，气功的治疗费用高昂。

　　　不同于医生使用医疗技术调整人体生理动态过程来进行治疗，气功治疗师贡献了身体的能量。席佩尔（Schipper 1982）在描述道教仪式时指出，"大师用自己的生命力滋养了与其不相干的人"，他们用蘸着红色墨水的毛笔在黄色纸条上画符。"符是大师的一种气，是经过提炼的精微能量，它从大师体内而来，能相应补偿病人缺失的气。在道教仪式中，这一行为被称为补气……因为平淡无奇，浅显外露，且无论多少钱都无法偿还如此自发的恩赐，所以该仪式显得无以为价。"（pp.82—83）道教大师可以这么说，但人类学家还是会被病人如何偿付这一"生命的礼物"的问题所困扰。我和邱师父讨论过这件事，我们一致认为再高昂的治疗费也不足以补偿。那么为什么他明知治疗过程无异于自杀还要继续治疗呢？邱师父惊讶地看着我，然后他耸了耸肩说："为人民服务。"这可以认为是对上述道教大师解释的重申。②

　　　或许有人认为我的问题站不住脚，因为它过分概括了礼物原则，

---

①　一些治疗师承认，他们只对重病者用此法。

②　与泰国的冥想治疗相比（Tambiah 1977）：阿赞通过冥想获得力量（p.124），是拥有许多美好品质，代表世界行善的人物（p.128）。邱师父的推理没有出现过"许多美好品质"。

物物交换（*do ut des*）不能用于解释西方社会之外的行为。然而，有关此互惠原则的人类学文献（Mauss 1950）告诉我们，即使只是间接地，病人也确实会补偿治疗师。例如，法布雷加（Fabrega）和西尔弗（Silver）(1973) 观察发现，墨西哥恰帕斯州（Zinacantan）的萨满比外人更早进入"船货"体系（"cargo"system）。他们解释说，一位成功的治疗师能够比外行更早地建立"债务关系网络"(p.62)。 [75]

　　债务关系是长期信贷，意味着相互信任，这种信任将多个个体联系为一个互信社群。因此，道教大师奉献宝贵的能量可被视作建立了一种基于社群的债务关系。像邱师父这样的气功治疗师将他充满活力的能量传递给病人，但是由于此时的云南，周围传统宗教社群形式的补偿已基本消失，所以由治疗而结下的终生友谊可被视为这些治疗师建立社群关系的佐证。

　　"以命换命"：[1] 邱师父的解释方式听起来好像是他为病人的利益牺牲了自己。自我牺牲对于基督徒来说并不陌生，但我不愿意将邱师父的能量转移与牺牲等同起来。虽然自于贝尔（Hubert）和莫斯（Mauss）[(1898) 1964：13] [2] 以来，人类学家一直将其视为普世原则，但实则略带犹太教和基督教的背景。尽管如此，于贝尔和莫斯的这篇有关牺牲的文章仍有助于理解邱师父的仪式行为。

　　首先，这篇文章让我意识到气和元气的重要性。气的概念，特别是邱氏气功疗法中的元气与其他文化中的血类似。[3] 牺牲可以看作

---

① "以命抵命"适用于牺牲、"非牺牲的仪式性杀生"（Ruel 1990）以及治愈仪式等概念（例如 Obeyesekere 1969：178）。

② 于贝尔和莫斯使牺牲"普遍化"，不仅将其用于闪族人的祭献，还用于希腊人和吠陀人的某些祭献。

③ 气功也讲血，但不如气常用。通常认为血属气阴。

是一种通过摧毁生命以使生命永存的行为：神圣受害者被处死，必然会流血。① 气功治疗不会流血，但有气的流动 ②——治疗师传给病人元气。气至关重要。

[76]　在牺牲中，神圣的牺牲品被处死——这是绝对且不可逆转的死亡。在气功中，死亡被可逆的死亡形式取代。至少在中国的一些传说中，生死可以转换；③ 此外，先天和后天也可转换。气功大师每天都能进行这种转换。这提示了前世、今生和来世的关系与牺牲仪式的生死有着巨大的差异。邱师父的自我奉献不能被视为牺牲。

吕埃尔（Ruel 1990）的"非牺牲的仪式性杀生"为解释邱师父的气功提供了视角。他的分析建立在这样的假设之上：牺牲涉及人格化的神灵，在神灵的眼中牺牲者的状况得到了改善。④ 他描述了东非库里亚（Kuria）的仪式性杀生，它不被视作向神灵供奉，而是与"非个人的生活品质和福祉"有关。这种杀生与牺牲的不同之处在于"它并非强调动物之命，而是命之于动物"。因此，吕埃尔谈到了"非牺牲的仪式性杀生"。将其应用于中国语境，可以说明元气在治疗中的转移正是一种"非牺牲性"的传播健康的形式。

---

① de Heusch（1985）的"非洲祭祀"也强调了这一点。如果血液必须是流动的，那么只有动物和人可以用于祭祀。但根据 Evans-Pritchard（1956：146）的观点，蔬菜可代替动物，"把野生黄瓜一刀切两半"。描述此过程的措辞与描述用动物献祭的措辞相同："罪恶与血液、食糜一同入地。"Hayley（1980：128）将蔬菜祭品描述为一种思想，罪恶通过消化被消除了："婆罗门……被认为可以消化不纯洁的东西，但自身不会因此而不纯洁。"

② 准备祭品时有个类比，气必须升起，这是从烹饪献祭动物和谷物的锅中上升的蒸气。

③ 见 Giles（1948：67—68）翻译的关于魏伯阳的传说，引自 Hsu（1992a：80—81）。另见 Boehmer（1977：55）："死亡可逆转"，以及 Kuhn（1990：98，249，n.14）。

④ Ruel 对牺牲的定义有几个方面的问题，有关这一点的分歧也已出现；见 Beattie（1980：32）："牺牲制度的基础似乎是……指非经验的权力，无论是个人还是非个人的。"

库里亚人的非牺牲的仪式性杀生和气功的治疗表演之间有些惊人的相似之处。两者的核心都涉及在非人的宇宙框架内的能量转移：库里亚人闷死山羊，把它的食糜涂满整个家。同样地，邱师父在气功治疗时耗气伤身，表演动作，用元气将病人包围。这种比较说明邱师父和库里亚人的山羊一样，不是埃文斯·普里查德（Evans-Pritchard）在对努尔人牺牲的分析中描述的生命的替代品，而是传递能量的"载体"。①

可能有人想知道"动物之命"和"命之于动物"两种表达之间 [77] 存在怎样的差异。从语法来说，前者表达的是占有性，后者表达的是定位性。在没有拟人化神灵的宇宙学框架内，元气和食糜很可能同样是不被同化或加工的非人的物质和力量：元气乃宇宙之气，在治疗者体内无差别，尚未被同化或具化到某一特定脏腑；同样，食糜是已无差别的营养物质，尚存于消化道，还未被吸收入血。元气和食糜都存在于身体内，但并不属于该身体，因此邱师父和山羊都是健康的载体。

在库里亚人的非牺牲的仪式性杀生的概念框架中，环境被视为生命的来源。健康（*Obohoro*）来自外部世界，以食糜的形式存在于山羊的肚子里。想一想元气是如何在冥想中得以恢复的，就会明白创造生命的自然界也是构成通过元气转移实现疗愈的基础。在先天状态

---

① 山羊因窒息而导致的不可逆转的死亡，就像邱师父的元气的可逆性损害一样，都被认为是非牺牲性的杀生形式。这里探讨的问题不是死亡是否可逆，而是"生命的替代品"和"传递生命能量的手段"之间的区别。吕埃尔认为前者是祭品，而后者则不然。如果我对吕埃尔的理解无误，他的认识建立在牺牲涉及个人灵性这一假设之上，这意味着即使山羊被杀死了，它的血液流出并被涂抹到各处，作为祭品也是非牺牲性的。根据以下分析，非牺牲性和牺牲性之间的关键区别在于山羊窒息而死，其食糜是仪式的核心，而非血液。

下，气功治疗师与宇宙合而为一，丹田之气因而得以恢复。① 如果元气是存于治疗师丹田的宇宙之气，那么治疗过程中元气从治疗师身上转移到病人身上就意味着能量从外部世界转移进入了病人体内。

不论如何强调元气以及其他形式的气不可占为己有这一点都不为过。它首先解释了为什么邱师父不属于自我牺牲：因为他根本就不拥有可以牺牲的自我。他所传递的元气并非自己的元气，确切地说，只是存于他丹田中的以原始状态聚集的宇宙之气。气本不属于任何人或任何事物，这种认识将进一步对身体和宇宙的概念化产生深远的影响。

气与身体观

[78] 正如我们看到的那样，气是气功和中医的基本概念之一。它基于对宇宙的认识，不仅重新定义了现代西方的自我概念，还重新定义了死亡、生命和生命开始之前的状态。气的概念也影响着对身体常态和病态的认识。邱师父最常提到的气，即元气和邪气，都是基于对与外部世界相对的内在世界的理解。但是，他的动作表明他同时还持有"身体生态"（body ecologic）的观点。与中医一样，身体生态中也存在小宇宙和大宇宙的共鸣。

身体生态

舍佩尔-休斯（Scheper-Hughes）和洛克（Lock）的"心灵身体"

---

① 宇宙之气被转移到丹田成为元气，这种说法是错误的，因为在先天状态下，自我与宇宙之间没有界限。

(the mindful body）一文区分了三种身体，区分标准大多依据理论方法的选择。现象学高度关注个体的主观感受，产生了对"个人身体"（individual body）的描述，比如奥茨（Ots 1990）就将其用于解释中医。结构主义学家认识到社会机构中身体的表征或身体中社会制度的表征，把中医解释为"社会身体"（social body）。比如文树德 [Unschuld，（1980）1985：48ff.] 评价中医为"系统性对应的医学"（medicine of systematic correspondence）。后结构主义和福柯学派着眼于整个社会的权力关系，他们对个人的认识体现在"身体政治"（body politic）上。到目前为止，尽管许多人已经或明确或隐晦地强调过"身体政治"，但中医学界还没有将其作为主题讨论过。[①]

　　用以上方法解释邱师父和其他中医医生的临床实践以及理论阐释时会有一些不足。三种身体观都建立在分析社会共时过程的基础上，但缺少历史的维度就很难说明中医和气功对身体的认识。因此，我提出基于人类学分析的身体认知方法，专门用于描述中医和其他学术医学传统里的身体。[②] 这种方法认识到当代概念和实践是复杂历史进程的结果，且可以通过历史研究厘清其多面内涵。

［79］

　　我不是第一个指出这点的人。莫里斯（Morris 1990）恳请不要试图将人类学与认知科学相结合，人类学和心理学都应该与历史研究联系起来（p.30）。他并不是中医领域的专家，但他认为中医极其

────────────

①　Farquhar 研究现代中医（TCM）的基本方法说明她非常清楚中医的身体政治。Furth 和 Ch'en（1992：45）在讨论台湾女性对月经的看法和习俗时，虽然没有提到福柯使用其术语，但明确论述了男女之间的权力关系问题："用于理解台湾女性月经意义的三个框架可以说都带有对女性性别的负面信息：宗教禁忌引发了女性的丑闻形象；中医关注女性为生育付出身体虚弱的代价；生物医学支持女性情绪化的刻板印象。"

②　毫无疑问，对没有书面记载的当代社会身体观的认识也有所发展，但不幸的是几乎无法解释相关的历史。

复杂的"象征性分类"(symbolic classification) 适合于证明并强化他的这一观点。莫里斯抨击用狭隘的阐释学方法解释象征性分类，也强烈指责许多认知科学家的观点，即象征系统可以追溯到先天的倾向和潜在的普遍原则。他呼吁用"历史社会学"的方法解决人类学分析中医象征性系统的问题。迪萨纳亚克（Dissanayake 1993）主要关注西方社会理论及其进一步发展的前景，指出了东亚传统思想和实践中"历史性问题"的主导地位。他认为，如果重视对东亚问题的关注，并努力尝试将其融入西方学术，很可能会成为西方社会理论创新的基础。他鼓励"用历史视角探究身体与社会之间的关系，这一视角在现象学导向的西方社会理论中明显缺席"(p.33)。

历史进程往往最好被理解为历史的偶然。因此，当代的身体观也最好被视为历史的偶然结果。齐默尔曼 [Zimmermann，(1982) 1987：1—95] 对阿育吠陀"干"(jangala)、"湿"(anupa) 的研究有力地证明了这一点。阿育吠陀的"干"与"湿"相比具有更高价值。"干"通常与相思树和印度黑羚联系在一起，显然是印度教社会的缩影。干的肉温暖而干燥，具有令人愉悦、飘逸的气味。它很"轻"，具有很高的价值；相反冰冷、潮湿和令人不悦的湿肉则是"沉重的"。齐默尔曼没有将无所不包的普世原则用于分析"干"和"湿"的文化分类，而是强调了阿育吠陀中"干"的高价值与历史的偶然关联：气候干燥的德干高原（Deccan）是雅利安入侵者首选的居住地，雅利安人奠定了当代阿育吠陀的基础。

齐默尔曼的研究是开创性的，不仅因为他将历史维度引入了对当代身体观的分析，他还考虑了生态和地理环境对文化分类的影响。[80] 相比之下，前面三种有关身体的理论框架主要侧重于当代社会政治历程，忽略了人的感知和其与自然环境的相互作用。正如拉德曼

（Laderman 1981）所说的那样，正是这种生态因素对分析当代"人类医学"和像阿育吠陀和中医这样的学术医学传统极为重要。①

因此，提出"身体生态"的概念旨在为有关人与自然环境互动的分析提供一个理论框架。但这一概念并非试图在整齐的表格和清单上对"民族科学"进行排序，而是旨在建立一种意识，即这些概念都有历史，都经历过复杂历史过程的演化，且这些历史过程通常最好被理解为历史的偶然。因此，对"身体生态"的研究涉及当代概念和实践的诸多方面，这些内容通过调查历史进程得到了最好的解释，而历史进程决定了社会中相关的自然环境概念。② 关于中医的身体观，例如"气"，最好用"身体生态"来解释。

公元前 1—3 世纪，大宇宙和小宇宙的过程可以相互类比，这一观念成为中国哲学家思想的主流。"宇宙、国家和身体相互依赖，最好将它们一并作为一个单独的复合体来思考。"（Sivin 1995e：5）"感应"解释了三者如何形成一致（p.24）。席文（Sivin 25ff.）指出时间循环、等级秩序、道德和情感，都可以在大宇宙和小宇宙中比拟。而栗山茂久（Kuriyama，1993：55）在讨论汉代的疾病概念时强调了人的身体受到季节影响。③

在那个时期，气作为"万物的本原"的概念愈发重要，说明人和物质世界不仅遵循共同的原则，而且以气为媒介相互作用（Lewis 1990：213）。当宇宙开始被想象为"无所不包的相互依存"（all-

---

① Hanson（即将出版）用类似的方式表明，根据气候和"地理生态学"，不同的药物对于治疗相同的疾病很重要。她认为当《伤寒论》中的医学学说由北方转用到南方时，它就变成了一种新的学说，即温病学。

② 关于民族科学，见 Sturterant（1964）和 D'Andrade（1995）。关于"人体生态"，请参见 Hsu（即将出版）。

③ 马伯英（1994：526ff.）提到过"生态状况"，但没有像我一样详述。

[81] embracing interdependence）时，气成了"中国人表达*自然与文化辩证关系的关键词*"（原文字体并非斜体）。刘易斯（Lewis，1990：218）将这种"包罗万象的相互依存"的观念的出现与战国时期（公元前 453—前 221）合法暴力模式的变化联系在一起。公元前 3 世纪，"周朝的合法暴力由贵族模式变为*普遍、专制模式*，成为城邦国家的标志"（p.234 作者在引用时标记为斜体）。宇宙、国家和身体都归属于"包罗万象的相互依存"之中，最终表达了极权者或专制统治者的理想。①

气无处不在，弥漫于大宇宙和小宇宙。气在中医学说里名目繁多。虽然统一为一个概念，但气本身就是极端多样性的表达。在医学典籍中，气最显著的特征之一就是其性质因所处位置或状况的差异而有所不同，气的性质具有相对性。②

对邱师父仪式行为的解读说明气不是任何人或任何事物所固有的，也无法被拥有。元气不属于治疗师，但*存在*于其体内。丹田之气乃先天状态下所得宇宙之气。治疗师将这种元气转移给病人。尽管传递了能量，但不能算自我牺牲：能量并不属于治疗师，只是存于他体内。邱师父本人没有明确过这一点，但如果上述分析正确，那么邱师父确实是这么做的。

中医的表述更为准确。五方应五季，③ 所以气有寒气、燥气、湿

---

① 这与浪漫主义者的观点形成鲜明对比，那些人倾向于将中医比作一种自然疗法的艺术，这种艺术从人与自然浑然一体的黄金时代演变而来。

② 气的这些"性质"不是气的"本质"，也不是松散的"属性"。它们反映了气的一些内容，这些内容与说话者的视角相关：相较于小肠，心因其居于身体里部，属阴；相较于肾，心属阳，因为其位置偏上（Porkert 1974：32）。

③ 时和方并不是两个独立维度（时间和空间）的变量，而是一个维度的不同方面，属同一"规则"（见 121—122 页）。

气、风气、暑气之分。① 方位与季节相应，说明中医不仅像西方思维那样认为季节是一种时间规律，② 而且明显包含了空间因素。这是我从张大夫那里学到的。气，"万物的本原"，它的性质据其所处时空体系而改变。

[82]

据中医学院老师所述，心中之气乃心气，肺中之气乃肺气，肝中之气乃肝气，肾中之气乃肾气，脾中之气乃脾气。现代中医的空间概念隐约与张大夫所分类目有些许共同之处，但愈加模仿起西医解剖学的三维空间概念。然而，无论时空观念如何，气的性质都会随其位置的改变而发生变化。

气不是简单的一种，而是多种的集合体。正如邱师父的一些动作表明的那样，中医和气功重视不同位置的气的相互关系。气机失衡是导致疾病的主要原因。③ 健康并非与气的单一所在有关，而是由气在人体各部彼此共鸣的方式决定的。就像音乐，不是音调本身，而是和弦或旋律给人带来和谐或不和谐的感觉。人体健康也取决于身体内外各部位之气的协调一致。

"身体生态"强调大宇宙和小宇宙的共鸣以及人体内外的连续性。作为"万物的本原"的气，弥漫于宇宙之中，不断转化：气动不息，气机流转（从气处于不停转化的意义上说）。把人体当作环境的一部分是中医的特点。当到达一定程度时，身体与环境之间的界

---

① 文中已经提到过这一语序（见 121—122 页），也提到过"暑"，但"暑气"这个复合词依然让我印象深刻，且上文未曾列入。中医的对应关系常不够系统，但是很全面。

② 西方学者强调中医推理的时间概念，可能是因为发现中医强调季节性，他们将中国的季节简化为时间，忽视了其空间属性。

③ 中医教科书讲的是"平衡"，不是"调和"。因为"balance"很容易被误解为均衡，所以我更喜欢用"harmony"一词。这条注释是作者对中翻英的解释，在回译时已体现在中文译文中。——译者注

线会变得模糊，气聚则形成，气散则形亡，就是指这种情况。

　　值得注意的是，"身体生态"就像"身体政治"一样，与其环境错综复杂地交织在一起，身体和环境不可视为独立的个体。"个人身体"和"社会身体"是有清楚界限的"经典"身体（Connerton 1992：352，如古希腊经典美学人体雕塑）。不同于这两个身体概念，"身体生态"的主体在流动和转化的范围内恒久变化，就像身体政治不断在权力关系领域中协调其地位一样，权力关系无处不在，且不能简化为统治者与被统治者之间的关系 [Foucault（1976）1990：94]。身体生态和身体政治的主体均非定义明确的实体，所以我使用"身体生态"——而非"生态身体"（ecological body）——与"身体政治"呼应。对于"身体政治"和"身体生态"而言，自我的概念界限不如"个人身体"和"社会身体"那么明确。

［83］

气　积

　　中医常常从动态失衡的角度解释疾病：阴阳不交，气血不调，五脏不和。然而，邱师父只偶尔用阴阳五行来说理。他在谈话中多是提到气。气动不息，气机流转（气的转化的层面）；气机不调，百病丛生。气的积聚是邱师父对气机不调的主要解释。

　　说到"气积"，邱师父说他能看到气在红光中聚集。气积的症状对他来说可见可觉察，且在病人身上屡试不爽：当邱师父触摸鲍老师的肝脏时（见第48页），他说他感觉到了瘤。经过两周的治疗，他坚信肝脏肿瘤已变嫩缩小。他摸到的体征（虽然我摸不出来）证明鲍老师的情况有所改善。

　　不论气功还是现代中医（TCM）都认为瘤通常是可触及的肿块或凸起。在中国的生物医学术语中，瘤指现代西医诊断的肿瘤。"瘤"

这个词大致等同于英语的"tumour",原指非特异性肿胀,后来西医赋予了其更严格的意义(《牛津英语词典》1978 年版)。"瘤"和其他一些本是医学术语的词汇,例如神经衰弱、风湿病、肩周炎、坐骨神经痛等一样,也广泛见于日常用语。下面的片段证明了这一点:

一位病人曾到邱师父的诊所来,主诉他的臀部长了一个瘤。邱师父替他搭脉时,他说早些时候也长过其他瘤,一个在脖子根部,另一个在腋窝下。两个瘤都在西医院切除了。但是"开刀很可怕",所以他决定试试气功疗法。邱师父让他躺在床上,摸了摸他的背部 [84] 和臀部,说:"你好像腰疼得厉害啊。"病人很高兴,觉得医生检查病情的技巧不错,就开始长时间地抱怨这种持续性的疼痛让他没法走路。过了一会儿,邱师父说,气功加针灸 10 天应该能好,但也像往常一样加了句,不能保证一定治愈。当玉华针刺这位病人的压痛穴位(大肠腧、环跳、委中等)时,一位坐在我旁边等待治疗的病人转过身说:"扎针很吓人!"并开始谈论"耳针",用了耳针,胆结石可以不用手术。[①] 她还夸邱师父医术好,让这个病人不用第三次手术。邱师父点点头:瘤和胆结石都是"块",会逐渐长大。要是老想着它,肿块就会长。邱师父说自己臀部曾经长过一个肿块,练气功把它练没了。(笔记,1989 年 8 月)

邱师父所指的肿块属于很特殊的生物医学疾病类别。后来他向我解释说,他治疗的这个病人的臀部肿块是肌肉"增厚",但之前颈部和腋窝长的瘤恰好位于"淋巴结"所在位置,与这次的不同。他认同西医的治疗,针对前两例瘤的手术不可避免。邱师父和病人使用相同的术语"瘤",但显然邱师父明确区分了不同类型的瘤。不同

---

① 有关耳针的历史和原理,见 Lu, Needham(1980:164—168)和 Hsu(1995, 1996a)。

部位的同一现象表明不同的疾病过程，邱师父是根据这一中医基本原理做出的推理。①

　　邱师父并没有意识到这些肿块的生物医学病因有所不同，但这不影响他一口气提到胆结石、瘤、肌肉增厚以及意念里的肿块，并统称它们为瘤。但由此推断他完全采取现象学的方法认识疾病则是错误的。所有这些瘤都有一个共同点：逐渐长大。这一点是气功治疗师"意念"关注的焦点。在治疗过程中，他逆转了瘤的生长趋势，由增长转为萎缩。气功治疗的关键是过程。气功和中医都关注过程而非静态实体。

[85]

　　许多原因都会造成气的升降出入失常。例如，气逆是针灸的常用概念，邱师父有时候也会提及。②但气积仍然是邱师父解释身体异常情况的核心。他强调疾病的发生是因为积聚，这对我来说很有趣。在研究中医疾病概念时，我发现了大量指向积聚成瘀的术语。③许多早期医学文献认为积聚破坏了气的升降出入。④

　　值得注意的是，早期医学著作中"癥"这个字与冯珠娣（Farquhar 1994a）所称的"症""证"和"征"三字同音，意为"结"，有积聚

---

① 根据 Kaptchuk（1983：xix）的观点，"面部凸起与躯干部凸起代表不同的疾病过程"。他强调"整体观"和"症状与整个身体的关系"，但这个例子也可解读为依据症状出现的部位辨别疾病的过程。

② "动"也被认为是"扰动"，见《阴阳十一脉灸经》（马王堆整理小组 1985b：7—13）："始动则病"是对诸脉疾患的标准描述。另见：张家山手稿（《文物》1989，7：74）："气动则郁。据《备急千金要方》（孙思邈 1955：3），诊断最好是在"阴气未动，阳气未散"之时。

③ 西方学者强调瘀（如 Sivin 1995a：6），我认为瘀多由积滞引起。

④ 我并不是认为气功疗法比中医更古老，不过上述对气机阻滞的重点讨论会使人联想起中国早期的一些观念。邱师父对痹的理解与中医生大同小异，他们的认识建立在动脉硬化血管狭窄的生物医学模型上，而非基于阻滞的观念（Hsu 1992a：124）。就像现代中医（TCM）是近来中国出现的治疗实践一样，气功也是中国现代化生活的一种现象。

的意思。事实上，中国早期的医学文献只出现过"癥"，并没有其他
三个字。《史记》（《史记·扁鹊仓公列传》司马迁 1959：2785）记载，
神医扁鹊"以其言饮药三十日，视见垣一方人。以此视病，尽见五
脏癥结"。"结"①"癥"② 被认为是疾病的体内过程。

　　许多表达积聚致病的术语广泛见于痈、疽等体表病变；也见于　　　[86]
痹③、瘕④、积聚⑤、疝⑥、痔⑦ 等体内病变。比如，大量有关痔的分类
（Schall 1965：30），以及数字分类，如五疝、七疝⑧、五积⑨，都说明
此种情况甚是多见。

　　我在针灸诊室碰到过一些病，虽然没有明显可见的气积，却也
归因于此。有些是病人的主观感受，例如梅核气。⑩ 有些如疝气，其
气积症状显而易见。⑪ 还有一些比如癥积、瘕聚，通常合称癥瘕，无

---

①　关于"结"的仪式意义，见 Harper（1985：475ff.）："结"被解释为"缔"，指
"不能解开的结"，而不是纽——"可以解开的结"。

②　张守节（fl.737）将"结"和"癥"注解为脉象，此处根据《中文大词典》
（1973—1976：no.23121）的解释翻译。

③　现代中医（TCM）认为痹指气流在经脉或关节中受阻（《针灸治疗》Yang 1985：
87）。《素问·痹论篇第四十三》痹不在经，在于积；《灵枢·寿夭刚柔第六》"痹，有
形"（Hsu 1992a：123—128；附录）。因此，痹被翻译为"obstruction"；解释为"阻
塞"，这让现代中医医生有了关于管道阻塞的想法。有关将气机阻滞视为威胁，见
Bray（1995）。

④　例如张家山手稿中的"瘕"（《文物》1989，7：72）。另见《史记》（司马迁 1959：
2785，2809）。

⑤　例如《难经·五十五难》（南京中医学院《易经》教研组 1961：120）。

⑥　例如《史记》（司马迁 1959：2799，2804，2812，2813）。

⑦　例如张家山手稿（《文物》1989，7：72）。

⑧　关于五疝和七疝有许多不同的解释（见《中医大辞典》1987：2—3，29）。

⑨　有关五积，见《难经·五十六难》（南京中医学院《易经》教研组 1961：121），
另见《中医大辞典》（1987：130）。

⑩　癔病性窒息感（欧明，1988：28）。

⑪　见欧明（1988：310）：（1）疝气；（2）外生殖器，睾丸和阴囊疾病；（3）剧烈腹痛。

法通过感觉探知。① 虽然还有诸如气逆、瘀滞、阻塞等假定发生于体内的过程，但气积对于解释病理情况仍十分重要。

邱师父能够看到气积。古代文献虽言积聚，但未言具体积聚何物。显然这些文献认为积聚的过程比积聚的物质更值得关注。为了找出邱师父所说的气究竟是什么，我跟他讨论了积聚。据邱师父所说，积聚确有实质性，不仅仅是意念里的肿块；而气积是一个过程——包含了物质和转化的动力。气是具有动态功能的实体（matter-agency），又是具有主动力量的物质（substance-force）。

[87]

满晰博（Porkert 1961；1965；1974：167）将气约等于"能量"，或者更确切地说，是"配置能量"和"能量配置"；文树德 [Unschuld，(1980) 1985：72] 认为气是"最精微的物质影响"；席文（Sivin，1987：46—47）称气为"基本的东西"，即"万物之始"。"Vapour"是夏德安（Harper 1998）对早期医学文献中的"气"的翻译。"Vapour"在一定范围内反映了气的多层意义，"Vapour"是运动的物质且有动力——转化的动力（例如蒸汽）——或是影响运动的动力。无论哪个英语词汇最接近气，身体生态中的病理状况通常归因于积聚的过程，它破坏了气的升降出入（从转换的意义上说）。积聚的*过程*而非积聚的物质造成了失调，这一点非常重要。这是气功和中医对于身体紊乱状态的共识。

---

① 大多数中医并不确定其确切指称，但陶老师坚持认为气滞时，癥积与外部病邪有关，瘕聚与内部病因有关。他还坚称，瘕聚较癥积更为有形（临床笔记，1989 年 5 月）。

第三章

知识的个人传承

张大夫是位学识渊博的医生。20世纪80年代初，张大夫创立
了一家经营医疗保健项目的集体企业，80年代末期，他聚集了一群
失业青年，教授他们针灸和推拿。张大夫是现代中医（TCM）行业
的局外人，正因如此，在我看来他值得研究，他似乎保留了其他地
方已经废除了的中医学习原有的方式和习惯。

张大夫的人生经历非比寻常，他的临床诊疗也极具个人特色。
我主动结识了张大夫，一起研讨中国古典文献的读书会也是由我发
起的。他的教学，尤其是他对古典文献的解读方式，与其他自称
"老中医"的人有一定的共同之处。由于张大夫像其他老中医一样，
强调先生和学徒关系中人与人的因素，因此我提出将其称作"知识
的个人传承"。①

场景和法国殖民主义的印记

张大夫的诊所位于翠湖边，环绕着翠湖的是翠湖公园，公园里
有蜿蜒的小桥、精致的亭台，游船和垂柳倒映在幽静的湖面。老人

---

① Tu Weiming（1993：29—44）也使用"个人知识"一词描述儒家学习路径的特点。

[89] 们叼着水烟，提着鸟笼①，抿口茶，接着搓麻将。当地的歌者下午晚些时候也会加入②，着实一派田园风光。但是，翠湖的水有些发臭，游船也没什么秩序，还可见到随地吐的痰。然而，公园内外的空间和安静的气氛仿佛传达了一种被遗忘的高贵。植物蔓生的花园里的旧别墅是法国人曾经在这里居住的痕迹，当时这里是云南府。

　　法国人在湖北面的山上建造了新古典主义风格的云南大学，大学俯瞰亚热带观叶植物，抬头即见阶梯列队，两侧是棕榈树和喷泉。1922 年一所有 13 名讲师的私立学校成立，名为东陆大学，1930 年获官方认可，1934 年有了现在这个名字——云南大学。1937 年云南大学开设了西医学专业，成为中国第五所拥有医学专业的学校。③ 公园的南面就是云南第一所西医医院。1901 年法国领事馆为其举行落成典礼，该院主要为建造连接云南府与河内（越南的首都，当时为法国的受保护国）铁路的工人们提供医疗服务（田敬国 1987：104）。19 世纪，由于云南的地缘政治因素和丰富的矿产资源，英法两国殖民主义者曾竞相争夺此地（Fairbank, Liu 1980：99）。20 世纪初，法国的影响力逐渐占据上风，为了强化影响，他们在云南府、思茅和蒙自等地建立了小学、医院和邮局（Doumer 1902：123）。法国还不

①　驯服的棕鸟。20 世纪 80 年代，盆栽、金鱼和鸟越来越受欢迎。

②　当地戏曲在昆明各条后街上的小酒馆里活跃了。在这个公园里，退休妇女和一些年轻女工常常穿着工作服唱戏。

③　这个城市的第一批医院是为专业人士建造的：第一所医院为铁路建设者而建，第二所于 1908 年由清政府为军队而建，第三所是 1914 年为警察而建。1919 年，中国政府开设了麻风病庇护所。1920 年英国卫理公会、1928 年美国传教士分别建立了医院。1928 年，一名中国生物医学博士成功筹集了私人资金，建立了一所红十字会医院。直到 1939 年省政府才为公众开设了西医院。云南大学医院成立于 1941 年（Tian, p.c., 1989 年 4 月）。有关云南的流行性疾病，见田敬国（1987：141—180）；有关上世纪的瘟疫，见 Benedict（1996：17—48）。

断提供高等教育的机会。尽管 20 世纪的前 20 年里，多数中国学生被派往日本留学（Cordier 1925：410），但随后几十年，中国的医学培训与法国（尤其是里昂）的联系更为紧密（田敬国 1987：111）。

虽然翠湖周围的建筑依然可见法国人的影响，但现如今省人民政府办公厅，宏伟的展览馆和公园以南的翠湖酒店更为突出，这些建筑都是 20 世纪 50 年代的风格。他们部分取代了拥挤的住户，没有了家用木炭生火做饭的烟雾，翠湖周边的空气也变得清新了。这儿有时候确实是个宁静而素雅的地方。翠湖旁的树荫下，老年人在悠闲地玩着法式滚球。 [90]

张大夫的诊所就在省政府招待所的一楼，招待所隐藏在一家单位的后院里，不容易寻见。诊所房间很宽敞（30—40 平方米），从不显得拥挤。张大夫接诊的病人几乎都是机关工作人员、大学和高中老师。他经常坐在一张巨大的木桌后面接诊，由家人或朋友安排病人。接下来的某一天，张大夫会开始对病人进行治疗，最短的治疗时间是六个疗程。他为病人考虑得非常周到，屏风后面有三张木板床可供病人治疗时使用。但张大夫主要的兴趣在于学术研究，诊所的仪器和墙上的挂图都展现了这一点。

生平与医学政策动向

张大夫被称作"老中医"，有些人甚至称他为"名老中医"，尽管他并不是当时昆明的四大名医之一。① 事实上，可能由于他的背

---

① 根据中医官方说法，云南四大名医为戴丽三（1901—1968），姚贞白（1910—1979），康诚之（1899—1970）和吴佩衡（1888—1971）。

景，大多数认识他的医生都不喜欢他。张大夫在一所法国传教士创办的学校长大，1950年云南解放后，张大夫的父亲，一名中医，让他去学了西医。1955年，政府开始在昆明大规模推广中医，他设法安排儿子参加了中医学习。尽管当时张大夫还很年轻，但经过为期一年的针灸进修班培训，最终被聘为针灸师，先是在云南中医学院工作，后来又调去了昆明市中医院。1960年初，由于和上级及同事之间的口角愈加激烈，张大夫辞去了工作。80年代初，大学课程亟待提高，全省各地有能力的医生都被重新聘为大学老师，但张大夫拒绝了云南中医学院的回校邀请，他开办了自己的诊所。

[91]

　　诊所门边的墙上挂了一块木板，说明该诊所不是个体户，而是一个协会的临床研究中心。协会和集体户不像国有制单位，在许多方面和城市社会中的个体户一样，需要自负盈亏。由于不像国有企业那样有严格的规章制度，因此可以灵活地适应市场需求，还可以雇用教育技能有限的劳动力，特别是妇女和失业青年。原则上，协会和集体户的财务规模小于政府单位，但有时他们通过共用办公大楼和职工，与单位建立紧密联系，甚至会有相似规模的预算。

　　就雇用的劳动力和涉及的资本而言，集体户和个体户让人想起第三世界国家的非正式部门。根据怀特（Whyte）和帕里什（Parish）（1984：30ff.）的调查，20世纪70年代末，中国劳动力市场的正式和非正式部门之间的差距小于第三世界国家。样本中大约3/4的劳动力受雇于国有单位，只有4%和23%的人分别在个体户和集体户工作。20世纪80年代后期的统计数据表明，非正式部门的重要性显著增加（Gold 1989：177）。

　　除了翠湖旁的这个小诊所，张大夫还给昆明郊区的一家小医院当顾问。他强调自己受雇于"群众机关"，而不是政府单位。他招聘

了三名员工，经双方互相选择后雇佣。1989 年，张大夫计划在同一
协会的支持下，成立新的医院和门诊，同时也作为外国医生的中医
培训中心。他谈到要再招两名员工，并希望加强与法国针灸师的联
系，让他们接受法语口译培训。尽管得到了一些政府支持，张大夫
还是遇到了许多困难。①

　　明亮开放的诊所里展示着用于临床研究的仪器。令人印象最深　　[92]
刻的是那部昂贵的西方生物医学设备，整齐地摆放在长窗前的桌子
上，用布盖着。墙上的照片给人一种现代西方生物医学实验室的印
象，表明这些仪器曾经被使用过。张大夫解释说，他早前做过生物
医学实验，通过测量动脉血流速度并记录相应脉冲幅度来研究中医
概念。他经常谈到计划根据某些中医原理和《易经》的"卦"描述
心电图，换句话说，就是利用西方生物医学开展中医研究。

　　另外一些照片是张大夫和外国医生的合影，主要是与法国医生
的合影。20 世纪 80 年代，中医生不仅通过将西医知识融入自己的临
床实践来提高声望，还通过与西方医生的接触提升自己的名气。法
国人不再被称为"帝国主义者"，而是"朋友"——"外国朋友"。

　　两张色彩鲜艳的八卦图挂在同一面墙上（见 p.127，图 4.2）。指
导性的索引指出每一卦与脏腑、经络、季节和时辰的对应关系。张
大夫解释说这两幅图简化了深奥的五运六气学说，② 他认为五运六气
是中医最为精华的部分，其基础是《易经·系辞传》。

　　一位与张大夫是多年朋友的法国针灸师和一位 1988 年曾找他

---

① 张大夫的计划从未实现。1992 年 1 月，我从他的一位学徒那里了解到，他已经
搬到了中国南方的另一个省。

② 有关该学说的概述，见 Porkert（1974：55—106）和 Despeux（2001：121—165）。
另见第 119 页注①。

看过病的法国研究生都对《易经》极为感兴趣。在我看来，这使得张大夫对这门古老深奥的学问重拾信心。与西方的接触不仅刺激了他的现代生物医学研究，还在民族情感上增进了他对中国古代知识的兴趣。毫无疑问，西方一些领域求助于《易经》的动机与中国人不同，动机源于每个社会独特的困境。法国针灸师从生物医学转向"替代医学"，与此同时，张大夫却对西方生物医学赞不绝口，但这种钦佩并不妨碍他在民族情感上认为中医和中国哲学更为博大精深。

[93]

　　在中医学院里，无论是偶尔翻阅中医经典的中年教师，还是对经典完全不感兴趣的年轻教师，当得知我对《易经》感兴趣时，都露出了迁就的笑容："《易经》太神秘了，太深奥了，很难懂。"《易经》的内容曾经被认为是"迷信"，潜在含义就是中医师不需要研究它。相比之下，校外的知识分子会说："想真正理解中医，就必须能够阅读文言文。"还有些人说："当然，还得学《易经》。"但随着对中医学院同事了解的深入，我发现这种存在于外行和中医之间信念上的差距逐渐缩小。

　　田野调查即将结束时，我与几位对《易经》有兴趣的中医专业人士进行了交谈。比如，其中一名本科生表达了他认为不可能实现的愿望，他想靠研究《易经》获得研究生生活津贴。他是我采访的为数不多的因为对中国古代哲学感兴趣而选择学习中医的学生之一，也是大一大二之后开始不喜欢中医的学生之一。我还在青年教师的大学宿舍里找到了《易经》的函授课程教科书。在中医院工作期间，我曾见到一名年轻的中医生正在编辑一位中年同事写的关于《易经》与针灸的文章。当我去他的公寓拜访他时，他向我展示了一本策划中的《易经》教科书的手稿。另一本类似的教科书《张仲景国医大学实用教材》（1985）已经出版。

　　20世纪80年代后期，在中国像张大夫一样对"《易经》与医学"

有兴趣的人绝不在少数。[①]1989 年 11 月，中医学院开设了夜校课程，教授两种据说是基于《易经》原理的针灸方法——"运气针灸"和"灵龟八法"。昆明市中医院的病房内传阅着各种"《易经》与医学"主题的会议邀请函。但中医院的医生不允许请假参会，也没有经费资助，但张大夫自费去了贵阳，参加了 1989 年 10 月举办的国际会议。会议的研讨题目听上去很有雄心壮志，但是张大夫回来的时候有些失望，他说这门学科还处于起步阶段。 [94]

《易经》是中医的基础，尽管这一观点近年来引起了越来越多的关注，但观点本身并不新鲜。张介宾（1563—1640）《类经附翼》中《医易义》一篇有云 [(1624) 1799：20b—21a]：

> 予故曰易具医之理，医得易之用。学医不学易，必谓
> 医学无难……知易不知医，必谓易理深玄，渺茫难用也，
> 又何异畏寒者得裘不衣，畏饥者得羹不食，可惜了错过此
> 生。然则医不可以无易，易不可以无医，设能兼而有之，则
> 易之变化出乎天，医之运用由乎我。[②]

张介宾提到了早期的中医名家，如孙思邈（c. 581—682），据说他曾强调《易经》对理解中医基础理论的重要性 [(1624) 1799：1a；邹学熹，1986：9]。毫无疑问，对张大夫而言，《系辞传》最为重要，它奠定了张大夫认为《黄帝内经》中最博大精深的部分：运气七篇。

---

① 一批批中国科学家研究《易经》原理 [主要指阴阳两极和指数级数（2—4—8—16—32—64）]，希望在自然科学方面有所发现（《李约瑟研究所通讯》，1991 年 1月）。这些科学家的代表解释他们研究的理由时说："中国有了自己的科学。"有关农村用《易经》算命的记述，见 Farquhar（1996）。

② 整章的初始法文翻译，见 de la Robertie（1986）。

其人与其角色

从张大夫身上可以看到多种学问的集成。他同时扮演着儒医和志向远大的君子（Hall，Ames 1987），又集合了老中医（Farquhar 1994a）和现代知识分子（Schwarcz 1986）的形象。

[95]　儒　医

正如前文所述，张大夫被叫作老中医，但他自认为是"有学问"的人，把自己定义成中国传统文人，而且是那种怀才不遇的文人。他有一个很大的私人图书馆，并声称已将毕生精力致力于研究博大精深的中国古代经典。成为一名文人是儒家君子最重要的美德之一。新儒家学派要求对"十三经"了如指掌。张大夫没有研究过《孟子》，也没背过《论语》，却用孔子所作《系辞传》为自己对《易经》的兴趣正名。①

张大夫高度重视经典文献的比较研究。他一再强调购买同一文献的不同版本并列出关键术语的不同释义的重要性。有时候，他的态度让我想起"考据学"(evidential scholarship) (Elman 1984)，尽管在我看来他在学术上并不像考证学家那样严谨。张大夫收集了许多文献，汇编了注释，有时进行比较研究，但几乎从没有做出批判性的评价。

---

① 《系辞传》的意义在宋明理学的形而上学思想中达到巅峰（Shaughnessy 1993：220）。然而，认为此书为孔子所作的说法值得怀疑；见 Peterson（1982：72—79）和 Shaughnessy（1994：57—66）。

像致力于文本分析的考据学家一样（Elman 1984：13ff.），张大夫坚持绝不涉及任何政治话题。知识分子都声称对政治完全不感兴趣，但是五四运动让人们意识到知识分子对政治没兴趣其实是传统的屈服精神（Schwarcz 1986：31）。据我观察，许多人都认为，政治对中国的知识分子的生活至关重要，即使是清王朝统治下的考据学派也不缺乏政治色彩（Elman 1984：17）。

张大夫重视礼仪和礼貌。他运用父权式的权威，而非不人性的管制。提到张大夫时，学徒都是相同的标准表述："他人很好。"他们的回答似乎暗示着"仁"的意思，即"对他人亲和友善"（Elvin 1985：165），这是儒家描述的君子的品质，虽然口语中不这么表达。[①]张大夫还有许多其他儒家君子的美德。为了满足我从经典中学习中医的要求，他提议组建一个"学友小组"。我们举办的读书会可以被视为君子之交的现代延续，称为"友"[Wu（1993）4：44]。 [96]

老中医

与他的儒家伦理形成鲜明对比的是，张大夫喜欢自吹自擂。在我遇到的中医当中，自我营销非常普遍，尤其是那些被称为老中医的人。这可能不是个人特征，而是一种习惯。大多数老中医都是私人执业，这种微小企业可能需要通过联手宣传，来传扬正骨师、草药师、推拿师的医术。[②]这种自我宣传不仅对引导病人选择治疗方法奏效，

---

① 　Chao（1995：215—223）强调了在中国封建王朝晚期，"仁"对于精英医者的重要性。
② 　与 Landy（1977：469）相比："除了减轻疾病的影响，治疗者的活动也是为了提高和/或巩固自身社会地位。"或与 Janzen（1978：225）相比："邦干加河（Banganga）人花了相当大的工夫称赞自己的技能。"

也增强了医生对自己的信念。① 在都是小商小贩的街头，这样的宣传并没有吹嘘的意味，但在张大夫这里，却与他的儒家伦理相悖。

作为媲美古代儒医的君子，张大夫远离工匠和小商贩，他们是没有接受过教育的群众，总是吹嘘自己的技能和商品。这种以目的为导向的知识和技能很"浅"，这些人都是"小人"。儒家伦理宣扬地位意识，君子之交淡如水，拉远了单位内外人们的距离。一个在单位工作的知识分子很容易与单位的其他人聚在一起，但对单位之外的人会有所保留。他们会说"街上不安全""他到处跑"表达出一丝不认同。值得注意的是，张大夫有一句格言来自《论语》(Lau 1979：60；verse 1.8)："无友不如己者。"

[97]

我认识的那些个体户气功大师也都擅长夸耀自己的技艺，但他们不会直接谈论自己，总是引用其他气功大师的技能进行说明。这并不一定是他们彼此间互助的美德，而很可能是对气功作为一种体面的治疗方法缺少普遍认可的回应方式。气功治疗师必须先向病人保证治疗方法的影响力，然后才能自夸。

公立单位的医生和教师中的某些人也会自我吹嘘，但他们大多数人认为这是个坏习惯。现代中医（TCM）生倾向于承认自己的专业技能或责任感。一位名老中医的儿子，同时也是市中医院针灸科的负责人说："我父亲的针灸手法很特别，因此很多病人都来找我治病。"昆明所有公立单位的针灸师里，他的病人的确是最多的（每天50—80名）。云南中医学院的一名女针灸师，是公认的认真、热情。她说："每天中午，我总是最后一个离开诊所，我的病人太多。"红

---

① Alfred Leder（p.c.）指出，从心理学角度看，吹嘘是一种自我劝说的形式，特别是对不容易治疗的病人，治疗师需要加强自身信念。

十字会医院一名专门治疗眼疾的针灸师说："看看病人为了找我治病从多远的地方赶来吧①——这个近视眼的男孩从县城来，为了治疗，整个暑假都住在他阿姨家。"成功的中医生通过计算病人的数量、路途远近、病人的身份来衡量自己的成就。比如张大夫，他治疗的病人很少，但都是高级别的病人。

与强调技术和人文关怀的现代中医（TCM）不同，老中医几乎只为自己的"经验"自豪。经验是一位成功的老中医的特征，解释了他为什么很受欢迎。没有人会说："他很有经验，但没有病人。"如果一位中医不那么受欢迎，人们会夸他很懂理论，或者有学问。而成功的医生，人们就会说他有经验。这在会话含义上（Levinson 1983：97ff）指向医疗实践中经验与成功之间的关联。

冯珠娣（Farquhar 1994a：171—174）早前提出，经验是"中医决策的核心"，这也是中医生们的认识。经验既包括"中国劳动人民两千年间抗击疾病的经验"，也包括"每个医生及其医学生涯"的经历。冯珠娣强调，"经验"一词比（英语）中基于个人主义生活的"experience"一词更具有历史感、集大成、语篇化（p.2）。但更为重要的是，要知道经验不仅仅是老中医和现代中医（TCM）希望用于描述其水平的词，经验还意味着有效，因为无论技术、知识和经历如何，经验都是一名在医疗实践中获得成功、受病人喜爱的医生的特有属性。这种有效性，即经验，是中医的特质。气功大师，比如邱师父，拥有秘密知识，相比之下已有功法。但对基于经验的治疗来说，只有（秘传的）功法还不够。经验是属于个人的知识，部

[98]

---

① 这位中医的自我吹嘘也如同老中医般直接，但像其他中医专业人士一样，他以技艺说明自己的受欢迎程度，而不提他的医术。

分可教，不可全教，也不可能通过课堂教学或机械性的模仿学会。老中医和现代中医（TCM）生都强调中医做出正确诊断的感知能力——尤其是切脉——只能靠经验掌握。在临床实践中可以获得个人知识和有效性。

　　经验一词和英语中的"experience"类似，不仅包括专业知识和经验，还包括生活阅历和成熟度。尽管一位 20 多岁的中医医生比 50 岁、刚接受中医培训的同事拥有更多的专业经验，但病人往往更相信那个一头白发的人。经验还有另一层含义。人们相信西医院针灸科主任的女儿从她父亲那学到了很多经验，中医医生们说针灸科主任不会让外人得到自己的经验。她从中医学院毕业，比同事们年轻，专业经验相对较少，但她更受病人欢迎。这种情况下，经验解释了她为什么受欢迎，经验也指她父亲在家族传承中获得并通过个人一生的经验丰富了的知识。她的经验被认为与大学课本的知识相对独立。

[99]　　这个例子进一步突出了"经验"和"老中医"两个概念之间的关系。上文提到的医生有基于经验的威信，但一般不被称作老中医。他强调经验对正确诊断的重要性，但并不自吹自擂。据我所知，定期公开出诊的退休大学教授不叫老中医，宣传他们看病治病的公告牌上称他们为"名医"，尽管他们在普通民众中一般没什么名气。这说明单位里受尊敬的老医生避免被称为"老中医"，他们要么被叫作"名医"，要么是"名老中医"。①

　　君子应该谦虚地认识到自己有所不知，但张大夫也有老中医的

------

① Farquhar（1994a：14—17）在她的书中也谈到"老中医"，但所引用的内容均指向"名老中医"。

特点，就是以经验为由"无所不知"。他不仅夸耀"我的经验"，还对经典和"古人的经验"夸夸其谈。

现代知识分子

引用梁启超（1873—1929）的话来说："吾爱吾师康有为，但吾更热爱真理。"倡导中国启蒙运动的知识分子的后辈用科学和民主替代儒家思想（Schwarcz 1986：33）。科学一词的政治色彩不容忽视。

我和中医专业的师生就"科学"一词有过几次讨论。陶老师曾在私下授课时说"科学化"意味着"分裂"："科学分为许多子学科，这是科学的特性。"另外一些人说科学意味着"一步一步地"前进，这意味着相信有了一定基础就能继续学习更复杂的东西。为了解释清楚这一点，我提供了一个消化过程的例子。西医生理学认为淀粉在消化过程中逐步分解为基本元素葡萄糖分子。这一过程中的"逐步"强调了时间流的单向性。然而，同一过程也可被视为两极之间的振荡——口腔的中性环境，胃的酸性环境，以及肠道偏中性的基础环境。"一步一步地"被认为是科学的，强调极性和互补性则是中医思维的特征。中医老师立刻明白了我举这个例子的意思：中西医描述同一个过程时着眼于不同的参数。 [100]

当我问中医学生们科学对他们意味着什么时，他们经常是耸耸肩。有一次，当我听到他们谈论科学气功，就问他们那是什么，他们回答说："有了'科学气功'，就可以快速起效。""快速疗效"常归功于"科学的"西方生物医学，这种"现代化的医学"具有现代生活节奏的特征（Hsu 1992b）。另一个学生的反应是："你不需要学习任何虚头巴脑的东西，它很简单、直观。"接着我问，通过感官直接感知的是否都是科学？"这只是一个让人们信任你的标签。"学生回答道，他意识到了科学和现代两个词的政治色彩。人们普遍认为气功是迷信，因此，为了先发制人，防止怀疑，就称之为科学气功。他的同学支持这一点："科学气功只是个名字。"

日常用语中，科学的内涵是精致且有价值的东西。例如，曾有人以一种钦佩的语气告诉我："西方人吃饭吃得很科学。"责备别人时会说"不科学"，在这种情况下科学成了一种美德。

作为新中国的现代知识分子，张大夫相信科学，并且和许多中国知识分子一样，试图将科学的发现与古人的观察相调和。他曾说："科学和古人用不同的语言描述相同的过程。"这种"科学和古人"的并置意味着两者都是有效且权威的知识来源，认为两者都描述了"客观"事实。张大夫看重科学实验的结果（声称是一种质疑权威的手段），对经验的权威性也同等珍视。

总而言之，可能有人会说张大夫与所有其他老中医一样"无所不知"。他的个人知识以经验为基础，因此有效且权威。像所有传统学者一样，张大夫明白他的权威在于对经典的全面掌握，这些经典记录了古人的经验。作为一名现代知识分子，他高度重视科学，并将个人经验的权威与科学实验的权威相比较。

先生与弟子

"训练一名弟子需要九年时间，"张大夫曾向我解释说，"师父需要三年评估弟子，弟子又需要三年重新考虑他选的师父，最后三年师父传授必要的知识。"张大夫强调个人选择对传授中医个人知识的重要性。弟子和学生不一样，弟子应该了解并接受师父性格的所有方面，也应忠心耿耿地孝敬师父。

　　不同于张大夫的儿子经常和父亲闹矛盾，张大夫最喜欢的弟子张弟恭敬而安静，几乎从不评论先生的任何言论。如果张大夫出了错，其他弟子会用小到张大夫听不到的声音指出。张弟相反，他要么保持沉默，要么大声地请先生讲明。通常在参与任何活动之前，他都会瞥一眼先生。他总是关注先生的需求，尽可能地陪伴他、帮助他。张大夫对待张弟与对待其他员工有所区别，会安排张弟责任更大的工作，向张弟寻求帮助，和张弟熟悉到可以肆意责骂的程度。最终，弟子和先生会在某些姿势和态度上高度相似，比如，点烟的方式、回答问题或向病人打招呼的样子。

　　我们读书会里的退休物理老师比张大夫年长，声称是他多年的朋友。作为一名物理学家，他特别强调自己对《易经》感兴趣，还曾参加过张大夫偶尔在大学里开设的夜校课程。当张大夫计划去贵州参加会议时，是这位物理老师陪着去的。他和我说，张大夫年龄大了，听起来好像他有责任陪同。但他们的关系并不亲密，而是一种在共同的学术兴趣方面相互尊重的友好。这让人联想起"与之善"（Wu 1993—4：44），这显然是传承个人知识的一种可能的方式。

　　物理老师的妻子也参加了读书会，她没有其他原因，只为与丈夫共度时光。她虽然声称对这些文献感兴趣，但似乎并没有密切关注过讨论的内容。随着时间的推移，她经常缺席。同样，张大夫的一名女员工，是张大夫儿子的未婚妻，对读书会并没有兴趣。当我在迪斯科舞厅遇到她时（在舞厅的时候看起来更像她自己），她解释说是她的雇主想让她参加。相比之下，另外一位女性员工，一名张大夫希望她成为中医翻译的"待业"法国文学研究生，非常渴望阅读这些文献，并为读书会的学习做了认真的准备。一位在邻近单位 [102]

工作的女气功老师起初也热情地参与，但很快就放弃了。参加读书会主要基于个人意愿。先生和弟子之间的关系可能会持续几个月或几年，可能发展成相当紧密和相互依赖的关系，也可能在整个过程中一直相当疏远。

个人传承模式

可能有人想知道个人传承模式为何值得如此定义。人类学研究普遍认识到秘传知识的独特性，而中医生一方面谈论医学知识的隐秘，另一方面又要将其规范化。但就本研究而言，知识和实践的个人传承需要与秘密传承和规范化传承区分开来，至于原因，不得不说与先生和弟子的关系、认知的过程和风格，以及历史方面的考量有关。

首先，先生和弟子之间的关系基于个人选择，他们每一对的历史都不一样，且十分个人化。传授了什么样的知识，传授到了什么地步，在很大程度上取决于当事人的性格。虽然先生和弟子经常是亲属关系，并且即使他们有性格冲突，也希望在结构上达成一致。但先生和弟子因为性格或个性原因接受或拒绝师徒关系是完全可以接受的。弟子可以跟许多不同的先生学习。关键是先生和弟子是否信任彼此，能否建立互信关系。

其次，个人传承的认知风格不同于秘密传承。诚然，张大夫与邱师父有很多相似之处：敬畏古人；长时间思考治疗实践（读书时也在思考）；抱有对语言的信念（邱师父对话语力量的信念，张大夫对话语权威的信念）；花大量时间了解徒弟或弟子，与徒弟或弟子的关系往往最终变成相互依赖。个人传承和秘密传承在学习方式上也非常相似。跟随老中医学习深奥知识的主要途径是死记硬背。张弟也背诵过多篇长文，在临床协助先生看病时，张弟主要通过模仿学习，弟子没有资格请求先生讲解（Goody 1978）。重复和模仿在邱师父那儿可以产生特别的感觉和幻象。同样张弟也被告知，如果他坚持背诵条文，并应用于临床，可能就会醒"悟"，无需解释，就会明白。

　[103]

　　但是，个人传承和秘密传承两者有一个关键区别。邱师父的认知基于有限且可迁移的知识，口诀和动作可以通过模仿和重复占有，这对每个徒弟来说没有差别。相比之下，通过经验获得深奥的知识是个人化的，且不容易传授。获得深刻的知识取决于个人的认知风格，风格必然因人而异，以非常个人化的学习方法为基础。

　　再次，我在张大夫的读书会上观察到的知识传承方式可能会对一种传授知识和实践的社会实践有所启发。这种社会实践近来在中国被边缘化了，但很可能在中国古代传统精英中占主导地位。中国封建时代朝廷采用科举制度选拔官吏，保证了一定程度的社会流动，但仍存在提倡亲属关系的意识形态，还建立了一套人与人的信赖体系，① 其中的师徒关系很可能是基于知识和实践的个人传承。

　　先生和弟子的关系让人不禁想起赞助人和客户的关系。但是，有关赞助的广泛共识是，至少在地中海文化背景下，"赞助就是赞助，并不是正式的道德规范"（Gellner 1977：3）。赞助萌芽于不完

---

① 　这里的官员包括朝廷任免的官员和中国封建社会后期主宰当地大部分社会生活的"地方士绅"两者。在统计评估地方名录、朝代历史、医学论文和医学传记中有关医生的记载的基础上，Chao（1995：160—162）得出如下结论，"清朝时，江南地区最优秀的医生通常并非出身医学世家，而是……多由职业选择进入这一行"。

[104]　全集中的国家制度，有缺陷的市场和官僚机构。① 相比之下，师徒关系是一种中国背景下的合法且受到高度重视的社会互动模式。稍微翻阅一下相关文献便知，唐宋时期（618—1279）"儒医思想源起"（Chao 1995：210），② 学者们确实具有"师徒意识"（McMullen 1988：48）。唐代后期甚至有了"独立教育理念的发展"（p.6，原文字体并非斜体）。儒家学者们之间显然有了正式的师徒关系式的道德准则；对人与人关系的重视不一定是种缺陷。③

---

① 尽管还有其他关于赞助的观点，但在此提出 Gellner 的分析是为了强调赞助者和客户的关系在知识和实践的个人传承环境下受到高度重视，在规范化传承中就不那么重要。赞助在封建时期的中国和地中海区域的区别似乎在于前者为官方的，后者为非官方的。

② Chao（1995）将"儒医"翻译为"Confucian physicians"，这一译语目前存在争议，其他相近翻译如"scholar-physicians"。

③ McMullen（1988：62）认为，这种对人际关系的重视很容易（错误地）用于制裁派系之争："有时学者或文人间的友谊是政治互助的关键因素，再无其他。但是，中唐时期官僚机构派系分裂，竞争严酷，儒家学者将这种认识和支持视为有深刻见解的行为。"这暗示着在官僚主义薄弱时，赞助，不仅对地中海区域重要，对中国唐朝也很重要。然而，值得注意的一点区别是：正如这里所讨论的，只有认可知识的个人传承是一种理想模式，唐代的官员们才能用"深刻见解"来为自己辩解。

第四章

阐释古典医籍

张大夫的认知风格体现在他对"古人的经验"的理解方式上，这一点在我们系列读书会的前两次课上（1989 年 4 月 20 日、21 日）就已显露无遗。这两次课主要学习了《黄帝内经·素问·天元纪大论》第一段，概述了"五运六气"的基本原理，以及化、神、术数、气、形、阴阳等一些中医核心概念。张大夫对这些概念的解读显得较为零散和主观，他对文献的阅读有时是片段化的，导致我常常难以琢磨他所说内容之间的相关性。后来，我才发现他的学习旨在明确"经验"——书中记载的古人的经验——的意义及其现代运用。在日常临床实践中运用典籍文献与运用现代西方科学原理有显著的区别，虽然文献中的内容与临床实践相关，但使用和解读它的方式却很特别，我们从中会发现一种模式，或者更准确地说，多种模式，它们反映了中医文本与临床实践的联系。我提出将这些解读模式分为：间接式（the indirect mode of interpretation）、权威式（the authoritative mode）、正当式（the justificatory mode）、日常式（the mode achieved by recourse to everyday life）和创造式（the creative mode）。①

---

① 后文将在每一小节中逐一说明上述中医概念和张大夫的解读方式；这样安排只因张大夫也是如此处理，并无其他原因。

[106]

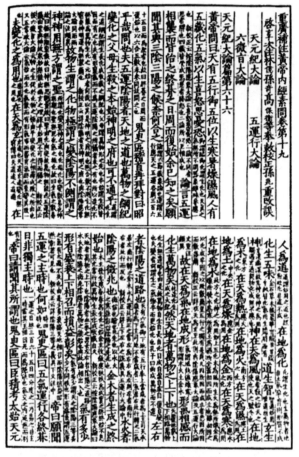

图 4.1 　《素问·天元纪大论》节选

个人化的文本选用

[107]　　　我已向张大夫说明，我来他这儿是想学习"真正的"中医，学习和中医学院里不一样的东西，他立刻明白了我的意思。张大夫建

议我读一读《素问》运气九篇，① 这部分内容学院派的教科书只收在附录中。他认为五运六气学说"深奥难懂"。

《素问·天元纪大论》概述了运气学说的基本原理。该篇首段的一些表述经常被中医们引用，其中有些表述也出现在《阴阳应象大论》篇。我的翻译一定程度上基于张大夫的诠释，反映了对该文本的现代理解。正如威利（Waley 1934：13）所说，它是"圣经般的"存在，不能期望像"历史"一样呈现出编撰时的意思（下文将逐一讨论用方括号标注序号的语句）。

[1] 天元纪大论

黄帝问曰：[2] 天有五行御五位，以生寒暑燥湿风，[3] 人有五藏化五气，以生喜怒思忧恐。② [4] 论言五运相袭而皆治之，终期之日，周而复始，余已知之矣，愿闻其与三阴三阳之候，奈何合之？

鬼臾区稽首再拜对曰：昭乎哉问也。夫五运阴阳者，天地之道也，万物之纲纪，变化之父母，生杀之本始，神明之府也，可不通乎！

[5] 故物生谓之化，[6] 物极谓之变，[7] 阴阳不测谓之神，[8] 神用无方谓之圣。

---

① 据任应秋（1982：13）考证，《素问》第六十六至七十一篇，第七十四篇，以及第九篇的部分内容为后世王冰（八世纪）补入。这几篇有关运气的讨论，以及被张大夫一并纳入讨论的第五篇的一些内容，占据了宋版《素问》篇幅的1/3。这一包含大量数理思考的学说在宋元时期开始受到关注（Despeux，2001：121—165），至明代正式确立（Lu，Needham 1980：140）。Porkert 认为张介宾（1563—1640）和汪机（1463—1539）较好地阐述了运气理论。鲁桂珍和李约瑟（1980：149）则认为张介宾和汪机"严厉地批判了它"。关于五运六气学说的系统介绍，见 Porkert（1974：55—106）。

② 此篇论述"五情"而非"七情"。现代中医（TCM）理论的标准是"七情"。[《中医基础理论》（印会河 1984：98）；Ots 1990]。

[108]   [9] 夫变化之为用也，在天为玄，在人为道，在地为化，化生五味，道生智，玄生神。

[10] 神在天为风，在地为木；在天为热，在地为火；在天为湿，在地为土；在天为燥，在地为金；在天为寒，在地为水。[11] 故在天为气，在地成形，形气相感而化生万物矣。[《黄帝内经·素问》(Anon. 1956：130)]

张大夫用隽秀的字体在纸上书写了这段文字，并让我们先把它抄到自己的笔记本上。① 我们手抄的文本各有各的样式，放在那儿等着被理解。张大夫基本没有说明引用的出处，也没有提供上下文。

对变化的理解和间接式解读

张大夫对本篇的题目和前六节的解读涉及了有关变化的多种理解。当他在解释标题时，变化显然是"神"的重要内容之一。② 而从他对后面的句子的解读中，又会清楚地发现各种各样有关变化的认识。为了把握这些观点，不得不借助不同的参照系：变化有时可从位置来考量，处于方位—季节系统，有时可从时间上描述（循环式、摆钟式、不可逆式、可逆式），有时又取决于观察者的视角和空间方位。

张大夫首先用现代汉语逐一解释了题目中"天元纪"三字：

----

① 冯珠娣也有相似的论述（Farquhar 1994a：207，n.10）："我跟诊的老中医让我把他最近发表的几篇文章手抄两遍。他把我们的关系置于一种教育模式中，觉得这种练习对我是有好处的。所以他自然而然地认为如果我没有手抄而是复印的话是没有价值的。"

② 本段中的"神"具有"客观实体"(matter-agency)的属性或者说和气有"相似的本质"(shared-substrate)。见第80—83页。

[1]　天 ①　　　　　"自然"　　　　　　　　　　　　　　　　　[109]

　　　　元 ②　　　　　"初始、基本、根"

　　　　纪 ③　　　　　"规律"

　　他把"天元纪"翻译作"自然界的现象，发生的根源，变化的规律"，并坚持这一冗长的释义。将"天元纪"直译为"天的本原的规律"并不准确，因为在张大夫看来，"变化的规律"是理解原文的关键。后来我发现他用"变化的规律"解释"神"的概念。

　　"神"的概念实际上是"天元纪"的核心，因为其中潜在的世界观是"神"缔造并孕育了世间万物。我们这种意在理解是神孕育了世间万物的学术努力从一开始就注定是徒劳的。分析性思维和学术性阐释不能充分说明有关"神"的经历（Andrès 1980：7—29）。也许原文是为冥想而写，不用于解释道理。但张大夫不是神秘主义者，他自诩学者，试图对文本进行解释。

　　[2]　天有五行御五位，以生寒暑燥湿风。

　　[3]　人有五藏化五气，以生喜怒思忧恐。

　　古汉语中常见有类似的对仗句。张大夫解释道："能洞察季节的　　[110]
变化，就能明白人身体的变化。"自然之气太过，则五行合五位，以生

---

① 　对比见冯友兰（1953：19），他在讨论中引用了董仲舒（公元前179—公元前104）论述的"天"的概念："'天'……有时候似乎……用于表示物质世界。在其他情况下，董仲舒的解释又好像西方的'自然'的概念，而同时'天'又是操纵认知和意识的东西。"

② 　对比见冯友兰（1953：19）对董仲舒的引用："变——谓之元……故元者，为万物之本，而人之元在焉，安在乎？乃在乎天地之前。"

③ 　此意义的"纪"字常与"纲"字联用，组词语"纪纲"，意为"无织之网"，或"纲纪"（Needham 1956：407ff.），表"原则"，有时也呈现平行结构："例如，'丝缕之有纪，罔罟之有纲'"[《墨子》：尚同（上）孙诒让（1934）1939：49]。《说文解字》（段玉裁1981：645，655）注，纪，丝别也，纲，网纮也。

寒、暑、燥、湿、风。人体之气太过，则生五志，喜、怒、忧、思、恐。这两句描述了天人相应的过程，大、小宇宙，以及身体生态。①

张大夫详细讨论了他对"五位"的理解。这一空间维度十分重要，它具有动态倾向："坎、离、贞、兑、坤乃《易经》卦象……水、火、木、金、土……乃五行，都用于指示转化的方向，提示我们……空间位置不仅是同位素坐标系中抽象的点，更是变化的不同层次（Kuriyama 1987：56，原文并非斜体）"。张大夫虽然没有这样说，但我从他的表述中感觉到了这样的思考路径。当我希望他能够再讲清楚一些的时候，他表现出好像听不懂我说话的样子。

以下内容并非张大夫课堂所授，但或许可以突出"五位"的内涵。本段第［2］节强调了五行、五位、五季之间的紧密关系：五行合五位，生五季。格拉内（Granet, 1934：113）认为"中国人不把时间和空间当作两个独立的概念或实体来看，而是把它们（空间和时间）综合在一起分为五行，用以对各种标示时机和位置的概念进行分类"。五行—五位—五季系统中不同的点代表了不同的方向和季节。在五行—五位—五季系统*内部*辨别季节和方位会更加清楚——也就是现代西方思维熟悉的时间和空间维度。但第［2］节恰恰相反：它强调五行、五位、五季*之间*的相互关系，② 因此突出的是三者彼此间的差异，而非系统内部的差异。

由于五行—五方—五季系统与将时间空间作为同质的两个维度的现代认识并不一致，因此在现代背景下阅读这段文字显得更加困

---

① 　喜属火，愤属风，忧属土，悲属金，恐属水。张大夫没有解读第［2］节五行—五方—五季的不同排序和第［3］节中脏腑—气—脉的五行归属。

② 　水—北—寒（冬），火—南—热（夏），金—西—燥（秋），土—中—湿（长夏），木—东—风（春）。

难。"中国人完全不曾考虑过将时间和空间看作两个同质的承载着抽象概念的维度。"(Granet 1934：113) 空间不被想象成空的容器，时间也不是同源之流。"正如在形象思维看来空间不仅是延伸的框架，而且满是山脉、河流和平原——它的每一个部分都对不同的可能性开放——因此时间也被视为充盈、蕴涵着各种可能性的事物……"[H. Wilhelm（1951）1977：17] 卫德明（H. Wilhelm）提到了《易经》中有关时间的概念，他的观点与格拉内相同：延伸是空间和时间的共性，具有许多特殊之处。变化是时空内在固有的，处于时空的某一特定位置；变化不是由原因产生的结果，也就不涉及因果关系。

但这并不意味着五行—五位—五季系统是解释时间变化的唯一概念。第 [4] 节提到了时间循环：

[4] 论言五运相袭而皆治之，终期之日，周而复始。

张大夫在纸上画了一个圆圈，然后说道："结束意味着开始，终点正是起点；冬天过去春天就会到来。"对植物变化的观察表明，自然界任何过程都是周而复始。在这一范式内，基于时间的循环，甚至我们经历的不可逆转的绝对性的死亡，也可以理解为下一次的重生。即使是我们认为无生命的物质，比如岩石、矿物，也可能长成、消失、再生。所以，大自然的一切进程可能都存在生长、死亡、再生，主要的区别不过是周期的长短（Sivin 1987：53ff.）。

理解周而复始对于领会中医的一些方式方法尤为重要，但不是对于所有的方式方法都重要。《素问》作于唐朝（618—907）(Sivin 1993：202)，虽然书中的字、词、句明显都是汉代的语法（公元前206—公元220）(Keegan 1988：18)，但应当将这部中医经典放在唐朝的*时代思潮*（Zeitgeist）中去看。当时朝廷大力推行佛教，佛教教义中的重生和印度理论中世界循环往替的创造与毁灭都强调时间

[112]　的轮回 (Needham 1956：420)。毫无疑问，早在佛教思想传入之前，中国就已经存在循环范式了，但可能不是每一个过程都用循环来解释，比如在下面两节中，时间的循环往复并不是理解变化的关键。[①]

[5] 故物生谓之化。

[6] 物极谓之变。

张大夫指出"化"和"变"是变化的不同方面。"化"描述的是运动或发展的过程，也描述从无形到有形的变化。为了证明这一点，他朝眼镜上哈了一口气，我们看到水汽凝结。同样"化"也可以描述从有形到无形的变化。[②]张大夫举了一个例子，沸腾的"水化为气"。"化"还可以描述体内病理变化，疾病从一个阶段发展到另一个阶段的过程：例如一次普通的感冒可能会化为腹泻。"变"表示从一种状态到另一种状态的转化或过渡。张大夫把一张纸烧成灰烬，用这个例子证明此种变化。接着他说道："来自外界的风寒侵入体内，变成了'风寒感冒'。"

张大夫鲜有评论。他利用简单演示水的凝结和纸张的燃烧，解释了这段富有哲理的文字中"变"和"化"两个术语。换句话说，他的解释方式是间接的、非言语的。这一点很重要：他让我们用自己的话为他示范过但没有用语言明确过的意义提供一种恰当的解释。"化"是指化合物物理状态的改变吗？"变"是指像燃烧那样的化学反应吗？张大夫真的将经典概念的意义扩展到现代物理学和化学过

---

①　唐代王冰对"变"和"化"作过长篇评注，其结尾引用的一句话有助于理解周而复始："气始而生化，气散而有形，气布而蕃育，气终而象变，其致一也。"这一论述反映了唐朝的*时代思潮*。

②　西方文献几乎没有讨论过中医所讲的"有形"和"无形"。Kuriyama（1995：219）认为："只关注二元论与中国思想（例如，身/心二元论）的格格不入，常会导致忽视中国人确实拥有不凡的思想。"

程中了吗?

为了理解古书中的"变"和"化",我们可以在头脑中构想出不同时间范式内发生的变化。利奇(Leach 1961)提出"两种基本的时间体验"(p.125):有些变化,比如衰老,是不可逆的;另一些变化,比如白天和黑夜,就像"织布机在来回穿梭"一样是重复的(p.126)。"变"和"化"就是用于指代这些基本的时间经验。"化"强调时间上的不可逆,是一种单向流动。"变"暗指时间的往复,从而限制了改变。但"变""化"之间的差异并不取决于上述对时间的认识。相反,实体的空间位置和观察者所处的位置似乎更加重要。在此情况下,《荀子》(章诗同 1974:248)中"实"的概念,从观察者主观性及其所处空间位置的角度,为理解"变""化"之间的差异提供了帮助。读了《荀子》就会明白"变"是实体外能够观察到的改变,"化"则指向内部的转化(Hsu 1994)。

也有可能,与 [5] [6] 两节对仗呈现的内容相反,"变"和"化"并不代表变化的含义中对立的两方面。① 席文(Sivin 1990)研究《易经大传》② 发现"变"出现的频率远大于"化",三处例子中"化"都是单个字出现,意为"一般的自然变化,整体的过程"(p.34)。"化"不是"变"的对立面。相反,"变""通"二字经常合用,席文将"变"翻译为"alternation"或"transformation",和"变"相比,"通"更强调"连续性"。

如果有人像席文(Sivin 1990:34)一样将"化"释义为"一

① "反义通常只是一个意义维度上的区别:因为所有其他特征都相同,所以语义相近;而在有区别的那个维度上,各自占领相反的两极,因此感觉意义不同。"(Cruse 1986:197)
② 张大夫称之为《系辞传》的书在西方汉学文献中通常称作《大传》。

般的自然变化"，那么明确中国古代"自然"的意义就变得十分重
要。① 在现代西方科学中，像"蛙化为鹑"这种变形不是"自然的"
过程。② 但"化"正是指代世界上诸如此类被认作"自然的"变形的
概念。③ "自然变化"这一释义听上去不太合适，但这是由于另外一
个原因，现代西方科学思想认为"自然法则"制约"自然变化"。根
据李约瑟（1956：518—583）的观点，服从于法则的现代西方自然
观由早期法律制定者和法律发展而来。这是现代读者固有的对"自
然"的理解，但不是中国传统意义上的"自然"。④

[114]

　　《系辞传》中"变"指阴爻转阳爻或阳爻转阴爻。阴阳两爻之对
立常被类比于白昼和黑夜，代表了时间的流转变化，白昼和黑夜的
两极是黎明和黄昏，此时昼夜交替。如果将《系辞传》中变的概念
用于理解《素问·天元纪大论》，那么"变"指的可能就是对立两极
的变化的过程。从张大夫举的由风寒到感冒的例子来看，就是这种
发生于极点的变化。当达到一种极端情况时，就会由表及里。这种
发生于极点的变化不仅是转变的过程，还可能是"病机"，外感风寒
正是辨证风寒感冒的病机。

　　《内经》其他篇也有类似将变化理解为"枢机"的内容。这让我

---

① 每一种文化对"自然"的理解都不一样。见 Lloyd（1991b）古希腊文版"自然的
创造"一文。

② 《经说》继承了墨家《经》对"化"的定义（化，征易也），将其比喻为"蛙化为
鹑"（Graham 1978：295；A45）。

③ Granet（1934：131）和 Needham（1956：431）的著作中有更多例子。

④ 另有574—575页："1474年，一只公鸡因在巴塞尔产蛋这一'令人发指且非自
然的罪行'被判处死刑；1730年，瑞士又有另一起同样的起诉……这个故事有意思的
地方在于，这样的审判在中国是绝对不可能的。"对 Needham 观点的反驳，见 Bodde
的论述（1957，1979）。Bodde 最后承认他的观点是"少数观点"（1979：154）。

想到《素问·阴阳应象大论》"阳生阴长"一句，其中"生"这个字就含有"机"的意思。张大夫在后来的课上解释"生"和"长"的区别时说，如果春天没有电闪雷鸣，植物就不会发芽。他说学习先天八卦最好是从对立两爻循环往复的角度去理解，而后天八卦更多的是关于季节变化的描述（见图 4.2），比如春雷（震卦）过后是微风（巽

[115]

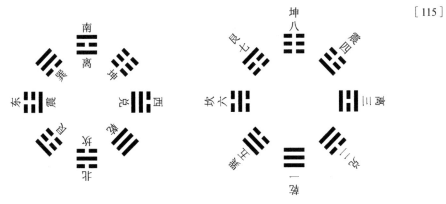

图 4.2 后天八卦（上）和先天八卦（下）

卦），前者预示着幼苗发芽，[①] 后者轻抚幼苗促其生长。春雷生变，微风作化，"变"触发的含义更强，"化"偏重个体内部的演进。

[116]

张大夫的间接式解读不免引发类似的假设。他不用现代汉语解释清楚，也不给出经典条文中字词的定义，只是列举些简单的例子——向眼镜上哈一口气，烧掉一张纸——留给我们自己去决定哪些内容是相关的。这为别人评论他的间接式解读留下了极大的空间。

---

① 雷的作用与打击乐在某些仪式［比如婚礼、新年庆祝活动（Freedman 1967: 17—18）、京剧唱段］中的作用类似。

"神"的概念和权威式解读

"神"是中医的基本概念之一，[①] 但众所周知其定义模糊，解释多样。在中国早期文字记载中，"神"指异兽，凶险又神圣。例如，有人发现《山海经》（袁珂 1980：59）的词语索引中有一长串"神"，都指居住在不同山脉中的异兽。而在其他传统里，比如《淮南子》，"神"指非人的客观实体（Roth 1990），与医学著作中一致。

《素问·天元纪大论》首段共出现了四个"神"字，张大夫将它们分开解释，且未打算找出其中潜在的共同意义。课上他先释义了[7][8] 两节，很久之后又讲了第 [10] 节；第 [9] 节则放到另外一节课上讨论。这一顺序突出了张大夫对意义特殊性的重视及其对权威式解读模式的影响。

[7] 阴阳不测谓之神

张大夫用标准的现代汉语解释说："正常的自然现象，人体的常
[117]　规代谢；不宜研究或过分解读，阴阳不能解释的部分就是神。"[②]

[8] 神用无方谓之圣。

张大夫的解释："事物的变化。"[③]

---

① 关于中医的"神"，见 Porkert（1961；1965；1974：193—196），Davis（1996），Hsu（2000）；关于《系辞传》中的"神"，见 Peterson（1982：103—110）；《管子》《淮南子》中的"神"，见 Roth（1990）。

② 当一个月后我们在《系辞传》第五章读到完全相同的语句时，张大夫的解读显得自相矛盾，他引用孙振声（1981：491）的话，"神"意味着"利用阴阳的原则"。

③ [7][8] 两节应该是描述了从"阴阳"到"神"到"圣"的质的层级，但张大夫没有对此进行解读。

[10] 神在天为风，在地为木；在天为热，在地为火；在天为湿，在地为土；在天为燥，在地为金；在天为寒，在地为水。故在天为气，在地成形……

张大夫的解释："神指自然界的季节变化，也指各种类型的物质。季节流转，万物化生，这些都是自然界的正常变化，叫作神。"

[9] 夫变化之为用也……

张大夫的解释："虽然天道玄妙，但'变化（神）'之为用是显而易见的。因此，可以通过观察每一种变化的形式来寻求自然界一切变化形式的规律。"

这些冗长复杂的句子展现了张大夫解读条文的一贯风格。罗列他的评述可以确认文中四处"神"的一个共性，即"自然现象的变化"，这让人联想到前文"自然界的现象，变化的规律"（见第121页）。但是，在张大夫的课上，我们远未能够像这样将意义综合归纳。相反，我们学到的是，"神"在不同的语境中有特定的意义。

有一次，张弟就一处概念提出了与先前张大夫的解读相反的理解。一般这种情况下，张大夫都会表现出努力倾听却没有听懂的样子。作为回应，他要么说下次再讨论，但其实再也不会讨论这个问题，要么就用一些说教回避提出的问题。这一次，张大夫终于听懂了张弟的问题，他的回答是责骂张弟，说他应该明白阅读经典条文的原则——在一种语境下成立的内容，在另一语境下不一定成立。[118] 这次事件后，我再也没见张弟提出任何和张大夫的解读相悖的问题了。在这个学习小组中，只有张大夫能决定什么是对的，他是唯一有此权威的人。

奇数三与正当式解读

遇到满是数字的篇章时，比如《素问·天元纪大论》，张大夫坚持认为各种不同的数字不是术数。"数字是有根据的"，他说。数字是古人长期观察的结果和经验的总结。

第 [9] 节清楚地描述了天、地、人三才。在中医著作中，奇数"三"常常用于修饰一个整体。例如，天有三光：日光、月光、星光。人有三宝：精、气、神。张大夫认为，反复使用奇数"三"是因为"三"是世界万物的普遍本质，并没有术数方面的考虑。

[9] 夫变化之为用也，在天为玄，在人为道，在地为化，化生五味，道生智，玄生神。

这让我想到了转喻式的类比，也就弄懂了该条文。我将三才或三极：天、地、人描述为平行过程。

天	玄	神
地	化	五味
人	道	智

天在上，地在下，人居中。天地人作为一个整体是中国思想中最常用的概念之一。八卦可以类比为：乾卦，纯阳卦，代表天；坤卦，纯阴卦，代表地；中间六组阴爻阳爻组成卦象代表人。中间六卦在人体中对应六经，即三阴经（太阴、少阴、厥阴）和三阳经（太阳、少阳、阳明），前述章节也有提及。有了天地人的概念，把条文换个说法就是天有其渊，地有其变，人有其道。

　　我十分确定张大夫不会否认条文中包含这一思考，他自己在另 [119]
一个场合也提到过这点。在这堂课上，他对条文解释如下："变化的
功用，在天的表现是玄妙，在地的表现是万物的变化，万物变化产
生了五味。"然后就下课了。下一次课开始时，我们没有继续这一部
分，而是直接讲后面的内容："在人为道，在地为化，化生五味，道
生智，玄生神"。这种非线性的阅读改变了条文的意思，把条文分成
了两部分而不是三部分。第一节课的尾声时讨论第一部分，强调了
天地的变化，第二节课一开始讲第二部分，主要有关人和道。

　　张大夫讲解本节的第一部分时说："你看，世间万物都由大地化
生，最后又都归于大地，'因此'我们说'脾为后天之本'。"脾为后
天之本这句著名的中医理论似乎与对条文的阐释无关，但是张大夫
使用了连词"因此"，好像两者具有直接的因果关系一样。的确有人
会将地与脾之间的关系理解为大宇宙和小宇宙的关系，地居于天地
中心，是一切生命的本源，就像脾位于五脏中心，是人体后天的本
源一样。此外，条文与后天之间的关联，张大夫的解释是"世间万
物都由大地化生，最后又都归于大地"，后天通常指生命过程（生之
后，死之前）。但这种大宇宙和小宇宙的关系似乎不足以解释张大夫
为何使用"因此"一词。

　　当然，不去中国也会发现中国人表达非结果性内容时会使用
"因此""所以""然后"之类的连词。但我确信张大夫使用"因此"
一词反映了一种特定的解读习惯，简单将其归结为粗心或者毫无逻
辑的推理是不公平的——特别是当我发现其他老中医也以类似的方
式来推理。张大夫在现代汉语中使用的"因此"一词，让我一下子
想到了古代汉语的"故"和"是故"的使用方法。可能有人会反驳
说，古代汉语和现代汉语是有差异的，用古代汉语词汇的意思解释

它在现代汉语里的用法并无意义。此处，有必要回想一下，我们现
在对词语在各种语言里的语义挖掘并不像对其在社会交互中的使用
[120] 和所谓"行事意义"那样深入。张大夫诠释古典文献的时候，是在
从事一项与前辈所作极为相似的活动。"因此"一词被用于这一社
会实践的一部分，也将继续被这样用——我提议称之为正当式解读
模式。

古代中国作家或评论家经常在书中以不同寻常的方式使用"故"
一词。比如《道德经》(Lau 1963) 每节的结尾多是由"故"引
出。这一连词并不表示结果或由它连接的两者间的因果关系。相
反，好像是用于引入一个大致符合逻辑的说法。我向葛维汉（A. C.
Graham）提出过这个问题，他也注意到这一点，建议将"故"翻译
为"for this reason we say ..."(p.c. 1990 年 12 月)。他的翻译可以理
解为"故"一词连接了原因（即"the reason we say"）和结果，同时
也说明一段很长的描述（整节）和一段较短的总结性陈述（节尾短
语）正在被关联起来。在张大夫的例子中，"脾为后天之本"可被看
作一句普遍适用的结尾句，总结了第 [9] 节第一部分的评论内容。

劳埃德（Lloyd 1996：111—112）曾思考过这一问题，提出了
"故"的四种用法，其中三种都是用于引出一个重复前文论述的短
语。[①] 受到这一观点的启发，我认为"故"不一定总是用于引出一
段基本合理的陈述，有时候也可以引出一个短句来指代前文的论述。
但在第四个例子中，由"故"作为连词引出的短句并没有指向前文

---

① 四则医案全部来自《史记·扁鹊仓公列传》，该篇的后半部分还有 25 则医案。医
案一中，病人主诉头痛（司马迁 1959：2797）。大夫根据假定的过程提供了一个解释，
医案结尾的结论是："故头痛。"医案六和医案十八（第 2801 页和第 2808—2809 页）
中，"故"和"曰"联用：意为"所以我说"。

论述，而是对前文的假设质疑。^① 劳埃德总结的四种"故"的用法中，以"故"开头的短句完结了一个观点的论述，像是作为总结。[121]尽管这个总结不太合理，但都指向前文内容。

鉴于《系辞传》第一段中使用了"是故"（"因此"）一词，彼得森（Peterson 1982：87—88）认为前五节指天地间，连词"故"引出了《易经》中的相关论述。^② 他提出将两部分视作"复制"的关系："是故"用作不同层次推理之间的连接词，有关天地间的说理"复制"于《易经》中的相关内容。

彼得森认为"是故"被用于将一层推理复制到另一层，这解释了劳埃德提出的"故"的四种用法：描述病人病情的推理被"复制"到以"故"开头的有关预后或诊断的推理句中：^③ "故"连接了两层推理，前一层是体内假定过程的医学推断，后一层是有关预后和诊断的数据（与医学从业者相关且直接关系到治疗的介入）。

这一解释与我们之前观察的结果一致，即"因此"用于引出关于前文陈述或假设的总结。彼得森的例子中，"是故"引出一个指向前文有关《易经》中论述的短句。所以，不仅有一层推理被"复制"

---

① 医案十五中，前述病人会在夏天死亡，而"故"后的句子是："故至春死"（司马迁 1959：2806—2807）。之前的假设引出整段："所以至春死病者。"在以"故"引出的本段结尾，医生说："故至春死"（司马迁 1959：2807）。"死病"不是死亡，但可以假设其中包含着死亡。

② 根据 Peterson 的观点，"是故"将前五个短语与后五个短语联系起来。但孙振声（1981：482—483）认为，"是故"只将前五个短语与后三个短语联系起来。如果倾向于"是故"可连接一段相当长的叙述和段尾的短句，那么就有理由遵循孙振声的解释。

③ 医案一中，体内的假定过程与之前提到的病人的主诉相关。医案六中，身体表现出的症状与医生先前提到的预后相关。医案十五中，身体症状与先前描述中隐含的预后相关。医案十八中，身体的症状与医生先前提到的诊断相关（司马迁 1959：2797、2801、2806—2807、2888—2889）。

到由"是故"引出的短句中，而且被"复制"的推理与基本合理的论述或前文所述有关。

葛维汉（Graham 1986）在讨论《淮南子》第三章的开头部分时，特别重视由"因此"（故、是故、是以）引出的内容。他说"因此"一词显然不提供"因果解释"或"无可置疑的推断"。相反，"每个相关的解释都展现了不定数量的因素中可被视为*关键因素*的部分，很像在解释因果的过程中找出关键因素"（p.35，原文并非斜体）。但葛维汉也指出，在西方式推理中，"关键因素"通常是因果解释，上述中国式推理的例子好像都有一个预设。连词"因此"连接了不同层次的人类经验，"因此"引出的短句指向先前（有时是隐含的）已知的经验。

［122］

是什么促使张大夫将上述有关不同层次的人类经验的论述用"因此"一词联系起来的呢？读过"在天为玄""在地为化，化生五味"之后，张大夫解释说："世间万物都由大地化生，最后又都归于大地。"然后总结道："因此，脾为后天之本。"张大夫用了一句众所周知的中医名言"复制"了《内经》原文。可能"脾为后天之本"就是当他在读条文时头脑中想到的，这发生在中医生身上也不是不可能。这种先前已知的基本合理的有关临床实践的论述，成了他的"关键因素"。张大夫对作为关键因素的原因并不感兴趣，而是把具有临床导向的名言作为关键因素。

看上去张大夫似乎把古文当作指导临床实践的权威。然而，上述分析表明，张大夫的解释方式将文本作为一种辩护手段，为他凭直觉想到的一句中医名言做辩护。他引用古文作为权威，印证一句基本合理的临床名言，是在用古文为自己的临床实践兴趣服务。西方人普遍认为，中医生擅于用过去为现在正名（*古文被用于论证现*

代实践）。上述分析表明，张大夫自己更关心古文与临床实践之间的相互关系，而对过去与现在的关系没有多少兴趣（用古文论证现代实践）。

形、气与张大夫的日常式解读

在第［10］节中，形和气作为神的表现形式出现。神在天为气，在地为形。张大夫没有解释本节中神、气、形的关系，但熟悉气的概念的人都会感到困惑，因为这一节中气与形相对。风气、火气、湿气、燥气、寒气与木行、火行、土行、金行、水行相对。神在天为气，即五气；神在地为形，或许就是指五行。① ［123］

此处张大夫重复了上文描述过的示范：他朝眼镜上哈了一口气。这次他的解释是："水变成了气，气变成了形。"张大夫这回不是将无形有形相对立，而是将气与形相对立。

回到第［9］节的第二部分："在人为道，在地为化，化生五味，道生智，玄生神"，张大夫解释说："虽然天道玄妙，但'变化（神）'之为用是显而易见的。因此，可以通过观察每一种变化的形式来寻求自然界一切变化形式的规律。"这一解释似乎援引了现代经验主义理论和演绎理论，但对我来说还是相当晦涩，我要求再举一

---

① Graham（1986：77）认为在这一语境中五行指五种物质："回溯到公元前 300 年……水、火以及其他三行都是地球为人类劳动提供的资源，确切说叫"材"，包括"府"中的粮食。它们根本不是气（光、影、风、雨、明、暗，天的影响，这些都是气）。"《素问·天元纪大论》编撰于唐甚或唐以后，即公元前 300 年之后的好几百年间，但是这些词本身出现在《素问》编撰之前（Keegan 1988：18）。

个例子。张大夫毫不犹豫地回答道："看看那些树。"他说，"春天开始变绿，夏天逐渐茂盛，秋天叶落，冬天蛰伏。"他提到非常熟悉的对四季变化的观察，将这些改变定义为神，称其为在天为玄。他用日常生活经验理解高度抽象的短语。"为什么牛吃的是草，挤的是奶呢?"他问，接着回答道：

[11] 形气相感而化生万物矣。

从日常生活问题跳跃到高度抽象的解释，这并非张大夫独有的方式，所有我遇到的老中医普遍如此。他们提出的问题涉及对日常生活的观察或对现代中医（TCM）原理的体会（对于他们来说，这些理论与观察一样"真实"）。他们用十分基本的概念作答，并借用日常生活中观察的例子让这些概念易于理解。

[124]　　这种解读方式很容易被认为是"不科学的"而不值一提。它确实是"不科学的"，但反映了另外一种长期的思考，突出了中医文本和中医临床实践之间的关系，这种关系不同于"理论"和"实践"之间的关系。上述段落的内容构建了一个"学说"而非一个"理论"。① 像神、气、形这类"空洞"的概念，内行可以在学习和实践过程中填补其意义（Boyer 1986；1990：24—45）。对于没有临床经验的初学者，则显得模棱两可，当遇到每位病人的具体情况时，这些概念开始变得十分具体而明确。随着经验的增长，这些词的多义性也会相应增加。由于书中很少解释这类"空洞"概念的具体所指，

① Sivin（1995d：197）提出了同样的观点："中医经典不会也不被用作除治疗外需要学习的理论主体。一个更适合它的词是'学说'。学习经典不仅仅是前期的铺垫，学完了就扔在一边。相反，从古至今，在中医生开始他们的职业生涯之前，临床疗效就已经逐渐向他们揭示了经典的意义。这是一个互惠的过程，随着对经典理解的深入，可以指导临床诊疗，也赋予诊疗行为以意义。"

因此需要在临床实践中获得其指称意义（denotational meaning）①。

　　据张大夫说，没有临床经验无法理解书本的内容。背书的时候往往并不明白书中所讲，临床看到了具体病例，就会逐渐明白书中的内容。弟子必须记得文中的哪一段条文与临床有关，最终达到冯珠娣（Farquhar 1994a）称之为"灵活"（virtuosity）的程度。② 张大夫诉诸日常生活的解读模式是一种"灵活掌握"书本和实践的认知方式。③ 在外行看来，"从日常生活问题跳到高度抽象的解释"是把临床实践与医学学说相结合的高超技能。虽然这种认知方式好像"不科学"，但它能为治疗提供思路，这一优点不容忽视，特别是对医生来说，临床"实际"很少符合"理论"描述的样子。

　　至此，《素问·天元纪大论》第一段的学习就结束了。第二堂课继续以类似的方式进行，但由于涉及术数，很快就变得极难理解。当我表现出丧失兴趣时，张大夫毫不犹豫地放弃了我们刚刚开始阅读的篇目，④ 提议学习另一本书《系辞传》。

[125]

①　此处的"所指"（denotation）与"指称"（reference）意义相同（Lyons 1977：174—229）：通过指向语言系统之外的世界来定义一个词。

②　Farquhar（1994a：2）将"灵活"定义为"一种将实践与历史，从业者与知识联系起来的体验"。

③　Lloyd（1995：30）指出《史记·扁鹊仓公列传》（司马迁 1959：2810—2811）医案二十二中，学说与实践之间并非直接相关。这位医生按照书中的说明治疗了自己的病，但根据上述分析，他没有灵活运用书中内容。因此他的病情恶化到了将会死亡的程度。

④　Henderson（1991：179）的"评注策略"基于"评注假设"。"评注假设"认为经典深奥难懂，"评注策略"说明"经典中那些不是特别深奥或哲学化的内容都被忽视了，人们的注意力只集中在某些特别的书籍、篇章和思想上"。这或许可以解释，张大夫放弃我们刚刚开始学习的章节，这种做法没有问题。

阴阳和创造性解读模式

张大夫认为《系辞传》是中国最古老的学术著作之一，并对其深刻性称赞不已。①《系辞传》为人熟知缘于"它对《易经》价值的深刻见解，实用性……对文明进程的讨论……以及从《易经》中衍生出的有关人的行为品格的名言"。《系辞传》被誉为"儒家学派有关《易经》的各种讨论的集大成者"[H. Wilhelm（1943）1960：67—68]。讲解《系辞传》的过程中有一节课（1989 年 5 月 11 日）值得一提，它展现了张大夫解读中医文献的另一个方面。这堂课上他诠释了阴阳，《系辞传》第五篇首次提到阴阳。

[12] 一阴一阳谓之道。

这里举一个西方学界的例子，卫理贤 [R. Wilhelm（1923）1981]首先关注的是《系辞传》原书的成书年代。他谈到《系辞传》前四章中的阴爻阳爻、白昼黑夜均被视为相互对立的双方，并指出阴阳的出现可能表明《系辞传》第五篇及其以后的章节都为后世所作。接着他引用了《说文解字》（段玉裁 1981：731）中的一段解释：阴阳本指背日和向日。山南水北谓之阳，山北水南谓之阴。卫理贤在总结中说，阴阳的意义后来才扩展到指代天地间截然对立的力量，他还指出，尤其在后世中国学者中才开始出现强调阴阳是循环往复过程的趋势。

[126]

---

①　关于《易经》，见 Shaughnessy（1993）；关于《系辞传》，见 Peterson（1982）；关于《系辞传》及马王堆出土的其他相关书籍，见 Shaughnessy（1994）。

相反，张大夫对追溯文本年代和阴阳含义的历史不感兴趣。他给我们读了一位中国台湾现代学者的解释：

> 宇宙间的一切现象变化，无不是相互对应的阴与阳的作用。例如，天与地、明与暗、刚与柔、强与弱、男与女等，有阴必有阳，有阳必有阴，界限明确，但必须相互会合，才能成立。在阴阳交错往来中，阴退阳进，阳隐阴显，多少虽然不一致，但必然交互作用，相反相成，循环不已。这一阴一阳的交互作用，就是天的法则，也就是《易经》的原理。（孙振生 1981：490）

张大夫称赞这位学者的阐释准确、深刻。一位优秀的评注者不仅仅是把古文翻译成更容易理解的语言，而且能够通过个人的解读让原文变得生动有趣。追求精确翻译的人往往知识浅薄；就像给菜加盐一样，评注者就应该通过添加个人观点让原文有滋有味。因此，尽管张大夫很欣赏引文中大量列举的阴阳相对的例子，但觉得有必要增加"盛衰"和"存亡"二词。虽然听上去只不过是给同一原理额外举了两个例子，但对张大夫来说十分重要，因为有了这两个例子，他也算给出了个人解释。

鼓励创造性的评注影响深远。过去那些伟大思想家多是在评注中呈现自己的思想，而较少采用专著的形式（Henderson 1991：3）。评注者详述全新的思想风格和思想体系。盖伦就是一个典型例子：他认为自己是希波克拉底著作的评注者，在评注的同时建立了新的医学学说。"总有更多的令人信服的阐释，而不仅仅是重复，有时深刻的原创思想就在当时的辩论中迸发。"（Lloyd 1991a：399）

老中医的推理模式

[127]　　　张大夫的读书会不按从易到难的顺序学习。我们跟着他一句句地阅读《内经》，读得越多，学得越多，越感到困惑。涉及的知识越广，我们越显得渺小，像是栽进了无边的知识的海洋。没有确定性，就谈不上打基础；缺少严谨性，就激发不出反驳。只有一丝微弱的希望，可能某一天我们会逐渐感受到语言的韵律，能够跟随其中思维的浪潮。

　　张大夫高度重视典籍里古人的经验，但他的目标不是获得历史性的解读。他不提可辨认的隐藏意义，而是瞄准具有实践导向的深奥的知识——无论书面还是口头都无法解释的知识。这种知识像经验一样不同寻常且个人化。先生无法教授经验，但可以利用文本表达个人见解。

　　我们已看到（第一、二章），气功师父从不试图向徒弟解释任何超出亲自示范之外的东西。我只听到过一次邱师父口头教导徒弟，那一次他很生气。记住口诀，模仿动作，学会怎么在山中辨认药物并研磨成粉——所有这些特殊技能，没有太多诠释也能学会。和邱师父的秘密知识通过模仿和重复来传承不同，张大夫主要通过阐释来传授毕生所学。中医学院的老师又区别于这两者，他们相信讲解。对于老师来说，不仅是那些"有缘分"的学生能学会中医，只要认真努力地教授，知识对于每个人来说都能学会。张大夫也持这种开放的态度，但他不认为知识可以被讲解。相反，他在一种基于人与人关系的情境中对知识做出独特的诠释。对他来说，医学知识没有普适标准，每个医生都有自己的一套，全凭个人灵活掌握。

第五章

知识的规范化传承

20 世纪 50 年代中期以来，随着中医的现代化，各种中医流派 [128]
也得以系统化。这项系统化工作令人联想到过去两千年来在官方支
持下反复进行的整理汇编医学知识的尝试，例如唐代（618—907）
和宋代（960—1279）编撰了《素问》。考虑到当前的努力与封建
时期 [Unschuld（1980）1985；Ma 1994：499—516] 和民国时期
（Andrews 1996，Lucas 1982 关于医疗保健政策）的连续性，我认为
可以假设所有这些过去和现在的努力都是指向知识和实践的规范化。

现在中医的规范化，也可称之为"制度化"（institutionalisation）
或"专业化"（professionalisation），是与"西化"和"现代化"齐头
并进的。"制度化"一词似乎表明，在目前的努力之前，还没有任何
专门的中医体系，而"专业化"则是针对北美的西医创造的一个概
念（Freidson 1970），它含蓄地强调了西医的霸权及其在中国的示范
作用。通过用"规范化"替代"西方化"或"现代化"，避免了使西
方和中国文化（或所谓的传统和现代价值观念）的两极化。"规范化"
一词旨在强调正在进行的过程与过去的连续性。

云南中医学院的规范化知识传承的某些方面是中国制度特有的，
有些是中国文化特有的，有些则是针对云南省的历史环境，还有一
些是一切医学知识和实践的规范化工作的共同之处。它们将在本章
的最后一部分中进行总结。

场景：一个工作单位

[129] 云南中医学院成立于 1960 年，拥有 530 名员工，其中包括 236 名教师，91 名管理人员，81 名校实习印刷队的职工，76 名工人，46 名实验室技术员，在 1988 年至 1989 年间有 1000 名在校学生。作为一个"工作单位"——这是中国特有的一种机构（参见 Lu 1989 和 Bian 1994 与 Li 1991 的对比），尽管最近经济发生了变化（Hebel，Schucher 1991），但它仍然暗示着在中国城市中的一种"特殊的生活方式"。

工作单位及其工作和行政的配套设施、宿舍和公寓、食堂、商店、运动场、图书馆、幼儿园、医疗站，有时是鱼塘甚至电影院，都被描述为城市社会的"细胞"，其特点是有界、自给自足和一定程度的自治。他们具有戈夫曼 [Goffman 1941 （1975）：17] 意义上的全控机构（total institution）的特征，即"一个全控机构的主要特征可以被描述为打破通常将工作、休闲和睡眠这三个生活领域隔开的藩篱"。但是亨德森和科恩（Henderson，Cohen 1984：8）准确地指出，"戈夫曼的模型是建立在西方的个人观念之上的"，而且它可能"使我们无视源自中国人角度的体验的现实"。为了力图接近后者，接下来将特别注意"行政功能单位"或"隔间"及其在工作单位场地的特殊空间布置。

学校位于现代城市的中心，靠近主广场——城市主要交通路线的东西轴线和南北轴线的交汇处。东风大道两侧分别是省委、市政府和市中医院的行政大楼，以及一所日中合资企业和一家正在建造

的豪华酒店的坚固混凝土结构。中医学院旧址的后院现在建起了政
府单位的职工楼。

　　像大多数工作单位的大院一样，学校大院也与外界之间由砖墙
包围着，尽可能地被设计成"自成一体"。学校大门朝着白塔街开
放——自 20 世纪 80 年代初以来，个体经济就开始在此兴盛。大门
口有一些值勤人员，一个保安身着制服，还有一些是雇员、宿舍管
理员与学生在这里轮流执勤。门卫室的小砖房又被分成两个甚至更
小的空间，一间有一张简易铁架床供值夜班的人休息，另一间有一 [130]
张长凳、一把椅子和全校唯一的一部供上千名学生使用的电话。

　　无论是步行、电话还是邮件，与外界联系都是通过大门进行的。
门卫室对面是一些邮筒。透过门卫室还可以看到报纸墙，上面有来
自外界的新闻。内部的文件指示等也在大门口公布：它的旁边挂着
一面黑板，上面是一些信息，以及一面展示行政公告的墙。大部分
工作人员都住在单位大院的外面，因此他们每天离开单位之前都要
瞥一眼这些墙。

　　混凝土操场是学校内最大的空间。它向所有人开放，从不会被
人冷落。在黎明拂晓前，气功与武术学员、慢跑者和其他体操运动
员常常还在完全黑暗中就活跃起来。早餐后，喃喃自语的学生们，
手里拿着绿皮书开始占据操场，一段一段地死记硬背教科书中的内
容。上体育课时，田径类、球类运动和武术的教学都在这里展开，
并且在饭前和饭后的时间段，常常不断有一群群的人加入进来。体
育是最受大多数男学生、部分女生以及许多未婚男教师欢迎的一项
活动。到了晚上，在月光的阴影里，在夹竹桃丛林后的田野边，恋
人们紧挨着坐在一起。

　　中央大楼的另一侧有一个隔间，与时而空旷时而拥挤的运动场

形成了鲜明的对比。它被留给大队用来堆放设备，比如家具或者电气装置。几栋平房、一个车间和一些办公室围绕着一个空旷的空间，特别是在中午，当阳光闪烁在白色地面上，工人们在砖墙的阴影下打盹时显得特别安静。

[131]　　负责汽车的大队占据了大院的一个高处角落。几辆卡车、校车和汽车停放在维护良好的车库中。1988 年底，汽车队扩大了，相邻的自行车棚不得不挪到了一个小得多的区域。自行车棚，像学校花园（主要是一个温室）一样，是由一道铁栅栏围起来的。因此，当将它重新设置在一个有几排柏树的区域时，不得不砍倒一些树木、剪掉一些树枝以容下车棚的铁皮。最终，一个带有一扇门和一扇带铁栅栏窗户的小砖房建成了，正好放得下一个凳子和一个供管理员使用的小炉子。大家对独立自行车棚的要求看上去都符合了。

　　学校的行政区域虽然不那么显眼，但却极具特色，它们位于按照 20 世纪 50 年代后期的风格修建的两栋建筑的第二层和第三层。这些建筑的风格和材料在质量上优于教室的混凝土或图书馆的红砖墙。房间里铺着豪华的木地板，这在云南大陆性气候中具有重要意义——这里的温度总在灼热与寒冷之间波动。

　　印刷厂位于行政楼的底楼，并以有节奏的声音宣布了学院的印刷生产力、学术和行政管理能力。

　　大院的尽头是每天要煮几千公升热水的巨大容器。学校有两个食堂，一个是普通食堂，一个是清真食堂。两者相邻处是厨房。这一角落时不时地会非常拥挤。在用餐时间，成群的学生推挤着来到食堂窗口，在这里，食物被用大勺子舀进学生的搪瓷碗中。食堂很宽敞且通风很好，但这里没有桌子。学生们将食物带回各自宿舍，每人手里端着碗坐在床边吃饭。午餐和晚餐时间过后，这种喧闹仍在继续，这次是在热水龙头前，大家都争抢着为各自的宿舍装满两保温瓶的热水。之后，大批学生涌向热气腾腾的锅炉后的角落去洗澡。

一位负责收票的妇女（每张票 0.2 元）坐在淋浴室前的椅子上，在出太阳或者下雨时将自己很好地保护在一顶宽檐斗笠下。淋浴室一共有 20 个水龙头，有两三个经常出问题，男女按照单双号轮流着用，一周可以用三次。这 20 个水龙头要满足 1000 个住校学生、100 至 200 个短期学生，以及 300 个左右家里没有卫浴设施的职工及其家属的需求；我认识的人都每周至少洗一次澡。等待的时间在 15 分钟到 45 分钟之间，一旦到水龙头下面，每个人将至少花半个小时。通常情况下，两个人会共用一个水龙头和肥皂，互相擦洗。在昏暗的灯光下，在温暖潮湿的蒸汽中，几乎无可避免地会碰见同事，大家也不会因为被看到赤身裸体地洗澡和走来走去而感到害羞。 [132]

在学校大门对面的标语墙后面是一个新建的厕所。在城区，一个厕所通常有 10 到 20 个小而开放的隔间。隔间经常满员，人们一个接一个静静地蹲在自己的隔间里，有人在昏暗的灯光下看书，但多数人通常只是出神。尽管有异味，这个地方似乎仍被视为一个隐秘和退避的地方。

1988 年底，白塔街沿线的墙壁被拆除后建起了一排店铺，并以每月 1000 元的价格租给个体户。以商店为墙，单位的边界变得模糊。实际上，对外部世界开放早在两年前就开始了。先是中药系开设了一家药店，其所获利润部分流向了系里，部分流向了相关个人。然后，中医系设立了一个柜台，允许该校最有才能的医生每周提供三天半的咨询，利润同样也是由个人和该系分享。最终，在 1989 年夏天，大学药房从大学租了一个小房间向街上开放。主要工作人员是西医生，通过向门诊病人提供咨询，他们个人可以得到适度的补贴。

正式调查

助理教师：半定向访谈

[133] 我和一些助教们成了好朋友。我们在晚上见面聊天，一起去电影院，并且每周至少一起吃一次午餐。在 1989 年 11 月，也就是我离开的前一个月，我对针灸推拿的助教们进行了大量的半定向访谈。

回顾过去，很明显，对于在中国的工作单位展开的人类学探究而言，半定向访谈是最适合的方法。互动式的对话模式只有当双方都相互理解时才能继续，这意味着简短和概要的回答得到进一步阐释。访谈通常在午餐或晚餐后的教师宿舍进行。学校的大多数老师都知道我正在学习"医学人类学"，而且很多人很好奇，想要进一步了解这一领域。由于他们大多数都有回答问卷的经验，因此他们认为是类似的调查方式。在每次访谈开始时，我都会问他们一系列关于年龄、性别、父母职业、出生地和教育背景的问题，以此来满足他们的期望。这在我们的日常互动和正式的谈话之间划清了界限。以此为信号，此后他们告诉我的是我将要记录的内容。

尽管如此，我还是希望营造一种更加非正式的氛围，实际上，当我们开始谈论他们的教育背景时，访谈通常采用一种个人化的过程，有时会变得比预期的更加个性化。除了他们个人的生活史，我们讨论的话题还包括：他们学习中医的动机，他们对专业的态度，他们所喜欢的学科，他们对针灸和气功以及这些学科的未来的看法，他们关于学生对中医和西医的看法的评估，他们的教学目标以及学习古典文献是否与西式医学培训同样重要。在我们的讨论过程中，我穿插了这些标准问题，以期转向他们想谈论的话题。我们经常聊一个半小时，有时甚至更长的时间。一些人的遭遇感人至深；一些人则以诸如"您的问题让我思考"或"您以不同的方式看待事物，但这正是我觉得有趣之处"之类的评论结尾。

学生：问卷调查

　　从学生那里收集到的信息主要是基于我们在 1988 年 9 月至 1989 年 12 月之间的早上的合班课和临床培训，我的主要对象是"针灸推拿专科生"，同时也包括"中医本科生"。此外，在我在校期间，我每周大约与他们一起吃两次午饭，同时在下午有不定期的探访。1988 年 12 月，我在午休时间进行了问卷调查，并在宿舍中对各年级的五名男生和五名女生进行了采访，重复了八次相同的过程：我来读标准问题，他们在纸上回答。他们通常渴望被提问，非常合作，并且通常像参加考试一样专注。后来我雇了助手来建立表格以供统计。　　　　　　　　　　　　　　　　　　　　　　[134]

　　事实证明，对学生的回答进行评估非常困难，因为我在问卷中得到的回答有时与我自己的观察结果和非正式收集的信息大相径庭。我认为学生的感受与他们对问卷的书面回答之间存在差异。部分原因与我设计的问卷性质有关，有些问题会涉及与个人喜好有关的主题；部分原因与他们的语体风格（表达方式）和语言使用有关。他们的正式书面回答似乎部分是为了适应社会的期待，部分是由于不愿以我称之为"脱离环境"的方式思考。但我毫不怀疑他们是诚实的。

毕业生：信函问卷

大多数毕业生被分配到原籍所在的县城工作。由于大多数人来自对外国人"不开放"的偏远地区，因此很难与他们取得联系。所以，我请求允许通过信件向他们发送调查表，并且得到了大学官方的特别支持。学校的印刷厂印制了 100 份问卷（但没有更多），并于 1989 年 11 月连同学校行政的一份"说明"一起寄到了我从老师和同事那里获得的地址。

只有当我同意不询问毕业生的"思想和生活问题"时，官方才批准了这份调查表。这对调查表里提出的内容并没有太大影响，因为我的兴趣在于他们的专业培训和职业生涯，即毕业生在工作场所中对中医教科书、期刊和书籍的使用，他们对每天工作的描述，他们对中医课程的看法。总之，毕业生们倾向于以模糊的语言回答任何涉及个人问题的问题——甚至是像医生和学生之间的生计差异那样容易回答的问题。这些问题在对昆明及其周边的医院和诊所的 14 名毕业生的半定向访谈中被顺便提及，他们在填写信函问卷的过程中也提出了一些意见，有助于解释其他通过信件收到的回答。

超过 3/4 的针灸推拿专业的毕业生以及大约一半的中医临床毕业生发回了信，认真回答了大多数问题。我感谢他们的合作，并于 1990 年 3 月将调查的初步结果发送给大学官方和所有 60 名回函的受访者。信函问卷的回答比学生的答复要统一得多。这在一定程度上与我的调查模式有关（大多数是多项选择题），但也可以从这种统一性中窥见规范化教学带来的结果。显然，毕业生已经学会了如何用标准措辞回答标准问题。

[135]

对行政管理部门的访谈

在我上课的第二学期，我对学院外事办公室的一名官员进行了定期访谈。他对此表示欢迎，这使我们保持了良好关系。他非常耐心地向我解释了行政结构，并向我介绍了其他行政人员。1989 年 12月，他安排了两次与市卫生局和省卫生厅工作人员的短会，并与学院行政领导干部进行了一次短会。

教师们

中医教师的生平、生计、动力和未来前景的许多细节都具有中国政府工作单位人员的特点。这里呈现的问题——年轻员工未按专业就业，已婚员工的生计，以及高级员工的繁重工作量——很多都是历史环境造成的。但是，在某些方面，教师这一身份体现出知识传承规范化的特征。

首先，教师按照等级制分为若干级别——助教、讲师、副教授和教授（见表 5.1）。等级决定了职务和工资、某些权力，以及领导和同事对干部的普遍尊重。但是，这种等级制仅限于名义上的严格。在实践中，行政标准并不是僵化的，而是具有灵活操作性，会对特殊情况高度关注。因此，职工们喜欢按照亲属关系、同乡关系①、校友关系或共同的出身背景等"拉帮结派"。这并不妨碍任何人继

---

① 与认同自己的家乡相比，民族认同通常没有那么重要（Wodiunig 1992：41，137），但"穆斯林"可能例外。云南的穆斯林就将族源追溯到忽必烈汗的军队，自1253 年就形成了一支重要的少数民族。

续承认科层制的等级秩序，但在处理它时，每个人都会将派系考虑
在内。

[136]

表 5.1   中医教师的级别和工资

等　级	每月收入（元） ②
助　教	76
讲　师	108
副教授	135
教　授	150/200/400 有时更多

　　其次，教师的生活常会出现个人努力与回报之间缺乏直接对应
关系。通常，教师生活中的重大决定都是基于特殊情况和历史事件
而做出的。个人的主动性普遍受到怀疑；在工作单位的生活意味着
要受到制度上的约束，这极大地造成了对工作和工作关系的主动性
不够——一个规范化带来的必然结果。

下乡年：对专业的疏离

　　一些年轻员工的职业生涯通常始于在某个县城的一所高中义务
教英语的一年。尽管"下乡"仅持续了一年，但我采访的助教都
认为这是"浪费时间""无聊""非常糟糕的时间""很讨厌的经历"，
[137]
"无论是在财政还是理智上都缺乏专业性"。只有一个最年轻的教师，
最终承认到农村对城市青年"有好处"。

---

①　每月收入包括工资、奖金、医药费、煤气费、水电费、粮贴及其他。奖金最明
显地改变了月收入。在某些集体单位，但不是大学这样的教育工作单位，它是工资的
150% 至 200%。月收入的这一额外组成部分使它具有很大的灵活性；在我调查期间，
教师们的月收入经常有变动。

中国社会在阶层之间、中心与边缘之间，以及农村与城市之间存在的三大差距是城市居民普遍关注的问题。最近，诸如对重点学校（Bastid 1984：194）的发展，扩大了城乡之间的差距，正是意识到了这一差距，我采访的这个最年轻的老师认可去乡下对她的个人经历是有积极影响的，但她也坚持认为，与当年专业荒废的弊端相比，这种好处是微不足道的。

另一位胡老师则认为，被派往乡村医疗站或县医院是合理的。他强调在他的职业生涯的第一年作为一名英语老师，对自己的专业的疏远是毁灭性的，他非常了解自己的英语水平。尽管如此，他说，从上海这个文化大都市被派到一个"穷乡僻壤"，使得他在这一年里明显地成熟了。作为一个非常适应工作单位的社会需求的人，他给我留下深刻的印象。显而易见的是，在我们不到一个小时的一问一答的持续访谈过程中，胡老师对每个问题都给出了明确的答案。我记笔记时他就静静地坐着，等待下一个问题。他一次都没有提供一个多余的想法、回忆或讨论话题。这并不意味着他不合作。例如，当我要求他用另一个例子来证实他的观点时，他就努力想一个。他并不是不愿意表达个人的观点，但是他不会在没有明确理由的情况下透露有关自己的任何事情。

当我问他是否喜欢他的职业时，他回答说："其实都无所谓。"中医对于他的重要性，不管在今天还是在过去都微不足道。他对未来的计划？没有。对于研究的兴趣，出国深造希望，或者只想在诊所工作吗？不是。他既不特别喜欢也不讨厌自己的职业，胡老师解释道，培养任何对未来的潜在愿望都是没有意义的。这种"无所谓"的态度不仅在他的同事中很普遍，而且在许多工作单位的干部中也是如此。

[138]　　在回答我关于他通常在业余时间做什么的问题时，答案是"看电视"。星期天呢？"睡觉，读小说，或者见朋友。"他的回答与他的同事们类似。那爱好呢？他有时和他父亲打网球，他父亲的单位有网球场。此外，他还喜欢西方古典音乐，吉他弹得也很好。因此，我很好奇他的内心生活是否比看上去更丰富。

　　胡老师肯定是学院里最具适应力的干部之一。适应工作单位的生活包括：在不失去对病人的某种责任感的情况下，保持最低程度的职业兴趣；在保持低调的同时保持对时事的谨慎了解；在培养内心生活的同时，避免单位中的闲言碎语。下乡的经历使他待人处事冷漠，这种冷漠的态度会持续一生。

助教：未充分就业

　　助教和学生一样住在宿舍里。不同之处在于，一名教师与一至三名同事共用一间宿舍，而学生则是六到八人共用一个宿舍，且在晚上 10:30 以后不会断电。[①] 我很少听到助教们主动抱怨住宿、食物和卫生条件，甚至即使是开玩笑式的也没有，虽然每当我提到这个问题时，他们有很多抱怨。没有主动表达的诉求，可能是因为他们认为自己的状态是暂时的，并且地位相对优越。

　　针灸推拿的助教们的工作积极性相对较高。[②] 这并不意味着他们的课程讲授合理，更不用提生动或具有启发性了。相反，教师们经常或多或少地逐字逐句地复述课本中的段落，有些人经常以一种枯

---

① 几名未婚教师住在父母的家中，但在教师宿舍里留有铺位。这是保障他们一旦结婚就可以从大学申请住房的唯一途径。

② 自 1986 年起，学院开设了针灸推拿课程。在 1981 年到 1982 年间，年轻的针灸推拿师被派到上海中医学院作为"针灸推拿本科生"接受培训（Hsu 1996c）。

燥单调的声音逐字逐句地背下来。一位高级教师修订他们的大部分课堂讲稿，有时也随堂监督课程——他们一般都会认真备课。行政人员解释道，只有那些表现优秀和政治过硬（不一定是党员）的毕业生才会留校。被大学聘用被认为比在医院工作更受尊敬。 [139]

所有的助教都感到大材小用，许多人想做更多的工作："现在是期中，下周我将被允许讲我的第一堂课""这所学院并不在意年轻员工，针灸师是最不受重视的""这里的年轻人无法发挥他们的热情来取得成果""年轻人不喜欢无所事事"。与大多数学生相反（见下文），助教们对他们的学科很感兴趣。我在其中发现了很多个人主动性：一位教师在暑假期间在一家私人诊所为自己和两位同事安排了几个星期的兼职工作；另一位则通过他与一位在医院工作的医生的"关系"，成为在该医院病房工作的医生，每周无偿工作三个上午；还有一个说是在联系一个朋友的朋友从事"小儿针灸"。① 此外，这个老师还参加了三个不同的英语夜校。

这三位老师都试图使自己的事业尽可能地低调。他们的动机可能会被人怀疑，因为有两位有出国的设想，② 但是没有出国计划的老师也对个人兴趣保密。在一次采访中，我很困惑地看着一位老师是如何爬上她的橱柜，打开她的手提箱，然后拿出一沓有关气功的书籍，这些书都是用她从工资中节省下来的钱买的。她手里拿着这些书，透露出了要和当卡车司机的弟弟一起去四川拜著名的气功大师严新的梦想。显然，个人努力的积极性并未受到鼓励，甚至会担心有所抱负会遭到怀疑，才能会受到嫉妒："永远不要和同事做朋友。"

---

① "小儿针灸"在西方几乎不为人知，据说针对消化系统紊乱和情绪失衡最为有效。
② 1996 年，其中一个人出国，胡老师被短期派往西班牙，担任该学院与巴塞罗那附近的一个针灸师学会新合作开设的针灸课程的讲师。

[141]

讲师：为生计而奋斗

讲师的职责与助教相差无几，但因为大多数讲师都是已婚，因此他们的生活条件和助教相比不一样。结婚意味着"问题解决了"，步入成年。二十好几临近三十岁的女助教们面临着相当大的结婚压力。她们的上级在与她们就这一问题进行随意交谈时并不感到尴尬，而关系好的同事则安排与她们认为合适的年轻男士见面。1988 年至1990 年间，有四位助教结婚了，其中一位老师就是通过这样的"介绍"认识她的伴侣的。一对已婚夫妇有权向单位申请一套公寓，但在五位已婚助教中，只有一位得到了一套公寓（虽然他在一年以后离了婚，但仍然可以保留它）。

已婚夫妇的抱怨被认为是合理的，并且这种抱怨经常发生并且经常是一些实质性的问题。家庭生活被认为会增加"生活问题"。其中有一对夫妇很多年一直在等单位分配公寓，还有一些是异地分居、家庭收支难以维持平衡、孩子需要上学和祖父母需要医疗服务、住房条件狭窄、物价飞涨等问题。学院行政部门道歉说："中国还是一个贫穷的国家，这个工作单位又是昆明市中最贫穷的大学。"

讲师，作为一个集合的群体而不是科层制的一个等级，在处理大学行政管理方面特别有经验。他们都有一个特别的个人经历（表5.2 中的 A 组和 B 组）。"文革"对他们的教育产生了很大的影响，他们度过了一段艰难的时光才达到今天的地位。[1] 他们的经验向他们证明了规范是可以协商的。不受先前的主动性和个人经历的支配，他们只是幻想破灭了，很可能是由于他们无休止的斗争。例如，两

---

① Gold（1991）对 20 世纪 70 年代、60 年代和 50 年代的同年龄段人群进行了区分，大致对应于此处讨论的年龄组。他将 1950 年代的人群描述为表现出最大的主动性。

位"迷失的一代"的老师通过在一张纸上画一个圆圈，以完全相同的方式回答了我关于中医的未来的问题。前者评论道"在困难中发展"，后者则叹息道："8000万文盲，长达2000年的历史，不可能摆脱这一困境。"尽管他们的职业生涯截然不同——其中一人是因为其"革命"背景而作为"工农兵"学生招进来的，另一位则是一个"臭老九"（那个时代对"知识分子"的蔑称）的后代——他们对中国的看法是一致的。

[142]

选择这一专业的动机

这些讲师于20世纪70年代初高中毕业，助教毕业于80年代初，他们所说的决定学习中医的动机有所不同。讲师们遵循党的路线，是为"社会"而学。相比之下，大多数助教都是听从了父母或哥哥姐姐的建议，为"家"而学。讲师们向我强调，他们的选择是自愿的——他们真诚地相信党并愿意遵循党的领导。助教们也坚持认为，他们的父母没有以任何独断的方式强迫他们。父母的建议最有分量，当然比任何个人的渴望都重要。"那时我们什么都不知道。"讲师们表达了以下一些他们学习医学的动机："有了医学，您就可以为人民服务""中医药是我们的文化遗产""社会需要并选择你，跟随社会的需要""经过80年代的改革之后的今天，我们坚信为人民服务"。助教们说家人认为："最好每个家庭都有一个医生""你姐姐学了西医，你应该学中医来与她的学业互补""你的祖父是一位'草医'，我们必须保持家族传统"。在这两种情况下，问题都不是"我想要什么"，而是"我能怎么样"。关系非常重要。就像在国画中一个人只是广袤的山水中的一个点一样，个人的重要性在于其在景观中的位置，而不是它本身的大小和形状。

[140]

表 5.2　录用的初级针灸推拿教员

组别	学习中医的时间	中医学院所在地	高中教育所在地	入党年份	父亲职业	母亲职业	受向和影响选择中医
A	1973—1976	云南	昆明	1975	干部	干部	中医宣传队
	1974—1977	重庆	重庆	—	西医生	西医生	中医宣传队和父母影响
B	1977—1982	云南	昭通	1981	干部	干部	文言文很好
	1979—1984	云南	昆明	1984	干部	干部	个人意愿
	1981—1986	上海	昆明	—	干部	干部	家庭
	1981—1986	上海	景洪	1985	教导主任	工人	家庭
C	1981—1986	上海	文山	—	干部	雇员	家庭
	1981—1986	云南	昭通	—	中医医生	工人	家庭
	1981—1986	上海	河南省	1986	部队将军	学校教师	个人意愿
	1982—1987	上海	曲靖	1984	大学讲师	西医生	家庭
D	1982—1987	上海	昆明	1987	干部	干部	个人选择
	1982—1987	上海	临沧	—	干部	干部	母亲和自己的意愿

*A 组：作为工农兵学生录取进大学的讲师

B 组：自己在家复习，通过第一届全国高考录取进大学的讲师

C 组：云南中医学院第一批在上海招募和培训的教授针灸推拿课程的助教（一人除外）

D 组：第二批在上海培训的助教

　　无论他们选择这一专业的动机如何，讲师和助教都有一个共同的显著特征：他们都是干部的后代（见表 5.2）。其中有两例至少父母双方有一位是西医医生。只有一人是中医生的后代，她之所以被录用——据她自己告诉我——是因为一个副校长认为她在毕业考试的口试中表现突出。她是个例外，和她在上海一起培训的同事们认为她很幼稚，没接纳她成为群体的一员。

高级职工：学院的支柱　　　　　　　　　　　　　　[143]

　　1989 年，云南中医学院有 57 个副教授的职位，满员；教授职位有 11 个，其中有 7 个空缺。在已经退休的七名教授中，有一些是全国知名的；与已故的其他同事一起，他们在 20 世纪 60 年代为学院赢得了良好的声誉。[①]

　　在 20 世纪 80 年代初期，曾有过提高教学质量的尝试。这一时期，学院还通过提供副教授职位从全省招募了经验丰富的医生。在四位副教授中，有三位被认为是最优秀的教师，因此允许他们给外国人上课，他们也欣然接受了这一安排：一位曾在一个工业中心当医生，另一位曾是一个自治州州府的针灸推拿部门的负责人，第三位曾在一所农村高中担任英语老师。[②]在昆明的大街上，我偶然碰见了两位私人诊所的医生，他们俩都曾在"文革"前担任过重要的干

---

① 其中有三位教授位列昆明的四大"名老中医"，分别为吴佩衡（1888—1971）、戴丽三（1901—68）和康诚之（1899—1970）。有关所有教授的简短传记，请参见张德厚（1989：151—222）。

② 从非专业职位和如此偏远的地区（由于家庭背景，她从 1969 年毕业后就被下放到该地区直到 1984 年）雇用副教授是很不寻常的。她的父亲是大学的退休教授。有人可能认为是裙带关系，但这并不能使其看起来合乎常理，因为情况非常复杂。有时，可协商的规范允许对特殊情况酌情考虑。

部职务，他们都声称也收到过这样的职位邀请。但他们拒绝了，转而通过在早期职业生涯中和政府建立起来的关系，开设了欣欣向荣的私人诊所。

这三位副教授都是女性，而开设私人诊所的两位医生是男性——这一点并非毫无意义。20世纪80年代的改革在中国医生那里得到了强化。在我见过的所有私人诊所中，女性都是妻子或雇员的身份。私人诊所，就像小生意一样，是以户为单位经营的，而户主往往是男性。正如我们所看到的，医生的声誉取决于"经验"，它更多的与受欢迎程度有关，而不是与专业技能有关。人们更容易将经验归于两鬓斑白的男性，而不是能力强的女性。

上述女性都抱怨副教授的责任重、薪水少或声望低。她们要讲授年轻教师不能胜任的课程，指导助教，兼职行政工作，并且往往也是成功的临床医生。"我们与几乎没有任何工作经验的教师在师资队伍中存在巨大差距，而这个差距却必须由我们（的工作）来填补。"

此外，学院期望副教授们进行临床研究。一年以前，一位副教授和一名助理教师在"实验针灸学"领域提交了一项研究计划，研究在相同穴位①上进行不同针刺过程对兔子的脉搏、血压和体温的不同效果。他们的研究计划被否决，因为学院行政部门更偏向那些有望立即带来经济利益的研究，例如其中一个科研项目旨在开发一种香烟，这种烟除了含有云南著名的烟草以外，还含有对喉咙

[144]

---

① "穴"的意思是"打开"或"洞"，因此将其翻译为"*foramen*"（小孔）（Porkert 1974：199）、"*locus*"（地点）（Sivin 1987：258—64）和"洞"（*hole*）（Unschuld 1988b：71/76）。在中医中，人们倾向于将"穴位"看作是身体上用以"扎针"的一点；因此，此处也采用Lu和Needham（1980：13）的观点，将其表示为"穴位"。"腧穴"这一术语援引了"穴道"的原初含义，表达为"腧穴"。

痛有缓解作用的中草药。此外，学院教师们进行的主要研究既不
是实验性的，也不是临床性的，而是主要负责撰写和修订中医教
科书。

小　结

正如学院官方指出的那样，只有最优秀的和政治表现过硬的学
生才能留校担任教师。他们的人事聘用必须经由省教育厅批准，而
医院的中医医生则应由卫生厅批准。中医教师通常不是从老中医的
后代中招募的，可能在他们的童年时期他们有见过带有所谓"迷信"
的医疗实践的经历。传播中医知识、修订改编中医教科书的老师
们没有家庭传统的束缚，可能更愿意接受"科学化的"医学理论的
创新。

[145]

学　生

关于知识和实践的规范化模式的传承，有许多值得探讨的问题，
其中包括学生的录取，学生对学业的投入以及毕业后的就业前景。
与邱弟这样的徒弟或者张弟这样的学徒不同的是，学院里的学生并
不是因为亲属关系或个人性格而被录取的，他们不需要在日常生活
中证明自己对师父或先生的承诺。学生处于被动模式，这使得他们
在学习的投入上有所不同。

录　取

理想的录取是人人都享有平等的机会。这是通过对质量的量化

评估来实施的，也就是说，通过高中毕业考试的分数来评估。① 每年录取的学生多达 100 多人，而寻求指导的（学生的）人数更多，要求教学方式去个性化（depersonlised），同时学习期限有限——中医学本科生五年，中药学本科生四年，针灸推拿专科生三年。②

学生们是从学理科的高中毕业生中招收的。这一政策使得大学里中医领域的研究与西医类似，学习这一领域，对数学、物理和化学知识的掌握是必不可少的。但是，大部分针灸推拿专业的大一新生说，经过了理科的训练，他们发现很难掌握中医的知识风格，因为后者要求基于"经验"和"灵活"，或者中医老师们所说的"灵活掌握"。"读高中时，我学的都是如何死板地套公式。现在，我仍然没有掌握'中医基础理论'课程所要求的灵活性。"

[146]

当我问老师和学生们为什么不招收高中的文科毕业生时，许多年轻的老师说他们从未想过可以有这种选择，有些人表示欢迎这种可选方案，因为他们自己在教学中遇到了这些困难。其他人则坚持西医知识对于任何医学从业者的重要性。他们中的一个谈到了在另一个省的试点项目，该省从高中的文科毕业生中招收中医学生，就跟对待理科学生一样。相比之下，年长一些的教师回避了我的问题或果断地反对这一想法。他们敏锐地意识到中医科学化需要借助西方自然科学。

一方面，中医学学生是从全省各地招收进来的，但另一方面，

---

① 在 20 世纪 80 年代的云南，小学的学制是五年，中学阶段包括三年的初中和三年的高中。初中的毕业考试相当于达到了（英国的）O-levels。高中阶段强调三门课，学完以后的考试相当于（英国的）A-levels。

② 云南中医学院没有"博士研究生"招生资格。为期三年的研究生学习相当于硕士学位，当时只有曾育麟教授具有招生资格，他于 1992 年离开了该校。

我听说西医的学生主要来自省会。云南中医学院是属于省政府管理的机构，而昆明医学院则属于市一级层面。我猜测，在云南，中医教育旨在为农村和偏远地区提供卫生保健，而西医教育则是为省会服务。但是，学院的老师们认为这种制度上的区分没有任何意义。他们解释说，城区的高中毕业生的考试分数要高于偏远地区和农村地区的毕业生（尽管后者通常会获得加分），[①] 而且西医的录取分数线要高于中医。

　　学院的管理人员将医学教育在市政府和省政府之间的体制分工更多地归咎于历史原因，而不是医疗政策。他说，在 20 世纪 80 年代初，中医专业的学生也是从昆明招生的，他们毕业以后，很快就填补了昆明所有医院的空缺职位。1986 年，政府出台了"定向招生，定向分配"政策，[②] 其目的是防止来自偏远和农村地区的知识分子的流失。因此，云南中医学院仅在 1988 年和 1989 年接受了两名来自昆明的本科生。即使昆明的年轻人达到了必要的分数并希望学习中医，他们也无法被录取（根据 1989 年 12 月对大学行政部门的采访）。

　　我访谈的大部分学生是在 1984 年至 1988 年期间从本省的偏远地区录取的，大约有一半的学生父母不是"干部"或"知识分子"，而是"农民"或"工人"（参见表 5.3）。此外，该大学还向没有被其他大学接收的残疾学生开放，例如招收有视力障碍或因小儿麻痹症

[147]

---

① 如果父母曾经"自愿支边"，或者他们是"少数民族"，或者父母是"海外华侨"（例如，来自印度尼西亚的华侨），学生都可以获得加分。

② 这一政策从 1983 年开始实施（Bastid 1984：214）。

[148]

表 5.3　1984 年、1986 年、1987 年录取的中医专业学生和 1988 年录取的针灸专业学生

录取年份	人数	民族			父母职业*								父母居住地	
		汉	其他	没有回答	中医医生	西医医生	农民	工人	干部	知识分子	其他	没有回答	市中心(昆明)	边缘
1984	6女	2	0	4	0	0	1	0	1	2	2	0	0	6
	5男	4	1	0	2×0.5	0	2×0.5	0	1	1	0	1	1	4
**														
1986	7女	6	1	0	0	0	3	2+1×0.5	0	2×0.5	1×0.5	0	0	7
	8男	6	0	2	0	0	4+1×0.5	1+1×0.5	0	2×0.5	1	0	0	8
1987	6女	5	1	0	0	0	3+2×0.5	1+1×0.5	0	1×0.5	1×0.5	0	0	6
	7男	2	2	3	0	0	0	1+1×0.5	1×0.5	0	0	5	2	5
1988	11女	9	1	1	2×0.5	1+3×0.5	0	0	2+2×0.5	1	1×0.5	3	1	10
	7男	6	0	1	0	1	3	3	0	1	0	0	1	6
总计	57	40	6	11	4	5	19	12	7	10	6	9	5	52

*1＝父母双方，0.5＝父亲或者母亲一方
**1985 级学生在不同医院接受临床培训

而肢体残疾的学生。①

中医院校缩小了社会阶层之间、中心与边缘、城市和农村，以及（暗含的）健康与残疾之间的差距。大学这一级别的中医学习部分面向下层背景、本省偏远的和农村地区的学生，干部和城市知识分子可能会认为他们"文化水平不高"。如果继续这样看待中医从业者，即使他们已经完成了五年的大学学习，作为专业人士所处的较低地位可能是造成中医知识声誉不佳的原因，而不仅仅由于中医知识本身。

对学习的投入

学生们被分配了学习科目、老师和工作。这种缺乏主动性的学习方式自然会对他们的士气产生影响。我观察到中医专业的本科生大多非常无聊、对前途不抱幻想、对周边一切漠不关心、死气沉沉。② 尽管个人承诺是知识和实践的秘密传承和个人传承的必要条件，但在学院里，只有遵守规范才能确保实施和管理。

大学的规定要求学生预习、上课和复习课程，并且每个学期有　[149]
两次考试。一般而言，学生按照常规上课。教师记录考勤（在大学阶段）。几乎所有学生都做笔记；大多数学生针对不同的专业使用不同的笔记本，而其他人，尤其是普通本科生，则在教科书上记下老

---

① （人们期望）小学和中学老师在心理和身体上都要健康，因此，师范学院不接收有身体残疾的学生。这项政策甚至也被运用于大学中：一个跛足的中医毕业生被"留校"是因为他被认为非常有才干，但没有被聘为老师；他在大学的附属诊所当医生。有关大学录取的健康条件，请参见 Pepper（1984：55）。

② 相比之下，针灸推拿的学生更加致力于自己的研究。在多个案例中，针灸推拿都是学生自己的选择，他们通常有明确的未来就业计划。

师的评论。课后作业主要包括背诵教材中的段落，有时还包括对本章结尾处标准问题的书面答复。

大多数学生通过在早上大声背诵讲课内容进行"预习"和"复习"，然后在第一堂课开始前 10 分钟到达教室。有一两个人经常迟到。学生通常在每次正式上课前回答两三个问题，就可以使老师满意。但是，有几次老师不得不问三四个学生才得到满意答案。老师不要求学生背诵很长的教材段落。他们的答案通常由简短而标准的短语组成。

有人可能认为只要遵守学习规定就足够了，但是老师和导师们确实对奖学金与员工标准的结合进行了努力。[①] 在严格的肃静中，在两名老师的监考下，大一的针灸推拿学生进行了期中考试。老师们对学生的表现深感失望和担心。于是，学生们被要求就他们的学术表现写检讨，并承诺会更加认真。学生们的自我检讨大多是："玩得太多""似懂非懂""预习和复习不认真""事在人为"等。一些人表示难以适应大学环境，并提到失眠、情绪不稳定、无聊和背诵学习有困难。在过去三年的高中，他们很多精力用于自然科学，现在他们被要求背诵一篇接一篇的文言文。我无从知晓是学生这门课的表现特别差，还是自我检讨的做法属于大学生的常规启蒙活动。期末考试充满了焦虑和更认真的准备。

学习中医通常是被动的或无可奈何的选择。当被无意间问起时，许多学生都承认希望学习机械工程、物理、教育，当然还有西医，但他们说他们的考试分数不够好。尽管如此，当我问他们填高考志愿倾向于哪些专业时，我发现，还是有一些人将中医作为他们的第

---

① 参见 Freidson（1970：106），他谈到了在北美医师中纳入"同事标准"。

表 5.4 高中毕业志愿表的学生第一志愿 [150]

录取年份	人数	中 医		西 医		其他	没有回答
		个人意愿	家庭意愿	个人意愿	家庭意愿		
		中		医			
1984	6 女	0	2	0	1	2	1
	5 男	1	2	0	2	0	0
1986	7 女	1	0	0	0	6	0
	8 男	1	0	1	0	6	0
1987	6 女	0	0	3	1	2	0
	7 男	5	0	0	0	1	1
合 计	39	8	4	4	4	17	2
		针 灸 推 拿					
1988	11 女	5	0	2	0	4	0
	7 男	2	0	0	0	4	1
合 计	18	7	0	2	0	8	1
总 计	57	15	4	6	4	25	3

一志愿（见表5.4）。对于这一情况，学生们解释说在高中毕业之前填写志愿表是多么困难，人们必须推测有哪些风险以及哪些选择可能会实现。如果他们只是志在被大学录取，有时更谨慎的做法是，选择一所不是最热门的大学填报第一志愿的专业。例如，一位想在享有全国声誉的昆明工学院学习工程学的学生，甚至从未考虑过在志愿填报表上表现出这一点。①

因此，我问的不应该是"你的志愿表上的第一志愿是什么"，我 [151] 可能更应该问"你想学习什么"？的确，我问了第一组的学生，发现

---

① 有关填写志愿表的困难和风险，请参见 Pepper（1984：59—67）。

他们认为这很难回答。有些人似乎很难去讨论过去的志愿，而有些人根本不理解我的问题。因此，我没有问"你希望你的第一志愿是什么"，而是问"你填的志愿是什么"？但这导致了刚才描述的问题：学生们在志愿表中填报的第一志愿并不一定反映了他们本人的意愿。他们常常听从父母的建议，并声称这是他们自己的意愿。实际上，无论是学生自己的愿望，还是父母的意见被采纳为自己的愿望，或者是他们对父母应尽的义务——无论是"孝道"还是直接的"服从"(孝)，似乎都不是关键。人们认为对学业的追求不应取决于个人的愿望——当然也不取决于填写表格时的意愿。尽管他们对"自己的意愿"缺乏清晰的定义，但在 39 名本科生中，只有 8 名承认中医是他们的第一选择。对于其他的 4/5 的人，学中医并不是他们自己的选择。①

在回答关于他们是否喜欢自己的专业的问题时，39 人中有 26 人表示喜欢；仅有 8 个人表示他们不喜欢，另有 5 个人显示出无所谓的态度。在书面问答中，大多数学生似乎对他们的专业学习抱有积极的态度，而我却观察到一种普遍的幻灭感，特别是在学中医的本科生中。我认为在他们的回答和他们的感觉并不相符，唯一可能的解释是，他们的答案反映了符合社会期望的语言使用。

一位写下了"喜欢"自己的专业的学生解释说："你必须喜欢你所做的；我对中医并不是很感兴趣，但我想把它学好。"他似乎表达了大多数说"喜欢"自己专业的学生的感受。如果"喜欢"意味着遵守工作规则，或者甚至可能致力于自己的专业，而不是"对它们感兴趣"，那么这就可以解释为什么其中有两个学生说他们"喜欢"自己的专业，但又同时希望改行。

---

① 1988 年的针灸推拿专业中的比例明显要高，18 个学生中有 7 人都将针灸推拿作为他们的第一志愿。

喜欢自己的专业被认为是正确的事、是无需表达的；而表达"不喜欢"则被认为是无礼的。值得注意的是，在公开表示"不喜欢"的 8 个人中，有 5 个谈到了一种具体的替代方案：一个人想开一家中药店，三个人打算开设私人诊所，一个人想学习中医理论，另一个人正在准备参加中国哲学研究生考试。那些勇于表达不喜欢而不是不表态的人会想到其他的选择，他们是所有学生中最有进取心的一群人。反之，那些感觉幻想破灭的人会说他们"没有意见"，这就像说糟糕的婚姻是"一般的"一样回避了耻辱感（Potter，Potter 1990：192）。实际上，如果说"不好"会招致干预，表达"不喜欢"需要提出替代方案。"改行"的想法避免了被污名化，可能是因为它是 20 世纪 80 年代改革后的普遍做法。我将其作为对专业不满意的可靠指标。在表达"无所谓"的 5 位学生中，有几位谈到了职业变化。"无所谓"可以代表幻灭和厌恶吗？

［152］

　　与学生的投入度有关的第三个问题与他们对未来的计划有关。在回答这个问题时，大约一半的学生（57 个中有 26 个）说："当好医生。"甚至那些持无所谓态度的学生也是这样回答的。因此，这一回答不能用来区分坚定的学生和没有抱负的学生。当我坚持我感兴趣的不是千篇一律的话，而是他们"本人的"愿望时，其中一名学生大声说道："当然，我们所有人都希望出国，当然，我们每个人都想开一家私人诊所自己当老板，但你知道说这些没有任何意义！"我理解这意味着他讨厌浪费时间在注定要失望的希望上。在这种情况下，学生的态度并不是由缺乏想象性思维而引起的，而是由不愿当众表达他们认为不切实际的个人愿望所致。①

---

①　对中国和波兰学生进行的心理测验的解释表明中国人对未来的设想更贴合现实（Gawlikowski 1982）。但从以上发现来看，需要重新考虑这种解释。

表 5.5 毕业生对问题的回答：你喜欢你的职业吗?

	年份和专业		
	针灸推拿		中 医
	1986—1988	1987—1989	1985—1989
发出的信函数	30	30	60
答案唯一的信函数	19	18	22
问卷提供的可选答案			
我一直喜欢中医	12	5	2
我在第一年或第二年开始喜欢它	3	4	5
我在临床培训期间开始喜欢它	3	5	11
我在分配工作以后开始喜欢它	0	0	1
我从不喜欢中医	0	2	3
我在第一年或第二年开始讨厌它	0	0	2
我在临床培训期间开始讨厌它	0	1	2
我在分配工作以后开始讨厌它	3	2	3

　　学生不愿意谈论不切实际的个人愿望，毫无疑问与他们对自我的感知以及对自我的重视程度有关。"存在于公共世界中的一个私人"这一概念（Lukes 1973：59），意味着在闭门造车的情况下，人们可能会按照自己的意愿做事和思考，而不考虑周围的环境，这可能会使欧洲人产生不切实际的个人愿望——在有限的私人领域内的"真实"的愿望。这种"脱离环境"的思维似乎与中国人践行的常识和日常行为相矛盾。事物之所以有意义，与其说是因为它们在这个世界上的存在，不如说是因为它们与其他事物的关系。一个脱离了具体语境的私人愿望怎么能被视为完全"真实"？"当好医生"更真实，因此是一个可以接受的回答。

　　尽管评估学生的问卷答案的困难无穷无尽，但他们在日常生活中主动说出的话却更容易解释。令人惊奇的是，在诊所实习的过程中，很多学生着迷于他们所取得的成功："治病独特""每次我能治愈一个病人，就会让我感到高兴"。很明显，中医本科生在临床培训的那一年使他们对他们的学习更感兴趣（同时参见表5.5）。一些学生最终变得更加积极："一开始我不喜欢中医，但最终我对它产生了浓厚的兴趣""老师在这个过程中对我产生了很大的影响"。但是，还有一些学生最初对中医感兴趣，后来却不抱幻想。信件调查表的回答表明情况就是如此，特别是在新就业的毕业生中（见表5.5的最后一行）。

就业分配

　　我逐渐意识到学生面对工作任务的无助感。大多数人接受了分配给他们的工作，但我记得一位毕业生竭尽所能留在昆明："分配问题最头疼。"她患有胃溃疡，有时甚至因此不得不早早离开临床实习。六个月后，我在市第二医院偶然遇到了她。她的脸色不再苍白。她没有成为中医医生，而是做了一名西医的儿科医生。然而，她是一个例外。"一旦一个干部被分配到了一个工作单位，也意味着他可能一辈子就要待在那里"，一个拒绝"分配"而后来成为企业家的毕业生解释道："国家实行的是户籍制。[①]户口簿将你绑定在某个地方，一个工作单位、一个村庄或城市中的一条街道上，这些都限制了你的流动。它可以保证你每月仅需6元即可获得一定量的谷物和大米。目前，这些在自由市场上要花30元人民币。而且，在我们国家的许多地区，这些商品是不出售的，它们是稀缺和定量的。对于那些从事小规模生意的人来说，30元钱不算多，但想象一下如果某人在北京

[154]
[155]

---

① 同时参见 Yeh，Xu（1990：46）。

的一个工作单位得到一个工作机会，但却无法将其户口变为北京户口——那么告诉我，如果她用一半的工资买大米，她将如何生存？"

1988年，开始实行定向招生和定向分配政策。学院的一个委员会通过与毕业生所在的州或县的医院代表联系来安排毕业生的工作。这些联系很容易进行，因为后者通常是大学毕业生。大学委员会的提案必须由省委通过，据说70%至80%的提案都会得到该委员会的批准。

[156]　　在20世纪80年代中期，引入了"双向选择"政策，鉴于以前对个人积极性的挫伤，该项政策确实具有创新性。[1]它使有进取心的学生能够通过自己联系选择医院，从而拥有自己选择工作的机会。在此之前，如果医院和毕业生达成协议，他们必须征求大学和省委的批准。一位大学老师早些时候曾联系好在另一个省的一家医院任职，但省委"抓住户口不放"。

享有工作的权力是社会主义原则之一，直到20世纪70年代后期，政府对每一个高中和大学毕业生都保证分配工作（Gold 1991）。在采访了大学教师之后，我意识到他们把非常明显的优势归功于社会主义的工作分配制度。毕业后能够获得"铁饭碗"的前景是忍受艰辛的大学学习的一个重要原因。[2]青年人就业问题不仅仅是中西方文学作品中公认的问题，还是每一个高中毕业生甚至很快将会轮到每一个大学毕业生面对的现实。80年代初期，政策改变了，高中毕业生不再保证分配工作。在80年代中后期，"双向选择"政策实施后，政府对大学毕业生工作分配的责任降低。具有硕士学位或者

---

[1]　与20世纪80年代初的做法相比，这是一个了不起的变化（Henderson，Cohen 1984：39）："对于普通中国公民来说，工作分配和调动很少取决于个人主动性。"
[2]　"铁饭碗"用来形容在享有退休金的工作单位的一个职位。因为干部不会被解雇，所以饭碗也不会被打破。

博士学位的人才何可以能享受工作分配的特权。

对此，学生和毕业生有复杂的感受。一方面，他们希望保留工作分配权，并称分配权的取消是大学学位价值正在下降的标志。另一方面，由于各方面原因，对分配的工作不满意的故事比比皆是。

小　结

[157]

规范化的知识传承将学生置于一个接受知识的角色。既然学习需要学生的积极投入，那么问题就来了，即他们究竟有多积极地投入学习。观察表明，他们总体上遵守学校规定，导师和老师努力使他们达到可聘用员工的标准。在交谈中，许多人声称对他们的研究没有热情，甚至失望，几乎没有人在积极地试图改变这种状况。相反，一些自称不喜欢他们学业的人却是学习最积极主动的。

从问卷调查表中可以清楚地看到，没有人（无论是父母、老师还是行政人员）问过学生们的个人愿望、喜好和希望，即使有，学生本人也不愿谈论它们。给我的印象是，愿望、喜欢和希望被视为个人的"冲动"或"意志"的形式，而那些被冲动驱动的人被认为是不成熟的。人们普遍认为"做"会产生"喜欢做"。确实，有些人声称随着他们的参与越来越多，他们对学习变得更加积极。特别是实践培训的一年改变了许多学生对学习科目的态度。对课程设置的探索可能会说明其中的原因。

课程设置

中医本科生的课程包括 4 年多的共 3733 个小时的授课（见附

录）和 1 年在各种诊所和医院的全日制实践培训。^①其中，950 个小时（25.5%）被预留用于大学公共必修课。在其余的 2783 小时中，有 70% 是中医课程，30% 是西医课程。在中医的 1948 个小时中，有 510 个小时被预留用于医学典籍的授课。这里讨论的课程包括入门课程，这些课程带动了现代中医（TCM）理论的发展。临床课程，是过去课程的延续；实践培训，则要求对书面标准进行灵活运用。

[158]

表 5.6　中医本科生的中医课程设置

课程名称（与教科书的书名一致）	课时（2 小时）/ 周	学　期
中医基础理论	3	第一学期
中药学	2	第一、二学期
中医诊断学	3	第二学期
方剂学	3	第三学期
针灸学	2.5	第三学期
气　功	1	第四学期
推拿学	1.5	第四、五学期
中医内科学	2	第五学期
中医妇科学	1.5	第五学期
中医眼科学	2	第六学期
中医儿科学	2	第七学期
中医外科学	2.5	第八学期
中医伤科学	2	第八学期

---

① 对于针灸按摩专业的学生，课程设置包括两年半的课堂教学和半年的实习。

入门课程和现代中医（TCM）理论的兴起

　　课堂教学工作分为"理论课"和"临床课"（见表5.6）。理论课是在前两年开设的入门课程。作为基础课，它们特别针对中医培训，包括第一学期的中医基础理论（印会河1984）和第二学期的中医诊断学（陕西中医学院1988）。中医基础理论在单独的标题下讨论基本的医学概念，而中医诊断学则在医疗干预的背景下将它们相互联系起来。中药学的入门课程遵循相同的模式：在第一年的课程中，以《中药学》（凌一揆1984）教材为基础，分别介绍了每种药物，第二年则专门研究方剂学中的药物配位。

　　相较于在中医诊所里实践培训，与在师父或先生监督下工作的徒弟和弟子不同——他们大多学习如何分解所观察到的复杂现象。中医学学生首先要接触一个又一个的概念，这些概念都彼此分离，然后他们被期待可以将这些元素整合为一个整体。这就是所谓的"系统化"学习。现代中医理论（TCM）是系统化的，在学生接触医学实践之前必须学习该理论。

　　学习中医理论的论坛是教室。中医教师在课堂教学中看到了很多优势。他们说，一开始就从事医学实践的徒弟或弟子不会学习如何演绎推理。因为他们是模仿学到的，如果他（她）遇到新的疾病，就会感到困惑。有人可能会质疑这种"偏见"，但很容易认可教师可以在课堂上阐述一种连贯的医学体系，而不必被迫处理医学实践中的矛盾之处。教科书通过整齐的表格反映出人体生态各方面之间规范化的相互联系，从而在纸上提供了另一个论坛。这些建立规范化的相关系统的描述性陈述构成了"理论"的基础。的确，在古典医学著作中，例如《素问》——这是唐代招募官府医务人员的标准考试文本（Yamada 1979），我们也找到了相应的系统化的

[159]

内容清单。然而，尽管现代思想不经意地倾向于将其理解为描述，但这些标准的对应关系很有可能意味着应被解读为规范性的或规定性的。

正如我们在张大夫的读书会（第三、四章）中所经历的那样，医学学说与实践之间的关系不同于理论与实践之间的关系。医学经典条文通常是在没有完全理解的情况下被记住的，医学实践与文本知识的意义生成过程不可分离。医学理论与医学实践有着千丝万缕的复杂联系，文本知识与实践的关系取决于老中医的"灵活"运用。相反，在课堂上言之有理的对中医文本的说明，可能与医生自身的医疗实践经验相矛盾。对医学实践的描述产生了一种理论，医学实践可能与中医文本吻合，也可能不一致。在描述性医学理论与临床实践之间存在着一个糟糕的鸿沟，但这一鸿沟在规范性学说与实践之间却并不存在。

发展中医理论的趋势似乎借鉴了西医模式。在 1988 年出版的中医基础学科系列中，通过将"中医基础理论"的课程分为四部分，使理论科目成倍地增加了：《中医学导论》（泸州医学院）、《藏象学》（云南中医学院），《中医病因病机学》（成都中医学院）和《中医防治学总论》（印刷出版中）。入门课程的设计好像是要构成"中医基础科学"的学科基础，就像生物医药科学是西医的基础一样："科学是进入医学的切入点，尽管在相关科目的教师和博士生看来，这些科学课程的开设有限，但他们非常清楚地知道，学医的头两年首先要学习生物医药科学。"（Good，Good 1993：89—90）人们可能会说中医是在吸收借鉴西医标准，但这一说法可能有失公允，因为这是任何医学知识和实践的规范化传承中固有的（特征）。只要教室是一个连贯的医学系统的规范化教学场所，而教科

[160]

书是医学教学的主要文本，那么规范化的过程就为理论构建提供了
基础。

临床课程及其与过去的连续性

　　临床课程包括内科、妇科、儿科、眼科、耳鼻喉科、针灸科、
创伤科和外科。通常从三年级（第五学期）开始教学。[①] 与帝制时
代受到朝廷认可的中医科目相比较，这些临床课程是对中医传统的
延续。与入门课程不同的是，临床课程发展自帝制时代教授的中医
科目，至于它们在多大程度上延续了自宋代以来的科目内容，需要
开展详细的纵向研究以明确。（见表 5.7）。[②]

规范化应用中的实践培训、触摸和灵活性

　　临床实习是教师最常提及的不满之源。他们表达了学生以及他
们自己对更多临床经验的需求。一些老师对实践培训仅限于最后一
年的教学安排表示遗憾。由于它唤醒了学生对中医的兴趣，他们建
议学生最早在第一年就可以进入诊所。

　　实践培训在相当放松的氛围中进行，至少在针灸诊疗室中是如
此。[③] 学生会在上午 9 点左右出现在诊疗室，并在中午离开。由于病
人不多，他们并不要求在下午返回。在等待病人时，他们聊天、看
小说、吸烟（如果是男实习生），有时还和主管医生开玩笑。实践培

[161]

---

① 在第三和第四学期已经开设了针灸、推拿和气功等临床课程。

② Unschuld（1986b）对《难经》的评注进行了纵向研究。Despeux，Obringer
（1990）将咳嗽视为一个疾病分类学的实体，但到目前为止，还没有对中医的任何一
个子学科的相关研究。

③ 在云南省，医院和诊所的针灸诊疗室的医生通常不太忙。例如，在省中医院，一
个由两名医生和三至四名学生组成的诊疗室每天早上接待 10—25 名病人。

表 5.7　历史视角下的中医科目

朝廷认可的中医科目 ① 宋代（960—1279）	中医学院开设的中医科目 中华人民共和国（1949—　　）
大方科	中医内科学
	中医妇科学
风　科	
小方科	中医儿科学
产　科	
眼　科	中医眼科学 ②
口齿咽喉科	中医耳鼻喉科学
创肿折疡科	中医伤科学
	中医外科学
针灸科	针灸学
金疡舒筋科	—

[162]　　训的主要目标之一是学习如何记录病历。③ 有印好的表格，学生只需在表格上填写详细信息。④ 然而，病历记录很少像美国医院那样向同事们展示（Anspach 1988）；他们每个人都有一个医生（老师）单独监督，因此实践培训比课堂教学要个人化得多。

---

① 这九个科目是在宋元丰（1078—1085）之后建立的。在此之前，中医分为三个子类（大方科、诊科和金阳）以及十三个科（妠元翼，龚纯 1988：238）。

② 在这里，同一词的表达方式有所不同，类似于说话者分别在宋朝和 20 世纪中医课程的语境中的理解。

③ 参见 Farquhar（1992）。在西医领域，记录病例对培训美国学生也很重要（见 Good 1994：76—83）。

④ 这个过程被 Ots 忠实地记录在 17 个病例中（1987：101—135）。有关其他已发表的病例，请参见 Farquhar（1991；1992；1994a：46—55）。

　　学生对诊所的第一反应之一是指出理论与实践之间的差异。"教科书上写的有些东西，在这里全都不同了"，或者"妇科好学，但在临床中，实际又与理论不同"。这并不是说课堂学习完全被认为是无用的，而是像临床医生喜欢说的那样，教科书包含了一般性，而医学实践中的问题要求对具体的知识有详细的了解；对他们来说，后者显然是至关重要的知识。这种特定知识是基于一种与课堂上非常不同的感知方式：触摸。为了"诊断"，必须要"把脉"。值得注意的是，"脉诊"据说是中医当中了解病人病情最重要的手段，是以"触摸"为基础的。脉诊不只计算每分钟的脉搏跳动频率，而且还要识别所谓的"脉象"，这是非常特殊的触摸体验。李时珍（1518—1593）已建立了脉象的标准，将其界定为 28 种，并且这些标准的脉象在中医诊断学课程中有讲授（邓铁涛 1984：66—70）。相比之下，学生在诊所所接触到的脉象各种各样。触摸体验是最难规范化的。触摸是直接且相当亲密的，因此，可能特别适合感知个体差异。

　　不仅是脉象，病人的主诉和疾病的临床表现也使学生陷入无法用规范化方法解决问题的困境。在诊所中，人们无法机械运用在教室中学习到的规范化知识，并且学习过程依赖于不同的（视听与触觉的）感知方式。与自然科学的其他理论不同，现代中医理论（TCM）与医学实践的联系并不严格，而是具有"灵活性"。在这方面，中医理论与实践之间的关系似乎与老中医对中医学说在治疗实践中的"灵活"掌握一致。[1] 中医称其为理论与实践之间的"辨证"　　[163]

——————————

[1]　"灵活"一词被认为是对于高级医生处理教义时的一种精湛技巧，它与中医专业人员运用理论时的"适应性"是一致的。不同的英文翻译显示出医生对文本知识的不同态度：virtuosity 是指重视个人掌握的医学专业知识，而 flexibility 则意味着从业人员接受普遍有效的标准并灵活地应用它们。

关系。

学生不再扮演复制知识的被动角色，而是积极从事医学实践。有时，他们甚至发现他们的疗法效果明显，这激励了他们并增强了他们的能力。这些经历可以很好地解释为什么在实践培训的这一年里——正如我们所看到的那样——许多学生变得更加致力于学习。

规范及其变化

从上面可以清楚地看出，现代中医（TCM）知识的规范化传承涉及广泛的各种不同的标准。课程设置包括新建立的理论课程，历史上从早期规范演变而来的临床课程，全国范围内的规范[1]或区域性的有效的规范[2]，根据教育机构的类型而不同的规范[3]，以及本地规范[4]。

接受过西方科学训练的人可能会感到困惑，中医教师谈到了所有这些过程，旨在建立许多不同层次的中医知识传授的规范。面对这个由不同规范组合起来的交响乐队，如何能说整体规范化呢？我们已经看到，中医的学说不是将健康归咎于一个单一的原因，而

---

[1] 在 1988 至 1989 年和 1989 年至 1990 年，课堂教学以 1984 年版的全国范围内采用的教科书为基础。

[2] 1985 年，在卫生部组织的一次有关高等中医药教育改革经验的会议上，决定编写地区教科书（五个地区：西北，北方，南方，中部和西方）。这些教科书于 1988 年至 1989 年间印刷出版。它们被用于短期和复习课的教学，但是，正如我在 1996 年访问期间所了解的那样，它并不适用于中医本科生教学。

[3] 中医学院分为三种类型，分别强调"研究型""临床型""中西医结合型"（1989 年12 月，在市卫生局的采访）。云南中医学院的课程注重对临床实践的培训，并非培养学生研究能力以便能在大学谋职。大多数学生说，毕业后他们"想"成为相关从业者。57 人中只有 4 人表示希望成为研究生。

[4] 例如，云南中医学院将上述的区域性教材用于"夜班"教学。

是将其视为"气"的和谐共鸣。我们还可以在各种中国的科学 [164]
教义中观察到一种美学，这种审美观倾向于对"含义"的多重解
释。正如文树德（Unschuld 1988a）所指出的，这种美学与一神教
宗教价值观所塑造的文化有很大不同。他认为不同中医机构采用
不同流程是旨在规范中药的传播这一观点是建立在一种美学基础
之上的，该美学观点认为规范化可能是包括各种不同规范的一个
"广谱"。

当然，这些与社科研究者一起工作的人们的断言不需要与他们
使用的类别相吻合，但是在这种情况下，从观察者的角度讲规范化
过程似乎也是完全可以接受的。无论是实施一个规范还是实施多个
不同的规范，课程的规范化都导致课堂教学（易于建立规范）和诊
所培训（规范难以实施）之间的分离。

教学目标

当我向助教们询问他们在课堂上的教学目标时，大多数人承认
从没有想过这个问题。其中一位说："老师教书，学生听。学生们
若没有主动性，也不认真研究，老师应该唤起学生的兴趣。只有当
老师自己对他的科目感兴趣时，他才可能唤醒学生们的兴趣。"另一
个人说，除了向学生教授知识信息之外，老师还应该教给他们一种
"生活方法"。的确，在中医学习的其他语境中，习得某种生活方式
是被师父或先生接受的前提。在一个以规范化形式传承知识的机构
中，人们会将知识视为公共财产，而生活方式在一定程度上是私事。
但是，在传承知识的同时也传承一种生活方式绝非中国的独有策略，

在其他文化中也有很多类似（案例）。①

我只是通过偶然的评论间接地了解到教师的指导目标②：（1）您必须解释并让学生牢记他们的学习；（2）您必须教给学生一种方法，而不仅仅是知识；（3）您必须为学生提供更多实践培训。显然，他们主张的一些原则是后启蒙时代的知识：（1）"解释"和（2）"方法"。（3）"实习"的必要性似乎源于最近出现的一种理论。这些原则暗示了有关知识的某些假设。

解释被认为是开放获取知识的途径——使知识不局限于那些有天赋的人或与先生相处融洽的人，而是人人都可以获得知识。相信解释的教育价值是基于这样的假设，即解释（"展开"）意义的"包装"而阐发观点。知识的复杂性被分为基础知识和高级知识。这反映在将中医课程分为入门课程和临床课程，以及在入门课程中，将课程分为介绍基本要素和讨论这些基本要素的不同组合。

解释也使学习过程不再那么孤单。它一步一步地提供指导。逐渐地，一个（知识）构成建立在另一个知识点上。教学的这种层次结构可能会导致知识构成的等级制："自然的等级制被复制为教学中的暗含的等级。电子显微镜照片显示低倍放大细胞结构的载玻片，然后再发展到分子结构图和遗传表达图。在某一级别的载玻片后面通常紧接着该层级结构之上或之下的一个玻片。"（Good 1994：75）值得研究的一点是，通过解释的学习和层次化的知识在多大程度上相互关联。

---

① 苏黎世理工大学的大门上宣告："*Non scholae，sed vitae discimus*。"（学习不是为学校，而是为我们的人生）（对罗马诗人 Ovid 的错误引用，代表一种人文主义理想）而剑桥大学的毕业典礼则包含以下句子："最杰出的先生……我向您介绍了这些人，据我所知，这些人在'性格和学习上都很合适'（tam moribus quam doctrina）。"

② 有关官方表述的教学目标，请参见 H. F. Chen（1984：357—360）。

在中医药规范化和系统化的背景下通常提到的"方法"，总是与加快学习进程联系在一起。在某种意义上提到它也让人联想到解释。在讨论有关医学经典的讲座的相关性时，一位老师说："一个人应该学习阅读文本的方法，而不仅仅是死记硬背文本。"这位老师强调需要理解一个人所学的知识。他的信念与像邱师父那样的气功医者或像张大夫那样的先生有明显矛盾，邱师父并不需要理解他所念的咒语就能使其生效，张大夫则认为背下来的典籍的含义只会在它们运用于医学实践时才显现出来。

学院领导层谈到要将"示范性学习"方法应用于医学经典的授课。这种方法最先是为教授自然科学而发展起来的，根据这种方法，术语的定义是通过引用一个"典范性的"实验来解释（而不是无休止地重复类似的实验）。这种方法用于经典文献的讲授时，只要求学生背诵条文而不是背诵整本书或章节。因为解释唤起了一种知识结构，而"示范性学习"的方法要求专注于被认为是核心的知识。一段话或一项活动被简化为几个关键点。示范性学习要求学生集中注意力（以及一种能够摒弃无关信息、并将相关内容简化为几个重要"理论"要点的分析性眼光，因此有时被称为"简化主义"推理）。同样地，知识的个人传承也需要关注特定情况，但在临床弟子通过模仿先生，将会获得对更普遍的一般认知模式的敏感性，因此这也被称为"归纳"推理。［166］

"示范性学习"在医疗实践中至关重要。实际上，中医教师也强调了实践培训的必要性，本民族志观察到这一点，也指出了现代中医（TCM）教育对课堂传承知识的重要性。通过强调课堂教学，中医知识的标准化传承过程塑造了现代中医（TCM）"理论"，随之也产生了理论和实践之间的"鸿沟"。

规范化传承模式

学院的空间显然是有世界的，将"民间"与学习现代中医（TCM）的世界分隔开来。工作单元由一个个功能各不相同的大楼组成，每个大楼构成一个独立的整体。知识的规范化传承正是发生在这些新创立的工作单元空间中。它暗示着人人享有平等机会的理想，通过考试定量评估学生的学术水平，在有限的学习时间内容纳了大批量学生，并且教师与学生之间的关系并非个人的或亲密关系。其理想是以相同的标准方式对待每个人。

规范在实施过程中并不总是像人们想象得那样严格。在工作单位中，工作同事是闲暇时的邻居。他们将在有限的空间和稀缺资源的压力下相互认识数十年。避免个人摩擦以及匹配和平衡人力资源通常优先于制度的和学术的需求。规范是可以协商的，并不总是裙带关系和腐败的标志，有时被称为实用主义。规范之所以可以灵活处理，可能是因为规范都是由各种零碎的部件构成的，因此可以很容易地在特定的情况下进行加减法。

[167]　员工之间的关系网故意保持松散。这些松散的关系网很可能提供了可以相对宽松地实施政府政策的背景。在这种情况下，与城市社区中紧密联系的网络关系相比——通常在这些社区中邻里之间的相互来往就算不是长达几代人至少也是几十年，因此规范化传承医学知识和实践所带来的改造道德的和其他方面价值观的努力在松散的关系网中可能会遇到较少的障碍。

知识的规范化传承是基于这样的信念，即理解的复杂性既可以

"解释"，又存在着一个学习的"方法"。人们认为知识存在一个结构，信息存在一个要点。以现代汉语编写清楚的和描述性的教科书，已经成为医学写作的主要类型。教室为它们传递的规范提供了连贯的详尽阐释的空间，因为教师无须处理（规范）与医疗实践中的矛盾之处。因此，中医知识的规范化传播为建立现代中医理论（TCM）奠定了基础。

通过"解释"进行知识的传递是否必然产生知识的层级化，"方法"是否不可避免地导致视角和观点的集中，比如，聚焦于一种特定形式的相互关系，例如因果关系，而忽视其他关系，这些都有待观察。现代中医（TCM）理论的概念之间的关系是否比中医学说的概念之间的关系更为层级化？与传统中医典籍中的身体生态的观念相比，现代中医（TCM）是否存在视角更为集中的趋势？下一章将探讨这些问题。

第六章

依据现代中医文本教学

中医教师自称正在"规范化""现代化""科学化""系统化"中医知识和临床实践。值得注意的是，虽然上述中没有"西方化"，但是西方——在技术、制度和意识形态层面上——的影响却不可忽视。不仅仅是西医进入对中医造成了影响，西方的科学思想、整体应用以及现代意识形态，比如民族主义、马克思主义和唯物主义也在改变着中医。近距离观察课堂教学，将揭示两种意识形态对如何重新解读诸如阴阳、五行、五脏、精、气、血、津液等古代概念，以及对神这一概念的忽略说明了什么。可能有人会好奇，西方有关中医（CM）的文献已经广泛讨论过现代中医（TCM）的基本概念，为什么这里要再次提到。这么做的价值主要在于民族志方面。本章将展示当代中国学生是如何学习这些概念的。

此次考察的重点是陶老师教授的课堂。陶老师是学院最好的老师之一，他很喜欢讲课，已有 20 多年的教学经验。他的课堂因充满了笑话和奇闻轶事而变得妙趣横生。他滔滔不绝地向学生们灌输长串的临床惯用语和日常生活表述。

他说他一大早就备好了每节课，并全部记在心里。陶老师是教研室主任，教研室有 12 名老师。他还是中医系有影响的副教授，是省教育厅多个委员会的学校代表，1988—1989 版教材编委会成员，并担任其中一本教材的主编。

尽管按照国家规定，陶老师必须按照 1984 年版的中医教材进行教学，但他有足够的权威可以离开教材，不用一字一句地复述课本内容。他几乎在每一堂课上都会给出基于自己想法的图表或定义，或是即将出版的新版教材中的概念。其他年长的老师也会运用个人临床经验证明教科书上的内容，他们会强调，微微调整，有时甚至批评课本内容，但没有人像陶老师那样在黑板上画图。①

陶老师教授的课程以教科书《中医基础理论》(印会河 1984) 为基础，并会与更新过的版本的教材比较，如与 1988—1989 年间出版的《中医学导论》(泸州医学院)、《藏象学》(云南中医学院)、《中医病因病机学》(成都中医学院)、《中医防治学总论》(出版中) 的内容进行对比；同时也与以往的教材如 1624 年出版的张介宾 (1563—1640) 所著的《类经》、1642 年出版的李中梓 (1588—1655) 的《内经知要》以及《内经讲义》(程士德 1984) 相比较，我的研究让我开始对这些书进行思考 (目前为止还没有西方文献讨论过这些书)。

陶老师并不负责上述所有课程的教学，他教授针灸推拿专科生《中医基础理论》，另一位老师——田老师——教授中医本科生《内经讲义》。田老师比陶老师年轻一代。他的课堂和陶老师的课堂的不同之处说明了规范化的传承模式不总是一个样 (另见 Farquhar 1995)。

大学教室里有四到六排木桌和长凳，两块黑板，一块给老师上课用，另一块在后墙，供学生使用。每隔几个月，就会要求两个学生在后面的黑板上进行板报创作，绘制五彩缤纷的图画，书写诗歌和个人见解。教室里没有暖气，冬天，冷风从破了洞的窗户吹进来。陶老师站在 40 名学生前，其中 11 位女生坐在前两排；田老师的班 [170]

---

① 陶老师这种形式的授课有点例外，让人想到了老中医的创造性解读模式。

上人数相当，女生少一些，散坐在教室中。陶老师通常以其出色的口才和生动活泼的课堂吸引学生们的注意力，但田老师做不到。

第一课　中国文化遗产

学期伊始，每个班分配一名辅导员（通常是年轻教师），对班级进行导学，负责学生整个求学期间的学习。辅导员劝导学生要经常上课，养成课前十分钟预习和复习的习惯。然后，穿着白大褂的老师开始上课。第一节课上，陶老师告诉学生们，他们将要学习的知识有两千多年的历史："这些知识是中医的核心，也是我们的文化的核心。"在课程的前五分钟，他谈论了毛泽东论述推动中医药发展的理由。

所有入门的课程会给出中医文献的编撰和作者的梗概。《医古文》课的老师提到了中医临床必备的《伤寒论》①，中医经典《黄帝内经》②。她谈到李时珍编撰了最为全面的本草著作——《本草纲目》③，并引用了一首《素问》注家王冰④的诗。这位老师大学是中国古代文学专业，而非中医，因此她提到的头衔和人名都是为中国知识分子和中医外行所熟知的。

[171]

然而，《中医基础理论》（印会河 1984：1—2）规范了专业内

---

① 张机（仲景）（150—219）著，三世纪末散佚，后重编，见 Sivin（1987：460）；Despeux（1985）翻译。

② 《黄帝内经》分为《素问》和《灵枢》；见 Yamada（1979），任应秋（1982），Keegan（1988），和 Sivin（1993）。《内经》在中国受欢迎的程度就像《伤寒论》在日本一样，见 Agren（1986）。

③ 李时珍（1518—1593），字东璧，详见 Anon（1988：227—228）。

④ 王冰（8世纪），见 Anon（1988：24）。

容的标准，陶老师在他的课上只做了几处修改。他谈到"四大经典"①，然后讲到华佗②、王叔和③、皇甫谧④、孙思邈⑤，提到《诸病源候论》⑥、《新修本草》⑦汇编书籍等。简要地讨论了"金元四大家"以及他们不同的地理渊源⑧。随后讲到明（1368—1644）清（1644—1911）之际发展出"命门学"的人物，除张景岳⑨、赵献可⑩（两位均出现在教材中）外，还有李梴⑪。陶老师详细介绍了李时珍，谈到温病学的四位著名医家，分别是吴又可⑫、薛生白⑬、叶天士⑭、吴鞠　　[172]

---

① 教材中没有这样的说法，陶老师解释说"四大经典"要么是《内经》《难经》《伤寒论》《金匮要略》，要么是前三部加上《神农本草经》。值得注意的是，《中医基础理论》绪论中没有提到《神农本草经》。

② 陶老师说："华佗（？—203）因其外科手术而闻名于世，但人们对这位传奇人物却知之甚少。"见 Anon（1988：120）。

③ 陶老师提到王叔和编撰《脉经》，见 Anon（1988：50）。

④ 皇甫谧，字士安，（215—282），是《针灸甲乙经》的编撰者，见 Anon（1988：449—450）和 Sivin（1987：453—454）。

⑤ 孙思邈（581—682）著《备急千金要方》。学生和老师都视他为气功发展的关键人物。有关其传记的详细信息，见 Anon（1988：181）。

⑥ 陶老师对此的评论是："这是一本非常有趣的书！包含了大约 1700 篇关于不同疾病的文章，其中部分是最新信息。"

⑦ 苏敬（7 世纪）等于 659 年编撰，见 Unschuld（1986a：45—50）。《中医基础理论》没有涉及任何一部本草。陶老师在课上提到三部：《神农本草经》《新修本草》《本草纲目》。

⑧ 分别为刘完素（1110—1200），字守正；李杲（1180—1251），字明之，晚年自号东垣；张从正（1156—1228），字子和；朱震亨（1281—1358），字彦修，见《中医各家学说》(任应秋 1986：37—47、54—64、72—83、84—91)。

⑨ 张介宾（1563—1640），字会卿，号景岳，同前，参见 126—140。

⑩ 赵献可（1573—1664），字养葵，同前，参见 116—125。

⑪ 李梴（16 世纪），字健斋，1575 年著《医学入门》，见 Anon（1988：214）。

⑫ 吴有性（1582—1652），字又可，同前，参见 150—153。

⑬ 薛雪（1681—1770），字生白，同前，参见 168—173。

⑭ 叶桂（1666—1745），字天士，同前，参见 159—167。

通①，他们均生活在江苏省及其周边地区。最后，他生动地描绘了王清任②撰写《医林改错》的经过。

陶老师将中医历史呈现为一部科学进步史。他认为中医早期发展的特征以汉朝（公元前206—公元220）的杰出人物为代表，他们通常有些传奇色彩，比如华佗。接着，他点出几部唐和唐以前编纂（618—907）的影响深远的著作，它们同太医院的设立一同使中医逐渐成形。宋朝以来（960—1279），中国医学史上出现的各种流派是这一阶段的特色。陶老师的中医史大纲与科学史大相径庭。他从四大经典说起，这些经典即使放在今天依然权威。

针灸推拿专业新生的教材《经络学》③（李鼎1984：19—20），编者和作者名单很长，但是老师在课上只提到了其中几位。课程本身包括早期医学文献节选：马王堆医书中的两篇，"足臂十一脉灸经"和"阴阳十一脉灸经"，④并将其与《灵枢》十至十三篇进行了系统比较。《难经》⑤、孙思邈《千金方》中的彩色经络图⑥、李时珍的《奇

[173]

---

① 吴瑭（1758—1836），字鞠通，同前，参见174—179。

② 王清任（1768—1831），字勋臣，同前，参见260—264。

③ Sivin（1987：249）将"经络"翻译为"circulation tract system"，将经络系统中的主要路径"经"译作"cardinal tracts"，主路分出的辅路"络"译作"reticular tracts"。他部分参考了Lu和Needham（1980：24ff.）创造的术语"tracts and channels"用于翻译"经脉"，部分参考了Porkert（1974：197, 199）的观点，Manfred Porkert将经络翻译作"conduits"或"sinarteries"，更准确地说是"*sinarteriae cardinales et reticulares*"。我在文中将"络"译为"link"，因为"络"的意思是"连接"。络主要由其连接功能定义，但也可以是空间中的"事物"。"经"按照现有术语释义译为"tracts"。我认为"passages"也是合适的翻译，因为"经"可指时间通道，也可指空间通道；而且"passages"一词很好地反映了"传递"的意思。

④ 埋于公元前168年，1972年于马王堆三号墓出土（马王堆1985）。

⑤ 编撰者未知，大约作于2世纪；Unschuld（1986b）翻译。

⑥ 全名《备急千金要方》出现于作者所作前言，编撰于659年；Despeux（1987）翻译。

经八脉考》①和杨继洲《针灸大成》②是老师在课上提到的为数不多的其他文献。

在中医本科生《针灸学》课程中，尽管教科书本身没有包含针灸的历史概述（邱敏 1985），但任课老师在绪论课上谈到了相关的汇编书籍。值得注意的是，老师没有提及《难经》，当我问她个中缘由时，她只是说忘记了。文树德［(1980) 1985：13］认为《难经》代表了中医这一"系统性对应医学"(medicine of systematic correspondence) 的巅峰，但几个世纪以来一直被忽视。教科书只偶尔有所提及。在授课过程中，老师两次提到《难经》都是作为额外补充的内容。③

1988 年版的中医基础学科系列教材的第二本《藏象学》(云南中医学院 1988：3—4) 中的历史概述涵盖了 1984 年版《中医基础理论》提到的一些著者和医籍，此外还纳入了 1984 年版《针灸学》提及的一些有名的作者和医籍汇编。鉴于针灸疗效显著，尤其是针灸镇痛的效果（Hsu 1995），这可能被现代中医（TCM）学者解读为官方对针灸的认可。如果你认为针灸只是简单地用近似西医的解剖来描述人体（Farquhar 1994a：82—84），那么也可以将其解释为一种迹象，1988 年版的《藏象学》的编者强调在解剖和物质层面认识身体，相应增加了更多有关针灸的内容。

学生们很容易记住民族主义的学习动机：中医药是文化财富。

---

① 1572 年编撰，见 Anon（1988：228）。Porkert（1974：273）将"气"译作"odd"。

② 1601 年编撰，见《各家针灸学说》(魏稼，1987：81）。

③ 有一次，她讨论到"是动则病"，提议理解为"如果本经脉开始变动，接着就会有病症出现"，"所产病"的意思是"本脉所生病症"，这一点教材里没有提到；还有一次，她详细地说明了"刺法"，这在教材里也是一带而过。

一些学生对自己作为延续中国传统文化的角色已经产生认同；特别是针灸专业的学生，自豪地说要学习一门正在传播到西方的医学。也有学生则说西医学习将会多么有用："如果我在县城开私人诊所，却不懂西医，是不会有病人的。大多数人相信西医；中医多被认为是'迷信'。"[①] 不论中国的传统被认为是"和西方一样好"，还是"中国的传统那么好，以至西方也在寻求中国传统"，还是"中国传统不如西方好"，西医总被认为是好的。学习古老的知识对一些学生和教职员工来说是一件值得骄傲的事，但有人认为，这是阻碍中国迈向现代化的绊脚石。[②]

《内经讲义》课的出勤率很低。甚至在期中考试期间，还出现了学生窃窃私语，把印有标准试题和答案的教科书沿着长凳传阅的现象。"这些课很无聊，"一个学生解释说，"不是典籍本身枯燥，而是教学方式很肤浅。"相比之下，《伤寒论》课程是许多学生的最爱，不仅因为学生反馈老师非常优秀，还因为三年级的中医本科生开始每周去诊所实习一次，他们发现古代"方剂"在今天的应用中几乎没有变化，这令他们非常好奇。

学习针灸的同学，一般都对经典文献不感兴趣，可对购买《针灸大成》却兴致勃勃，然而所有书店都买不到这本书。尽管他们对《内经》和《难经》不感冒，但是当巡回书商展示出中医经典节选的白话文版小册子时，几位学生又急于购买。一位分配到卫生院工作

---

① 因为初级医疗保健机构大多采用西医的方法或结合西医的方法，所以这个学生的说法对初级医疗保健机构中的私人医生而言是准确的。然而，我几乎没有在任何私人诊所遇到过西医医生。我发现，私人医生的主要收入来自收费较高的传统技艺或正在流行的特殊疗法，比如气功、中药、正骨等，初级卫生保健靠这些技能来收费。

② 关于民族主义在中医医生当中造成的对西方的矛盾态度，见 Croizier（1968）。

的毕业生，除了中医教科书上的节选，没有其他途径可以接触到中
医典籍。在农村地区，封建社会后期的医学书籍有时仍会流通，但
医学典籍看不到。我发给毕业生的信件问卷回复显示，大约三分之
二的人在新的工作场所查阅过医学典籍，但他们列出的文献非常有
限（见表 6.1）。

　　除了几位退休教授，大多数中医院校的教职员工曾学习过中医
四大经典，他们对医学典籍相当熟悉。有几位老师还说自己是经方
派的传人。老教师都强调背诵经典条文的重要性。当然，这并不意
味着他们对经典中的每个字都信以为真。有些老师则对引经据典保
持距离，他们会说"古人说"，或是"古人不知"。虽然我发现教科
书《内经讲义》多引用张介宾（1563—1640）而非王冰（8 世纪）
的注释，但下结论说注解越是年代近越是精练和准确，那就错了。
人们尤其对符合西医模式的现代解读的准确性存在意见上的分歧。
陶老师深信典籍的科学价值，但有人却十分怀疑。

表 6.1　反馈青睐经典医学著作的毕业生人数　　[175]

入学专业	针灸推拿专业		中医专业
	1988 届	1989 届	1989 届
总反馈数	21	19	22
被调查典籍数	4	5	6
《内经》	11	7	4
《伤寒论》	2	4	6
《金匮要略》	0	1	3
《针灸大成》	4	2	0
《温病学》	0	0	3
《针灸甲乙经》	1	0	0

年轻教职工的意见最为多样，尤其是在上海培训过的针灸推拿老师们："入门课程《医古文》是必不可少的。""《医古文》课很好，很有必要，《内经讲义》《针灸选读》也是如此。""上海更进步，西医课较多；这里更强调四大经典。""读四大经典纯粹是浪费时间。""我们只学《内经》，我们本应该学更多四大经典的内容。""《难经》对临床最重要，但是没有学校提供相关课程。"除了一位老师建议取消全部四大经典课程，大多数老师都不怀疑经典对于中医的重要性，尽管大多数老师否认它们在临床上的实用性："'古书'没有为临床提供指导——因此临床课程主要使用中医教科书——但古籍对于深刻理解中医是必要的。"

[176]

表 6.2　中医专业学生医学典籍课程

教　材	学时数 / 学期	课时数 / 周	学　期
《医古文》	142	2	第一、二学期
《内经讲义》	108	3	第四学期
《伤寒论》	108	2	第五、六学期
《金匮要略》	72	2	第七学期
《温病学》	72	2	第七学期
《中医各家学说》	108	3	第八学期
总　计	610	14	

根据国家标准，本科生课程大约四分之一的时间应用于学习中医经典（见表6.2），但是地方却修改了这一标准。例如，1988—1989 年，针推专业学生的入门课程《医古文》，从两个学期56 小时，改为一学期72 小时；1989 年，中医专业本科生《内经讲义》课从 108 小时缩减到 72 小时。[1]

一位老师说："学院派强调西医的重要性。他们觉得学习古书不

---

[1]　20 世纪 50 年代后期，两年内每天都有"内经"课。（Zhang，p.c.）

是必要的，对《内经》不重视。"学校主管部门打算通过"范例学习"培养学生阅读经典医学条文的习惯。然而，如果删减了太多例子，那么院校声称传承中国传统文化就成了空谈。

第二课 辩证法 [177]

在第二个小时，陶老师开始讲授中医基础知识。"我不是哲学家，也不是政治科学家，但是医学和哲学不能分开。它们的根基都是阴阳和五脏。"① 然后，他对教科书的内容进行了介绍。他谈到了"唯物观"与"生活观""形神观"之间的相互影响以及对"疾病观"的影响。然后他谈到"辩证观"，强调了在所有事物中的"矛盾""整体观念"和"运动性"。在下午的辅导课上，陶老师承认，矛盾和斗争的概念政治上也谈。因此尤其是当他在课堂上讨论阴阳概念时，他自然而然地使用了"唯物辩证法"的表达。

关于阴阳，陶老师根据教科书《中医基础理论》（印会河 1984：12—15）指出，阴阳之间的互动主要有四个方面：对立制约、互根互用、消长平衡和相互转化。陶老师在黑板上写下了这些术语，并添加了自己的定义和示例（见图 6.1）。

陶老师依据教科书来区分四种"对立"，但是从他在黑板上写的例子来看，阴阳所描述的四个方面的四种"对立"之间的区别并不十分清楚。例如，"天克地与地克天"和"天与地"之间的区别不是 [178]

---

① 通常的表述是阴阳和五行。我很惊讶地听到陶老师以五脏的概念取代了"五行"的概念。考虑到中医中"五脏"的重要性日益增加，他以"五脏"代替"五行"的说法可能是故意的。

立刻就能理解的。同样，"饮食和工作"与"营养和功能"之间的唯一区别似乎是，在一种情况下，箭头是水平的，而在另一种情况下则是垂直的。[①]

1. 对立制约：
火克水，水克火；
天克地，地克天；
左克右，右克左
2. 互根互用：
老师与学生
男人与女人
天与地
3. 消长平衡：

工作 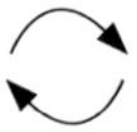　　　　　　饮食

4. 相互转化：
功能

营养

图 6.1　中医教学中"阴阳"的四个方面

诉诸克鲁斯（Cruse）的《词法语义学》时，需要进行一些澄清。在克鲁斯（1986：197—264）看来，英语中的对立词组描述了四种主要的反义词：（1）互斥的对立，在这里称为"互补反义词"，其特征是相互之间是"非此即彼"的关系；（2）"反义词"，彼此之间具有一种分类关系；（3）"定向对立"，描述相反的运动；（4）"伪对立"，其中一个词有几个相反的词（见表 6.3）。这使我们禁不住要问"阴阳"的四个方面涉及的究竟是哪一种对立关系。

---

① 陶老师用圆角箭头描述了导致阴阳平衡和相互转化的过程，但在中医的生理和生物医学图示中使用直线和矢量。

当然，需要谨慎地使用词汇语义学。克鲁斯（1986）分析的是英语词汇而不是中文，这一点很重要，因为对立关系是以"约定俗成"为基础被认可的。

表 6.3 据《词法语义学》的反义词（据克鲁斯 1986 年的著作） [179]

	对立的术语	对关系的描述	英语中的例子
1	互补反义词	非此即彼的（either-or）	dead-alive；open-shut
2	反义词	可分等级的（gradable）	
2.1	极化两极词	客观描述的	fast-slow，heavy-light
2.2	重叠两极词	可评估的	good-bad，polite-rude
2.3	均等反义词	主观的	sweet-sour，nice-nasty
3	定向对立	相反的运动	
3.1	方向	"潜在的路径"	up-down，north-south
3.2	正相反	极端	centre-periphery
3.3	配对物	一个均匀的形态中相互制衡的不规则	convex-concave，male-female
3.4	反向关系的	相反方向的运动	rise-fall，enter-leave，pack-unpack
3.5	转化的	会聚方向的关系	before-after，predator-prey，guest-host，teacher-pupil
4	伪对立	一对多的对立	thin-thick/fat，old-new/young

例如，联合国的西方官员倾向于将"工作时间"与"休闲时间"对立起来，而不像陶老师所说的"耕与食"(working to eating)。此外，由于陶老师涉及的概念以"多义性"(multivocality) [Turner (1960) 1967：48—58] 较为突出，使得分析变得困难。例如，水可能指的是在河流中流淌、在湖泊中有深度的东西，它可能一直扩展到我们喝的东西以及排出的尿液，它可以是寒冷或咸的东西，有时是黑暗的，有时是清澈的，它可以是柔软而脆弱的，也可以是某种

使植物适应生长的活力。

但是，词汇语义学的分析确实提供了一些解释。与人相对，水可以浇灭火，但反过来看，也可以理解为火的使用将"有形"的水变成"无形"的蒸气。在这种情况下，水与火可以理解为互斥的对立面，彼此处于"非此即彼"的关系中，用克鲁斯的话来说就是"互补词"：如果其中一个是活的状态，那么另一个就不是（表6.3，第1节）。相反，如果把水和火视为寒和热的指标，它们可能会指向类似于等级温度计上"冷暖"相对的位置。依据词汇语义学，如果它们被认为是"客观描述的"或"均等反义词"，那么它们就是"极性反义词"，因为中国医学概念通常指的是主观感觉（表6.3，第2.1和2.3节）。然而，在中国古代哲学中，水和火描述了另一种对立。如果参考《尚书·洪范》一篇中最常被引用的关于"五行"的文本，你会发现："水曰润下，火曰炎上。"（Karlgren 1950：30）水和火在这里被认为是"方向相反"，因此最好被归类为"反向关系"（表6.3，第3.4节）。

[180]

陶老师在黑板上写的例子表明，通过对立、相互依赖和相互使用来进行控制，都可以被理解为"定向关系"（表6.3，第3节）：天与地就像男人和女人一样，都可以被看作是"配对物"（Cruse 1986：225）。但是，尤其在中文里，男人和女人还有可以作为换位反义词，表达丈夫和妻子的含义（p.232）。老师和学生构成了"转化"的另一个例子，根据克鲁斯的说法，左与右则表示"方向"（p.223）。在没有意识到这一点的情况下，陶老师举的一些例子强调了张大夫已经强调过的宇宙的概念：他从"方向"类别的角度来构思它（见第123—124页）。就像张大夫在强调"五位"时一样，陶老师提出了"定向关系"的例子，根据古老的观念，宇宙是不断流动和不稳定的概念，这一发现是完全合理的。流动和变化具有内在的方向性。①

　　词汇语义学帮助我们认识到陶老师写在黑板上的例子有什么共同点，即"定向对立"，但并没有帮助我们区分阴阳的四个方面。陶老师在课堂上提供的信息不足以区分阴阳被认为的四种不同的对立形式，求助于教科书也给出了同样模糊的画面。在教科书的"阴阳"章节中，由于对医学典籍的引文选择是不系统的，因此无法系统地比较和对比阴阳的四个方面，② 某些引文的解释不一致，③ 某些段落中缺乏引文，④ 没有说明现代汉语中的某句话实际上是引用了古代典籍，⑤ 在 [181] 某一个段落中包含临床实践的案例，而不是在所有其他段落中。⑥

　　后来，我发现毛泽东的文章《矛盾论》澄清了这个问题（毛泽东 1961，1975b）。中医教科书中被归因于"阴阳"的四个方面中的两个，是借鉴了毛泽东的著作，即通过对抗和相互转化进行制约。毛泽东的"对立统一"概念被用来重新诠释"对立制约"段落中的阴阳的含义。教科书的编撰者可能还借鉴了毛泽东著作中的"互相转化"的表达。然而，在这种情况下，对阴与阳之间的相互作用的重新诠释并没有完全与毛泽东"相互转化"的观念一致。由于教科书包含了医学经典的引文和临床实践的案例，因此很明显，从毛泽东著作中借来的含义与中医的阴阳概念之间仍然存在着差异。

───────────────

① 　更全面的分析，请参阅 Hsu（1998）。

② 　例如，一句描述阴阳之间的平衡的引文被引用在"对立制约"的段落中［《中医基础理论》(印 1984：12)］。

③ 　例如，在"对立制约"(同上：13) 这一段中，引用了另一段引文来解释平衡。

④ 　例如，在关于平衡的段落中，只重复引用了一段描述"对立制约"的引文（同上：13—14)

⑤ 　同上，第 13 页。

⑥ 　同上，第 16 页。在《中医基础理论》中有关"阴阳"的段落中的论证，显然是含糊不清的，但并不是所有的中医著作都如此。

对立统一和斗争的必要性

"对立统一"是陶老师谈到阴阳时最喜欢用的短语，也是毛泽东《矛盾论》一文的核心："事物的矛盾法则，即对立统一的法则，是唯物辩证法的最根本的法则。"（毛泽东 1961：287）。毛泽东著作中的"对立统一"不仅强调了事物内部的矛盾，而且强调了斗争的必要性。毛泽东（1975b：341—342）引用了列宁的"对立的统一……是有条件的、一时的、暂存的、相对的。互相排斥的对立的斗争则是绝对的"。

[182]

毛泽东（1975b：337）主张"一切过程中矛盾着的各方面，本来是互相排斥、互相斗争、互相对立的"。对立面可能同时是"统一"，因为双方互为存在的条件——"没有生，死就不见；没有死，生也不见"（p.316）。——而且因为"一定的条件而各向着和自己相反的方面转化了去，向着它的对立方面所处的地位转化了去"。（p.316）。毛泽东（1975b：338—339）举了一个"无产阶级革命"的例子："被统治的无产阶级经过革命转化为统治者，原来是统治者的资产阶级却转化为被统治者，转化到对方原来所占的位置。"这意味着在唯物辩证法中，对立的双方相互转化。毛泽东主张"无论什么事物的运动都采取两种状态，相对地静止的状态和显著地变动的状态"（342）。因此，就词汇语义学而言，"对立统一"是指互斥的对立，即克鲁斯所称的"互补反义词"（表 6.3，第 1 节）。它还意味着对变革的理解，其中斗争导致团结，并且，由于事物内部的矛盾，团结也会导致对立，这里包含着斗争。

对立统一包含在《中医基础理论》对阴阳的讨论中（印 1984：12）："阴阳既是对立的，又是统一的，统一是对立的结果。换言之，对立是二者相反的一面，统一是二者之间相成的一面。没有对立也就没有统一，没有相反，也就没有相成。"①

　　例如，中国有句俗语"相反相成"②成为一个条件句："没有相反，也就没有相成。"但在上述语境中，它没有任何意义。一个人（一个事件或一个事物）可以互补但不必相反。阴与阳不一定非得要"相反"才能"相成"。

　　对于"阳生阴长"这句话的解释，可以强调阳是阴的反面。阳生而阴不生。从语言学的观点来看，阳是阴的对立面，"阳"和"阴"的区别只在意义的一个维度上（Cruse 1986：197）。相比之下，我们可以把这个俗语解释为强调两种潜能，二者之间并没有太大的区别，而且肯定不是在根本上对立的，正如我对"生"(to engender) 和 "长"(to cause growth) 的翻译所暗示的那样。减少"阳"并不能转化为"阴"，反之亦然。阴和阳描述了"成为"的两个不同方面。它们不需要对立，就像"变"和"化"并不是对立的，而是从不同的角度描述变化。通过减少"阴"和"阳"而达到相反，则只强调一种可能的解释。 [183]

　　《中医基础理论》中关于通过"对立"进行"制约"的讨论，不但使阴阳陷入矛盾，而且反映了一种理解，即在经历了一段特殊对立时期的斗争以后产生了统一性。阴阳被认为是相互斗争的，因而彼此制衡。这种对阴阳的理解不能与其他观点调和，例如，张大夫在评论《易经》中对阴阳的看法时（见 125—126 页）。

　　唯物辩证法中的"对立统一"与阴阳之间的"对立统一"之间的差异，成为争论的焦点。杨献珍谈到"合二为一"，并将其应用

---

① 这里的"相成"是指对另一方的补充，注意不要与 Cruse 的用法相混淆（表 6.3，第 1 节）。

② 源自《汉书》中的一个短语。

于政治，提倡一种同时包容集体和私有制的经济。杨献珍是一位马克思主义理论家，在苏联工作了二十多年，但他的观点牢固地植根于中国传统。他指出了像阴阳之类的中国概念，这一类概念的两个方面在参与同一事件时体现出"和谐"，正如"呼吸"由"呼"和"吸"组成。这种观点使他能够容忍多样性（Goldman 1981：97—98）。此后毛泽东的辩证法被运用于医学教材中解释阴阳的观察，凸显了古代对阴阳的理解和毛泽东思想对阴阳的理解有多么不同，以及其中的影响有多么深远。

相互转化：两种不同的变革观念

阴阳之间的互动被称为相互转化，涉及从一个观念转变到它的对立面。"相互转化"这一措辞与唯物辩证法之一的"互相转化"有着惊人的相似性。

[184]

作为一名革命者，毛泽东面临着改变 20 世纪初中国所处的社会和政治条件的问题。他不同意只有环境的变化才能影响变化；他认为这种变化是定量的而不是定性的（毛泽东 1961：296ff.）。毛泽东（1961：318）的变革观念是以列宁的辩证法观点为依据，即"辩证法是这样的一种学说：它研究对立怎样能够是同一的，又怎样成为同一的（怎样变成同一的），——在怎样的条件之下它们互相转化，成为同一的"。

大致说来，辩证法的变化是将两个对立面结合成一个综合体："由两个对立面形成的旧的统一体产生了由对立面组成的新统一体，接着新的过程出现并取代旧的"（Wakeman 1973：298）。然而，魏斐德指出，《矛盾论》并未解释这种变化是如何发生的，并指出了许多例子"源自历史来说明对立面之间的相互转化，但实际上并没有解释这些变化是如何发生的。一个阶段简单地紧接着下一个阶段，就像一张前后没有过渡运动的静态照片一样"（第 298 页）。通过呈现前后两种不同状态的照片来描述变化确实是《矛盾论》的特征。在中医文献中，阴阳互相转化的过程经常通过前后对比的静态图像来展示。

中医老师们很容易指出，毛泽东的辩证法与"阴阳思想家的辩证法"之间还有更多相似之处。有时他们会简单地说，唯物辩证法的先驱者实际上是中国人。与建立在源自力学意象基础上的对变化的一元解释相比，"唯物辩证法"和"阴阳辩证法"有许多共同之处，而前者的单一解释排除了许多因素，而这些因素支持一种可想象的沿着单向时间向量的因果序列（这通常是评估西医过程的例子）。

例如，考虑到毛泽东（1961：318）曾经引用列宁的话："'为什么人的头脑不应当把这些对立看作死的、凝固的东西，而应当看作生动的、有条件的、可变动的、互相转化的东西'"。事物被认为是"活的"或更确切地说是"不断变化的"，它们是相互转化的，这种变化的力量存在于事物本身之内，因而每一件事物都是特殊和独有的——这是毛泽东在对辩证变化的理解中发现的特征——这与宇宙就是阴阳在恒常中不断变化的观念（在转变的意义上）有许多共同之处。[185]

但是，20 世纪的革命者的目标与中国古代阴阳观念固有的世界观之间的差异是至关重要的。在《中医基础理论》（印会河 1984：14）中，"相互转化"是依据对《内经》的一些引用进行解释的。其中一条来自《素问·天元纪大论》："故曰物生谓之化，物极谓之变。"另一条来自《素问·阴阳应象大论》："寒极生热，热极生寒。"这一点可以通过医疗实践中的一个例子来证明："如某些急性温热病……在持续高热的情况下，可突然出现体温下降、面色苍白、四肢厥冷、脉微欲绝等阳气暴脱的危险，这种病证变化，即属于由阳证转化为阴证。"这两条对《内经》的引用和对一种区别模式（辩证）的转变的描述指出了一种变化：这种变化在一个观察者看到已达到或已超越一个边界且正向着其相反方向位移时发生，或者，如前面提到的，"变"为另一个实体（请参阅第 112—116 页）。阴阳的这一方面被称为"相互转化"，在毛泽东的著作中，这个词代表着辩证变化。然而，教科书并没有强调斗争的必要性。"转化"的改变并非假定对立双方的统一而发生。虽然，"转化"一词在毛泽东的《矛盾论》和《中医基础理论》中分别都出现了，但在这两篇文本中却有着明显的不同含义。①

[186]　　　总之，"对立统一"是唯物辩证法的一个习语，在教科书"对立制约（第一部分）"的段落中，阴阳被解释为描述辩证法的变化。而"相互转化"这一用语（第四部分），也是从唯物主义辩证法中借用的，但本段中对"阴阳"的解释并未对之进行相应的调整。②

第三课　迈向系统化

第三课开始时，学生们（像往常一样）从座位上起立问候"老师好"，并在他们再次坐下时，继续在长凳上窃窃私语（和往常一样）。整个课堂上，老师站在黑板前，一直用一个单调的声音讲课，只有当学生们的声音（课堂讲话）大得难以忍受时才有所变化。这

①　我无意使这个问题复杂化，但是"转化"一词也出现在《内经》中，具有另一种含义："故病久则传化（原引文中为"传化"——译者注），上下不并，良医弗为"（《素问》第三篇）。转化，即改变，也指消化吸收的过程。（例如《素问》第十一篇。参见任应秋：《黄帝内经章句索引》(1986: 1422; 13, 37)。
②　有可能是因为这个原因，中医教材的编写者决定用"相互转化"，而不是"互相转化"。

堂课不是陶老师的，而是田老师的第三课。这堂课的内容是关于
1984 年版的《内经讲义》。从其目录可以明显看出，《内经讲义》和
《中医基础理论》的主题结构大致相同（见表 6.4）。老版本的《内经
讲义》构成了 20 世纪 60 年代初的入门课程，并在 70 年代起被旧版
的《中医基础理论》所取代。

　　《内经讲义》的核心是《内经》的整卷或某些篇。按照帝王时代
的文字传统，《内经讲义》由"原文"及很多"脚注"（注释）组成。
在帝王时代之后，新中国成立之前的这段时间，与编辑的大多数课
本一样，原始文本以紧凑的段落（2 至 7 行）呈现，而不是在每一个
词组后面加上一个或多个注释。新中国成立后的中医教科书编写者
们做的解释性补充仅包括每章开头导论和某些段落末尾的"按语"，
它们都是以标准的现代中文撰写的。

　　相比之下，《中医基础理论》则以标准的现代中文撰写，只包含
了《内经》（和其他一些医学著作）的简短引文。20 世纪 60 年代初，
一系列已经发表在《福建中医药》期刊上的论文被汇编成一本名为
《中医基础学》的教科书（1963：1）。尽管这本教科书在"文革"前
就已出版，但直到 20 世纪 70 年代初才在全国范围内发行。对于人
类学家和历史学家而言（例如 Sivin 1987），这是最令人感兴趣的，
尤其是因为中医的概念是以一种比文言文更明确、更容易理解的方
式来讨论的。① 《中医基础理论》的编者不仅是注释者，而且是一个
连贯的文本的创作者。这为革新开辟了一个讨论空间。

---

① 　说一种语言（现代汉语）比另一种语言（古代汉语）更简洁是不准确的，但由于
教科书所采用的语言风格是现代汉语，陈述通常更加清晰，不那么含糊和多义。

[187]

表 6.4 《类经》《内经知要》《内经讲义》及中医基础学科系列教材章节标题

《类经》(1624) 32 卷 12 类	《内经知要》 (1642) 8 章	《内经讲义》 (1984) 9 章、 1 附录	《中医基础理论》(1984 版) 8 章	中医基础学科 系列教材 [1988 版] 4 本 ①
		1. 绪论	1. 绪论	1. 中医学导论
1. 摄生类	1. 道生	2. 阴阳五行学说	2. 阴阳五行	
2. 阴阳类	2. 阴阳			
3—4. 藏象类	5. 藏象	3. 藏象学说	3. 藏象	2. 藏象学
		3.1 脏腑学说	4. 气血津液	
		3.2 精气神		
5—6. 脉色类	3. 色诊	7. 诊法		
	4. 脉诊	5. 经络		
7—9. 经络类	6. 经络	4. 经络学说	6. 病因与发病	3. 中医病因病 机学
10. 标本类		5. 病因病机学说		
11. 气味类				
12. 论治类	7. 治则	8. 治则治法		
13—18. 疾病类	8. 病能	6. 病证	7. 病机	
		9. 养生学说	8. 防治原则	4. 中医防治学 总论
19—24. 针刺类				
25—28. 运气类		附录：运气学说		
29—32. 会通类				

[188]

表 6.5 对中医教材不同评论的毕业生人数

对中医教材的评价：	针灸按摩		中 医
	1986—8	1987—9	1985—9
系统化，包括基础知识	7	7	10
仅适用于一般的指导	5	5	4
（非常）有用	5	3	5
没有进行评价	2	2	3

---

① 1988 年版的中医基础学科系列教材实际共 9 本（见《藏象学》前言），这里只统计 4 本。

教授《内经讲义》的田老师并不着急使中国医学观念与辩证法相契合。相反，他全神贯注于对医学经典的"系统化"分析。在他看来，《内经》是对很多相互矛盾的引文的积累，他说，这是一个真正的难题，因此学生需要系统的指导。就像其他中医老师一样，他强调知识的系统化展示是中医学院教育的力量。的确，大学毕业生将中医教科书的主要特征归为系统化（见表6.5）。一位老师在接受访谈时告诉我："师徒关系导致了中医知识的各种不同学派。"在他看来，这是一个缺陷。"系统化是知识规范化的必要条件，这对未来中医的生存至关重要。"他认为，西方科学的成功源于其系统化。

对于系统化地掌握知识的方法，陶老师也是一位有力倡导者。当我尝试将课堂和临床经验结合起来安排学习时，他反对道："只有在课堂上获得的知识才是系统的。如果您从一开始就坚持临床经验，那么我根本就不会在乎你的培训。"六个月后，当我厌倦了查阅中医诊断学丰富华丽且近乎诗意的词汇，并且希望自己可以完全跳过这门课时，迫使我回到教室的一个词就是"系统化"。在没有系统的诊断知识的情况下，仅从"经验"中学习的医生将如何在实践中识别出任何以前在实践中没见过的疾病？"老中医"和他的"经验"是现代中医（TCM）论战的目标，对他们的"攻击"是靠"系统化"概念推动的。 [189]

陶老师自称深信中医的疗效，但这并不妨碍他携带听诊器，而听诊器通常被认为是西医的象征。① 他意识到医疗规范中存在的种种

---

① 由于听诊器放大了人体内有缺陷问题的结构产生的声音（Reiser 1978：23—44），因此，医生可以通过对人体表面进行检查来了解体内的状况。此过程与脉诊非常相似，并且因为听诊器强调了中国人非侵入性的伦理准则，它也可以被视为现代中国诊疗的象征。

矛盾，但尽管如此，仍然只能将其作为医学实践的指南。他爽快地承认中医的某些概念含糊不清，这些概念取决于特定的上下文，规范可以变通，处方的标准配方也很容易修改。他声称所有这些恰恰是中医的强项，但这并不妨碍他强调系统化的重要性。他说，系统化意味着可分析性——将整体划分为不同的主题。现代中医生是通才。那就是问题所在。"上个（19）世纪西方伟大的医学发现都不是通才造就的，而是眼科、细菌学等领域的专家。"（陶老师，P.C.）现代中医的未来是将现代中医理论划分为培训专家的不同课程。[①] 陶老师认为，系统化意味着专业化和规范化。

　　中医教师绝不是中国医学史上首次强调将医学知识系统化的一群人。众所周知，在公元 762 年，王冰编修《素问》的目的就是使医学知识有序化。将《太素》（杨上善 1981）和《素问》（Anon. 1956）进行比较可以发现，编者对《太素》（或与之相关的文本）进行了（分析性的）拆分，并对其中部分内容进行了重新编排。显然，在王冰一[190]例中，系统化意味着主题化。[②] 约一千年后，张介宾发现王冰对《素问》的主题化组织难以理解，并在他的《类经》[（1624）1985：1—8]的导言中宣称他认为有必要重组整个《内经》的内容（同样参见 Klein 1987：64—74）。[③] 在《类经》（1624）中，他取消了《素问》和《灵枢》之间的划分，而是在二者中按照主题组织篇章和节录，并将它们重新组合为十二个不同的"类"，总共有 32 卷（见表 6.4）。

---

① 这正是 1988 年版本的中医编辑的做法，将以前的一本书拆分出四本。

② 王冰的版本已不复存在。在宋版（1078）中，主要的编纂者高保衡（11 世纪）和林亿（11 世纪），评论说他们比较了许多不同的版本，然后"更正"了六千多字并修正了两千多条注释评论（Anon. 1956：3）。

③ 因此，Unschuld [（1980）1985：220] 建议将《类经》视为"按照主题组织的经典"。

　　促使张介宾重新建构《内经》的"类"的概念值得进一步推敲。在这种语境下，如果人们将"摄生类"翻译为"观看与分娩"，将"阴阳类"翻译为"阴与阳"，将"藏象类"翻译为"隐藏与显现"，将"脉色类"翻译为"脉搏与气色"，将"经络类"翻译为"经与络"，将"标本类"翻译为"分枝与根源"，将"气味类"翻译为"（药的）气与味"，将"论治类"翻译为"讨论与治疗"，"疾病类"可意味着"辅助性的——'疾'与发生病变的条件——'病'"，"针刺类"可翻译为"辅助性的'针'与针灸中的'刺'"，"运气类"或许可表示为"'五运'——即（气的相位的）五个循环阶段与'六气'——即六种气候性的影响"，"会通类"可能最好译为"一致类别"——那么，所有这些类别似乎都可以说成是按照成对的互补的两方面来表达的。①

　　张介宾的著作产生了持久的影响：上述十二个类别中的大部分都被收录进了中医入门教科书中（参见表6.4）：在"摄生类"（1624）中讨论的内容对应于《内经讲义》中的"养生学说"和《中医基础理论》中的"防治原则"，尽管这些章节在各自著作中的位置已经发生了改变（见下文）。"阴阳类"与《内经讲义》和《中医基础理论》中的"阴阳五行"相对应；"藏象类"在《内经讲义》和　[191]

---

① 这些术语的确切含义仍需进一步研究。把张介宾著作中的"藏象"翻译成"隐藏与显现"是有一些大胆的；在中医教材中，它被有意识地解释为"五脏六腑"以强调该术语内涵的变化。Porkert（1974：112）将"象"对应于希腊语 eikon（图标或图像）。至于《易经》，Wilhelm［（1923）1981：5］将"象"翻译为图像，很好地反映了"象"对旁观者显而易见的观念："观象"。Peterson（1982：80—81）提出以"像"（figures）作为翻译："像是一个图像或相似物，但它也是一种形式或形状，一种设计或配置或图案，也是一种书面符号。"把"象"翻译成"像"或"配置"，与"群"的翻译相近。

《中医基础理论》的相应章节中依然叫作"藏象类";"脉色类"则对应于《内经讲义》中的"诊法";① "经络类"在《内经讲义》和《中医基础理论》中保留了原来的名称;"标本类"分别与《内经讲义》和《中医基础理论》中的"病因病机学说"与"病因与发病"相对应;在中医入门课程中并没有讨论"气味类",但它却出现在中医入门教材 [《中药学》(凌 1984)] 中;"论治类"与《内经讲义》(1984)中的"治则治法"一章相对应;② "疾病类"与《内经讲义》中的"病证"和《中医基础理论》的"病机"相对应。值得注意的是,在这两本中医教科书中都没有提到"针刺类"或"会通类",并且仅在《内经讲义》的附录中讨论了"运气学说"。

建立了这些对应关系之后,自然就会产生一个问题,即为什么1984 年版中医教科书中的章节标题与张介宾的分类相关联。出于历史考虑,我研究了《内经知要》(1642)的内容,这是一本在清代(1644—1911)和民国时期(1912—1949)都作为入门读物(陶老师,p.c.)。通过对标题的比较可以看出,《内经知要》(1642)为中医入门课程奠定了基础(参见表 6.4)。在《类经》(1624)之后不久出版的《内经知要》(1642)对前者进行了压缩,并在很大程度上保留了其总体结构(同时省略了五类,即标本类、气味类、针刺类、运气类和会通类)。

是否只是类别名称和篇章的标题彼此对应,但内容没有对应?带着这个问题,我研究了"藏象类"。从《内经知要》对《内经》选

---

① 由于已经开设了一门新的课程——《中医诊断学》,因此它(脉色类)并没有列在《中医基础理论》中(邓 1984)。考虑到西医属性对诊断的重要性,中医教科书编者发现有必要在 20 世纪 60 年代设立一门单独的诊断课程,这可能并非巧合。

② 值得注意的是,它被只专注于理论的《中医基础理论》忽略了。

录的文本进行的详细分析表明，《内经知要》（1642）的确复制了《类经》（1624）的主要内容。在《内经讲义》中，对《内经》的引用在一定范围内与这些先驱性的文本相同，但对典籍文本的复制显然来自对《内经》本身的深入研究。① 文本摘录的选择及其排序都有明显变化（见表6.6）。像张介宾和李中梓编撰的中医教科书，都是通过主题化来系统化的。

[193]

表 6.6　《类经》《内经知要》与《内经讲义》对《黄帝内经》"藏象类"的摘录比较　　[192]

《类经》（1624）"藏象类"全部32条摘录（第3卷和第4卷）	《内经知要》（1642）据秦伯未（1985）的版本摘录对应的页码	《内经讲义》（1984）在章节2.1—9.1中对应的摘录
3.1　《素问·灵兰秘典论》（整个文本）	p.38（摘录）	3.2（完全相同的摘录）
3.2　《素问·六节藏象论》（摘录）	p.39（完全相同的摘录）	3.1（完全相同的摘录）
3.3　《灵枢·小针解》（摘录很小部分）	p.41（完全相同的摘录）	3.7（完全相同的摘录）
3.4　《素问·金匮真言论》（摘录）	p.43（完全相同的摘录）	2.2.3（整个《素问·金匮真言论》）
3.5　《素问·阴阳应象大论》（摘录）	p.44（完全相同的摘录）	2.1.3（整个《素问·阴阳应象大论》）
3.6　《素问·五运行大论》（本篇后半部分）	p.49（结尾部分的很小部分摘录）	

①　这些中医教材编写者的工作以其文献学的精确性而著称。在《内经讲义》关于阴阳五行和藏象类的两章中，我只发现了几处文字与明代印刻的宋代的《素问》（Anon. 1956）稍有偏离。《类经》摘录中刊印的"类别"，除了少数几个例外，也很可靠。与此相反，《内经知要》再现的《内经》的文本都是经过一贯地省略了引导性问题和一段归纳总结。此外，一个章节的所有段落或一个段落中的一些句子经常被省略掉，这些段落往往是20世纪的读者无法立即理解的部分，同样也是晚明的读者难以理解的部分。

续表

《类经》(1624) "藏象类"全部 32 条摘录 (第 3 卷和第 4 卷)	《内经知要》(1642) 据秦伯未(1985)的 版本摘录对应的页码	《内经讲义》(1984) 在章节 2.1—9.1 中 对应的摘录
3.7 《素问·太阴阳明论》 (摘录很小部分)		3.8(整个文本)
3.8 《素问·五藏生成》 (本篇开始)		
3.9 《灵枢·本神》(整个文本)		3.16(整个文本)
3.10 《灵枢·本神》(整个文本)	p.47(完全相同的摘录)	3.16(整个文本)
3.11 《素问·五藏别论》 (摘录最后一部分)		
3.12 《素问·经脉别论》(摘录)	p.48(完全相同的摘录)	3.9(完全相同的摘录)
3.13 《素问·上古天真论》 (摘录最后一部分)		9.1(整个文本)
3.14 《灵枢·天年》(整个文本)		3.4(整个文本)
3.15 《灵枢·寿夭刚柔》 (最后部分)		
3.16 《灵枢·邪客》(摘录)		
3.17 《灵枢·五音五味》 (摘录最后一部分)		
4.18 《灵枢·卫气失常》 (后半部分)		
4.19 《灵枢·阴阳清浊》 (整个文本)		
4.20 《灵枢·邪气藏府病形》 (摘录很小部分)		
4.21 《灵枢·论勇》(整个文本)		
4.22 《灵枢·论痛》(整个文本)		6.6(整个文本)
4.23 《素问·五藏别论》 (摘录最后一部分)		3.3(完全相同的摘录)

《类经》(1624) "藏象类"全部 32 条摘录 (第 3 卷和第 4 卷)	《内经知要》(1642) 据秦伯未(1985)的 版本摘录对应的页码	《内经讲义》(1984) 在章节 2.1—9.1 中 对应的摘录
4.24 《素问·玉机真藏论》 （摘录中间部分）		
4.25 《灵枢·决气》(整个文本)	p.50（摘录）	3.12（整个文本）
4.26 《灵枢·肠胃》(整个文本)		
4.27 《灵枢·平人绝谷》 （整个文本）		
4.28 《灵枢·本藏》(整个文本)		
4.29 《灵枢·师传》(后半部分)		3.17（摘录）
4.30 《灵枢·通天》(整个文本)		
4.31 《灵枢·阴阳二十五人》 （整个文本）		
4.32 《灵枢·五音五味》 （第一部分）		

中医教师们声称系统化意味着科学化。例如，在讨论阴阳时，田老师在他的第三课中应用了一个图式，反映了他对科学化的理解：

(a) 阴阳的定义

(b) 阴阳的特点

(c) 阴阳的证据

(d) 阴阳的应用

(e) 阴阳之间的相互关系

(f) 阴阳在体内的转化作用

(g) 阴阳的病理变化

这一个特殊的图式的构成部分为：一个定义（a），一个"客观的"描述（b），一个证据（c），一个应用（d），以及对该实体与其他实体之间的相互关系的讨论（e—g）。（a）中的"阴阳的定义"以标准中文给出，"阴阳的特点"（b）不得不引用简短的古文（其中三条来自《内经讲义》第22页，另一条来自另一章），而"阴阳的证据"（c）则由另一条古汉语引文（第30页）构成。至于"阴阳的应用"（d），则是对一条古汉语引文（第21页）给出了不同的解释。关于"阴阳之间的相互关系"（e）的讨论分为了三个小节，分别引用了第30页、第24页和第21页中的词句。关于"阴阳在体内的转化作用"（f）的讨论包含了第23页中的一个短语，只有对"阴阳的病理变化"（g）的讨论以更连贯的方式处理为教科书中的两个段落（第24—25页）。田老师试图系统化和科学化，但是他没有严格地应用任何文本分析方法。相反，他将一些他认为与解释阴阳有关的词句组合在一起。同样地，他的讲课是主题化的而不是系统化的。

[194]　　值得注意的是，田老师没有让学生面对文本。对他而言，文言文文本是未经加工的，必须要经过"加工"以后才能为学生消化吸收。教科书编辑者已经通过在文本上添加评论和注释完成了对文本的初步工作。像田老师这样的中医老师认真地准备他们的讲课，继续着这项解释性工作。正如我们所见，田老师将文本分解成简短的短语——尽管取材于不同的部分，并为学生提供了一种文本式的"炒杂碎"（chop-suey）。

　　在其他课上，田老师首先在黑板上写了一组汉字，每个字都等同于一个现代词语。只有这样，他才能去讲由这些古汉字组成的一句文言文句子。学生们不必经历来自古代中医典籍词汇中令人头痛的"多音词"和"多义词"的折磨，他们有老师给予可靠的指导。他们对事物的看法与导师的"全知"是一致的，例如，当张大夫进行权威模式的解释时（见第128—131页）。

西方学者批评这种方法是将"宝库"转变为"采石场"（Porkert 1982：569）。的确，考虑到对过去黄金时代的尊重，人们不禁要问，为何对它的敬畏竟会甘心让步于（在局外人看来）对它的完整性的严重侵犯。在这里，我们不妨回顾一下张大夫运用文本来支持他个人医疗实践的解释方式——根据对现在的需要而准备过去那些原始文本。在文献学者看来，可能是一种残缺不全，然而对老中医而言，却可能意味着灵活，或是中医教师的"系统化"。

回到陶老师在第二课中指出的阴阳的四个方面，让我们想想田老师通过对《内经》的引用证明了被称为"互根互用"（第二部分）和"消长平衡"（第三部分）的两个方面。他称"互根互用"是对阴阳的"应用"：

阳生阴长，阳杀阴藏

阳化气，阴成形。

这些引文（来自《素问·阴阳应象大论》）的含义晦涩难懂。田老师在黑板上写下了几个不同的解释。第一个与我们在《素问·天元纪大论》第一节中遇到的非常相似："故在天为气，在地成形，形气相感，而化生万物矣。"第二个与我们在探索"变"和"化"的过程中其他所提到的类似。第三个也同样类似。因此，阴阳之间的互动被称为"互根互用"，并且通过这些"引经据典"证明了它们与张大夫在其读书会上所讨论的类似。　　　　［195］

"消长平衡"是《中医基础理论》中提到的阴阳的第三个方面，在《内经讲义》导论课中并没有进行讨论。几个星期后，田老师在"病因病机学说"一章中讨论了"卫气"的概念。这说明了"消长"概念的出现——至少在《内经》中——仅限于"营卫"的语境中。

田老师用来解释"消"和"长"概念的文本引自《素问·生气

通天论》(引自《内经讲义》,程 1984:90):"故阳气者,一日而主外。平旦人气生,日中而阳气隆,日西而阳气已虚,气门乃闭。是故暮而收拒,无扰筋骨,无见雾露,反此三时,形乃困薄。"

当我问年轻中医"消长"与"转化"相比意味着什么时,他们解释说,这两个概念之间的主要区别可能是变化发生时的速度,"消长"指的是逐渐的变化,而"转化"指的是突然的变化。[①]然而,上述引文表明,现代汉语中的"转化"(相当于古汉语中的"变")与"消长"在发生变化的时间概念上也可能有所不同。转化,从"变"的意义上来看,最好是从时间的极性概念上来理解;而"消长"关于时间的感知则是循环的,它用来描述"气"在黎明、正午和黄昏的属性变化,月亮在一个月之内的变化,或一年之间的季节变化。

总而言之,阴阳的四个方面都在最近被赋予了对阴阳的重新诠释,每个中医学生都必须记住:

[196]

(1)"对立制约"经常被解释为"对立统一",这是毛泽东的《矛盾论》中的一个关键概念。它假设了一个对立的阶段和对立双方绝对必要的斗争。在《中医基础理论》中,这种必要斗争的概念归因于阴阳。

(2)"互根互用"描述了与张大夫的读书会中已知的关于变化的不同观点,但几乎没有对其进行解释。

(3)在《中医基础理论》中,"消长平衡"通常是关于阴阳的一个方面。相比之下,在《内经讲义》中,"消长"描述了在非常特殊的语境下,参照循环时间的概念来描述变化。

(4)"相互转化"似乎是从唯物辩证法借鉴来的一个词。在毛泽

---

① "消长变化"一词在中医教师的词汇中一直是一个固定的表达。

东的著作中，它指出了包含着两个对立面的综合的一种变化。然而，在《中医基础理论》中，它是中国文献中一个众所周知的变化的标签，有时用术语"变"来界定。相互转换是指观察者可见的对立转换，在到达边界并越过边界时发生。例如，它标出了由一个"辨证"转换为另一种"辨证"的过程。

显然，中医的定义建立在对阴阳的多种不同解释上。对立制约，是对阴阳的一种创新性重新诠释，设想这种互动是斗争引起的辩证性变化。"互根互用"指的是从经典中得知的，对于互动的相当不确定的观点。"消长平衡"是从典籍中得知的相对狭义的归纳。"相互转换"是一个关于变化的古老概念的新标签。

表 6.7 《内经讲义》课程，1989 年 2 月至 6 月

日　　期	课本章节	《内经》的章节	讲课的内容
2 月 27 日	1	—	导论
3 月 1 日	1	—	导论
3 月 4 日	2.1	素问·阴阳应象大论篇	阴阳　五行
3 月 6 日	2.1	素问·阴阳应象大论篇	阴阳　五行
3 月 8 日	2.1	素问·阴阳应象大论篇	阴阳　五行
3 月 11 日	2.1.4	素问·金匮真言论篇	季风　课外作业
	3.1	素问·六节藏象论篇	藏象
3 月 13 日	3.1	素问·六节藏象论篇	藏象
3 月 15 日	3.3	素问·五脏别论篇	藏象
3 月 18 日	*	?	?
3 月 20 日	3.9	素问·经脉别论篇	脾胃和消化　预断生死
3 月 22 日	3.10	灵枢·脉度	"和"——五脏之间的相互协调
	3.11	灵枢·大感论	课末：短期考试

[197]

日　　期	课本章节	《内经》的章节	讲课的内容
3 月 25 日	3.12	灵枢·决气	气的不同方面
3 月 27 日	3.12	灵枢·决气	气的不同方面
	3.13	灵枢·营卫生会	营气卫气
3 月 29 日	3.13	灵枢·营卫生会	营气卫气
4 月 2 日	3.14	灵枢·五癃津液别	津液
4 月 4 日	3.16	灵枢·本神	神
4 月 6 日	3.16	灵枢·本神	神
4 月 9 日	5.1	素问·生气通天论	病因病机
4 月 11 日	5.1.2	素问·生气通天论	阳气的重要性
4 月 13 日	*	? 素问·生气通天论	?
4 月 16 日	5.1	素问·生气通天论	病因与疾病 病机与疾病传变
4 月 18 日	5.2	灵枢·五变	五类变化
	5.4	灵枢·贼风	邪气
4 月 20 日	*	? 灵枢·贼风	? 邪气
4 月 23 日	5.3	灵枢·百病始生	百病的起源
4 月 25 日	5.3	灵枢·百病始生	藏象
	5.5	素问·举痛论	瘀
4 月 27 日	*	素问·举痛论	? 瘀
5 月 1 日		没有课程	
5 月 3 日	5.6	素问·至真要大论	病因与病理
5 月 5 日	*	? 素问·至真要大论	? 病因与病理
5 月 8 日	5.6	素问·至真要大论	病因与病理
5 月 10 日		? 素问·平热病论	? 温病
5 月 12 日	*	? 素问·平热病论	? 温病
5 月 15 日	6.2	素问·平热病论	温病

续表

日　　期	课本章节	《内经》的章节	讲课的内容
5 月 17 日	6.4	素问·咳论	咳嗽
5 月 19 日	*	？素问·咳论	？咳嗽
5 月 22 日	6.4	素问·咳论	咳嗽
5 月 24 日	6.4	素问·咳论	咳嗽
	6.10	素问·痿论	痿
5 月 26 日	*	？素问·痿论	痿
5 月 29 日	6.10	素问·痿论	痿
5 月 31 日	6.8	素问·痹论	痹
6 月 2 日	*	？素问·痹论	？痹
6 月 5 日	6.5	素问·举痛论	卒痛
6 月 7 日	学生课堂演示		
6 月 21 日	9.1	素问·上古天真论	衰老阶段

* 因实习缺勤，正在诊所接受临床培训

表 6.8　中医基础理论课程，1988 年 9 月—1989 年 1 月　　　　　［198］

日　　期	讲　课　内　容
9 月 13 日	历史背景
9 月 15 日	整体论与辩证法
9 月 20 日	阴阳
9 月 22 日	阴阳
9 月 27 日	阴阳
9 月 29 日	阴阳
10 月 4 日	五行
10 月 6 日	五行
10 月 11 日	五行
10 月 13 日	五行

续表

日　　期	讲 课 内 容
10 月 18 日	五脏：心
10 月 20 日	五脏：心
10 月 25 日	五脏：肺
10 月 27 日	五脏：肺、脾
11 月 1 日	五脏：脾
11 月 3 日	五脏：脾、肝
11 月 8 日	五脏：肝
11 月 10 日	五脏：肝、肾
11 月 15 日	五脏：肾
11 月 17 日	六府：胃、小肠、大肠、胆、膀胱
11 月 22 日	六府：三焦、奇恒之腑
11 月 24 日	期中考试
11 月 29 日	气
12 月 1 日	血、津液
12 月 6 日	经络
12 月 8 日	经络
12 月 13 日	经络
12 月 15 日	病因：六因
12 月 20 日	六因：风、寒、暑、燥、火、热
12 月 22 日	病因：痰饮、瘀血
12 月 27 日	病因：正气和邪气
12 月 29 日	病因：正气和邪气、预防医学
1 月 3 日	治病求本

从五行到五脏

　　在《内经讲义》课程（见表 6.7）中，1 次课（6 个小时）专门讲解"阴阳五行"一章（3 月 4—8 日），其中 5 个小时都在讲解阴阳，而关于五行的只有 1 个小时。接下来 3 次课是关于藏象的（3 月 11—15 日）。其他课涉及神、津液、营气和卫气等概念（3 月 20 日至 4 月 6 日）。但是，大部分人的注意力都放在了"病因病机"上（4 月 9 日至 5 月 15 日）。①讨论的疾病包括嗽、痿、痹和卒痛（5 月 17 日至 6 月 5 日）。值得注意的是，在最后 1 课（6 月 21 日）阅读了《素问》的第一篇，其中讨论了"衰老"和"养生"。

　　[199]

　　在《中医基础理论》课程中，有 4 次课是以阴阳为主题的（9 月 20 日至 29 日），4 次课是以五行为主题的（10 月 4 日至 13 日），而围绕五脏则一共有 11 次课（10 月 18 日至 11 月 22 日）（参见表 6.8）。同样也是在学期末（12 月 29 日）还讨论了现在称为"防治原则"的"养生"。在《内经讲义》课上几乎没有讨论五行，而关于"五脏"的讨论构成了中医基础理论课程的核心，似乎反映了中医知识规范化的一个单一进程。我们将看到，这一进程绝不仅限于中国的最近发展，而对人体关注的日益增长可以追溯到 17 世纪。

────────────

①　该主题未在《内经知要》中显示（参见表 6.4）。冯珠娣（Farquhar 1994a：86—91）也注意到了中医理论中对病因学的重视。在西医中，病因是诊断的一个重要方面，而中医理论强调诊断的重要性（见第 213 页脚注 ①）

　　《内经讲义》和《中医基础理论》的课程结构相似，但也有有趣的区别。一个相似之处是，"养生"作为中医思想和实践的核心，却都只在期末做了简要介绍。在《素问》、《类经》（1624）和《内经知要》（1642）都是在前几章中讨论养生，这肯定不是偶然的。但是，早在清代（1644—1911），获得更多官方支持的博学的著作显然"更强调理论和因果关系而不是防治"（Furth 1987：10）。似乎，这种注重病因而把防治置于末位的趋势可能已被以疾病和治疗为主导的西医的最新影响所强化。

　　《内经讲义》和《中医基础理论》的主要区别在于表达方式和主题重点的严格程度。通过比较表 6.7 和表 6.8 足以了解《中医基础理论》课程的系统设计。该课程构成了针灸推拿专科学生的入门课程，主要是关于人体的"生理学"。《内经讲义》的课程面向熟悉"生理学"的中医二年级本科生开设，因此，可能重点强调"病理学"。然而，这两个课程的不同侧重点也可以从历史的角度来解释。我们需要提醒自己，在《黄帝内经》中，关于藏象的系统性讨论只有几篇。更多的篇章关注变化的模式和病因。构成 20 世纪 60 年代早期入门课程的《内经讲义》，比后来撰写的《中医基础理论》更忠实地反映了《内经》的内容。换句话说，五脏是直到最近才成为中医基础理论的一部分。①

[200]

---

① 　将教材内容（表 6.4）与《中医基础理论》的课程（表 6.7）进行比较。五脏的中心地位只在后者中较为显著。这再次表明，对中医的研究需要将文本分析和人类学的田野调查相结合。

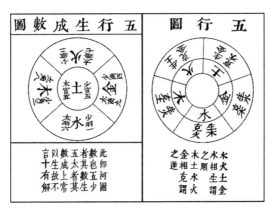

图 6.2　《类经附翼》中的"五运六气学说"一篇中的五行的两个示意图
[《类经附翼》(1624) 1799：8—9]

令人惊讶的是，即使在有关针灸的课程中，在引入"经络"时也将重点放在"脏腑"上："重要的是五脏六腑。气生于肺腑，气在经络之中循环流通。"[1] 然后，老师提问："为什么人体内恰好有十二条经络呢？"并自己回答道："这和它们来自十二个脏腑有关。"[2] 他的回答进一步强调了脏腑的重要性，尽管从历史的角度来看这可能有问题。[3]　　　　　　　　　　　　　　　　　　　　[201]

显然，在中医理论课程中，"五脏"比"五行"的地位更为突出。尽管如此，试图消除"五行"的尝试却是徒劳 (Qiu 1982)。关于"五行"的推理对于医学实践仍然至关重要，特别是在"治则"

[1]　注意，气被认为是在人体内产生的，在五脏中。几乎没有人会去留意构成宇宙和渗透到微观世界的气。

[2]　即五脏、心包（第六脏）和六腑。

[3]　在马王堆帛书（MWD 1985）中，足臂十一脉通常不与五脏相连。在奠定中医学说的《灵枢·经脉》(任应秋 1986：299—307) 中，六条阴经和六条阳经，据说分"属"一脏或一腑。与这位老师的说法相反，脏腑的数量（12）可能表示对十二条经的数字逻辑调整。

方面。然而，在与陶老师的讨论中，"五行"的概念在很大程度上被"五脏"的概念所取代。例如，有一次，我惊讶地发现五行对于确定五脏的位置只是次要的。面对一张五脏的仪轨图（图6.2），我认为土应该位于其他四脏的中心。为了证明这一点，我提到了汉代（公元前206—公元220）编纂的一个文本，"东方青，南方赤，西方白，北方黑，上方黄"（《史记》卷六十，司马迁1959：2115）。黄色与土有关，而土与脾相关。陶老师对此不以为然，并回答道："有时心是中心，就像在西医中一样。"为了证明，他引用了《素问》第八篇中的一个表达，"心者，君主之官也"（佚名1956：23）。这种轶事不仅表明关于"经"的看法的差异之大甚至足以支撑两个相悖的观点，也反映出陶老师在西医和中医推论中都将"心"放在中心位置。当他面对哪一个器官更具有中心地位这一问题时，他并不认为"五行"是中医推理的中心。

还有一次，当我提到阴阳是比"五行"更早的概念，我激怒了我的老师。[1] 他回答道："这很难说。"停顿片刻后，他又补充说："不，首先要有实体，然后再讨论它们的相互关系。"他似乎暗示着"五行"是指实体。[2] 我反对并指出了《尚书·洪范》一篇中描述的"行为"或"过程"（Graham 1989：326）："水曰润下，火曰炎上，木

[202]

① 在我们无法自信地按照历史顺序排列的杂乱文献中（例如《尚书》、《易经》的《十翼》、《春秋》等），我们发现了大量的关于阴阳和各种各样的关于五的倍数（及其他类别）的例证用于非常具体的意义……不可消除的不确定性尽管带来不便，却比确定性的错觉更可取。（Sivin 1995b：3）

② 与此相反，Sivin（1987：71）指出，"五行"可能最早出现在《尚书·甘誓》中，它指的是道德品质。Sivin（1995b：5）谈到，当"五行"与《孟子》联系在一起时，"行"指的是"道德范畴"的"行为"，而Graham（1986：76）则针对《荀子》中的"五行"提出了"行动步骤（courses of action）"。

曰曲直，金曰从革，土爰稼穑"（Karlgren 1950：30）。① 但陶老师却坚持认为这一文字段落与中医无关。② 在中医中，金木水火土为物质实体提供了意象，并且它们之间的辩证关系可以用阴阳辩证法来评估。③

　　陶老师在他的《新编中医临证手册》中也捍卫了这一观点：第一部分是关于中医的"理论特征"涉及物质（即五脏），第二部分则是关于它们的相互关系（即阴阳）（吴宗柏等 1986：3—6）。通过用五脏的概念代替"五行"的概念，注意力的重点从对变化的关注变成了对物质的关注。陶老师并不像耶稣会士④ 那样认为五行的物质方面可与学术医学的四个要素相提并论，相反，他似乎将五行与中国 20 世纪知识分子普遍提及的"物质"联系起来——中医老师都参加了化学课程。

[204]

---

① "水应该向下浸润，火应该向上燃烧，木应该弯曲和拉直，金应该顺应和变化，土应该接受种子并长出庄稼。"如果是这样规范化地翻译，那么这个文本读起来就更像是处方而非描述。在这一语境中，"五行"可能具有"规范行为"（normative forms of conduct）的内涵，而不是指"过程"（processes）。

② 陶老师的观点得到了 Sivin（1995e：16，n.20）的佐证："此文本中出现的'五行'与后来的'五行'无关。"Sivin（1987：71）指出，这段文本由于被认为其古老的起源影响了后世两千多年，但现在被广泛认为是后来者的添加。

③ 这种观点似乎是中医理论之一，在其他地方还没有发现相似之处。有关医学语境中对早期文献以及后来的"五行"的权威性讨论，请参见 Sivin（1987：70—80；1995b：1—19）。

④ 利玛窦（1552—1610）认为"行"是产生"万物和现象"的"元素"（elements），并由于中国学说的内在矛盾而不得不屈从于希腊的"元素"概念。直到 20 世纪，他对"五行"的理解仍然占主导地位（Sivin 1987：73—74）。Needham（1956：243—234）着眼于中国的科学和"原科学"问题，他建议将它们更多地理解为"五种基本过程"（five sorts of fundamental process）而不是"五种基本物质"。Porkert（1974：43—54）着重强调了五行之间的生发顺序，他创造了"五个演化阶段"（Five Evolutive Phases）这一措辞，并由此衍生了"Five Phases"一词。

[203]

《中医基础理论》（以五行为中心）

自　然　界							五行	人　体						
五音	五味	五色	五化	五气	五方	五季		五脏	六腑	五官	形体	情志	五声	变动
角	酸	青	生	风	东	春	木	肝	胆	目	筋	怒	呼	握
徵	苦	赤	长	暑	南	夏	火	心	小肠	舌	脉	喜	笑	忧
宫	甘	黄	化	湿	中	长夏	土	脾	胃	口	肉	思	歌	哕
商	辛	白	收	燥	西	秋	金	肺	大肠	鼻	皮毛	悲	哭	咳
羽	咸	黑	藏	寒	北	冬	水	肾	膀胱	耳	骨	恐	呻	栗

《藏象学》（以脏腑为中心）

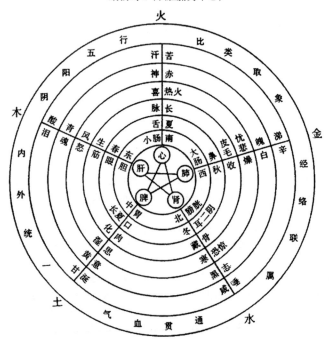

图 6.3 《中医基础理论》（印 1984：20）中的五行和《藏象学》

（云南中医学院 1988：7）中的五行

陶老师并不是唯一强调"五行"的物质层面的中医学者。自1970 年以来出版的关于中药学的教材中没有提到五味与五行之间的对应关系。[①] 五行之间的相互关系在五脏或五味相关章节中进行了讨论，但"五行"自身却根本没被提及。

当人们比较《中医基础理论》和《藏象学》中的两个五行图时，一个类似的趋势就变得显而易见（图 6.3）。在前一张图中，五行位于图的中心，包括人体内部和外部的身体生态两方面。在后一张图中，五脏处于中心地位，而周边的五行却很难被注意到。

陶老师对经典概念"具有主动力量的物质"（substance-force）中的"物质"——而不是对力量——的强调，也并非首创。他将阴阳作为辩证力量，而将五行作为物质的概念使人联想到朱熹（1130—1200）对气与物质的区分："阴阳是气，五行是质。有这质，所以做得出物事来。"朱熹对阴阳和五行的物质特性进行了区分，但他同时坚持认为："不是阴阳外别有五行……"（引自 Sivin 1987：78）。然而，陶老师正犯了朱熹想要避免的错误。

当张介宾将《类经》的文本段落重新归纳为十二类时，为目前对五脏的关注奠定了基础。第三类称为藏象（隐与显），将人体放在关注的中心，这种对身体的关注可能为其以后发展为一个实物铺平了道路。但是，张介宾没有将身体与其所处的环境分开来讨论。他在"藏象"这一条目下重新组合的文本里讨论了大小宇宙的共鸣。"藏象"一词本身就表明了一种整体观，即将隐藏在体内的（藏）与外显于体外和表面的（象）联系起来。从术数上而不是从物质上考

---

① 例如，《中医学基础》（沈阳药学院 1978）提到了阴阳，但没有提到"五行"。《中药学》（凌一揆 1984：8）提到了五味，但没有提到五行。

虑决定了这些类别：在被重新组合在阴阳类的文本中，二这一数字占优势；而在藏象类中，则是五这一数字占绝对优势。

表 6.9 《内经讲义》的《藏象》一章中的《内经》引文及其与《类经》中的对应条文对比

《内经讲义》(1984)，第三章 标题：藏象	《类经》：(1624) ①
副标题：脏腑	
3.1 《素问》9（摘录）	《藏象》III.2（同样的摘录）
3.2 《素问》8（摘录）	《藏象》III.1（全文）
3.3 《素问》11（摘录）	《藏象》IV.23（同样的摘录）
3.4 《灵枢》54（全文）	《藏象》III.14（全文）
3.5 《灵枢》56（摘录）	《五味》XI.2，3（全文）
3.6 《灵枢》33（全文）	《经络》IX.32（全文）
3.7 《灵枢》2（小部分摘录）	《藏象》III.3（同样的小部分摘录）
3.8 《素问》29（全文）	《藏象》III.7（小部分摘录）
3.9 《素问》21（摘录）	《藏象》III.12（同样的摘录）
3.10 《灵枢》17（摘录）	《经络》VIII.22（同样的摘录）
3.11 《灵枢》80（小部分摘录）	《疾病》XVIII.81（整个前面部分的同样摘录）
副标题：精、气、神	
3.12 《灵枢》30（全文）	《藏象》IV.25（全文）
3.13 《灵枢》18（全文）	《经络》VIII.23（全文）
3.14 《灵枢》36（全文）	《疾病》XVI.58（全文）
3.15 《灵枢》71（摘录）	?
3.16 《灵枢》8（全文）	《藏象》III.9，10（全文）
3.17 《灵枢》47（摘录）	《藏象》IV.28（全文）

---

① 类别名称、章节用罗马数字，引用《内经》的文本段落用阿拉伯数字。

在《内经讲义》中，藏象一章中已不再收录脏腑及其与"五行—五位—五季"（Direction-Seasons）之间的关系。[①] 现在，在被称为"阴阳五行"的一章中讨论了大小宇宙之间的相互关系。《内经讲义》中的"藏象"一章只关注体内的过程以及与西医的解剖学相近的实体。[②] 它主要包括选自《灵枢》的文本，[③] 其中一些文本属于"经络类"（1624）。[④] 因此，在中医理论中，藏象的概念包含了对身体的讨论，而这些讨论过去主要与腧穴有关。[⑤]

［206］

通过对藏象类的确立而受到关注的人体，现在则近似于一个物质实体。在《内经讲义》中，藏象一章分为两节（见表 6.9），一节是关于像脏腑这样的静态实体，另一节则是关于精气神的，所谓的"物质—力量"在不断地流动和运动（flow and motion）。[⑥] 在第一章中讨论过的阴阳和五行，在这里作为宇宙的有序原则出现。物质方面而不是术数已经成为确定类别（的标准）。

---

① 例如，在《内经讲义》的 2.2.3 和 2.1.3 中讨论了《类经》III.4 和 III.5，以及阴阳与五行。参见表 6.6。

② 例如，《内经讲义》中的"奇恒之腑"的第三部分（3.3）对应于《类经》IV.23。参见表 6.9。

③ 在《类经》中，卷三（藏象类的第一卷）中的 17 个条文中，有 10 个来自《素问》；在《内经讲义》中，在藏象的第一节中，在 11 个中只占 5 个。在《类经》卷四（藏象的第二卷）中，15 个条文中有 13 个来自《灵枢》，在《内经讲义》中，关于精、气、神的所有 6 个条文均选自《灵枢》。

④ "经络类"包含几个条文，这些文本可以参照西方的解剖实体和生理过程来解释。Farquhar（1994b：82）的观点与此类似："针灸是唯一以非专业人士熟悉的方式来展现人体的中医专业。"

⑤ Unschuld（1992：55）强调了腧穴对中医理论的重要性。他认为由于人们对腧穴越来越关注，阴阳和五行之类的概念已然成为中医理论的基础。

⑥ 与流动和波动（flow and flux）不同，它们具有改变的潜力这一点被提到了但并未被真正强调。

隔间与藏象

　　在中医理论中确立了五脏的中心地位之后，便出现了一个问题，即它们究竟指的是什么。陶老师倾向于将五脏——心、肺、脾、肝和肾——等同于西医的相应解剖实体。因此我将五脏翻译为 Organs。同时，他强调说，西医并不能很好地归纳它们具有的功能和系统性方面，因此我建议把它们翻译为 Organ Clusters。例如，心不仅仅是一个解剖实体："心主血脉，藏神，在志为喜，在液为汗，在窍为舌，在体合脉，其华在面。"（《中医基础理论》（印会河 1984：30—31）。① 心的在志 ②、在液、在窍等方面的关系并非机械性指定的，在某种程度上是系统性的，他们之间更多的是特定的、系统化的关联。

　　以整洁的表格系统地列出藏象，由于说教式的简化有利于初步掌握所涉问题的复杂性，因此广受欢迎，但它也正如那些为行政目的而列出的简洁表格一样有问题。规范是可以协商的。自从中国官僚机构形成以来，尽管在系统化方面进行了反复的努力，但所有的脏，以及在较小程度上的所有的腑都有它们自己独特的历史。它们之间的相互联系远非系统性的。因此，谈及它们的"系统性"的联

[207]

---

① 一个藏象还包括一个与"内脏"互补的"外腑"。下面简要提及了与心脏相对应的腑（即小肠）。但是，在《中医基础理论》（印 1984：29—43 和 44—47）中，脏与腑是分开讨论的。

② 根据观察，愿望、喜好和希望通常被视为不受限制的个人"冲动"的形式，因此"志"在这里的英文翻译为 Impulse。

系（这意味着相互依赖），可能比谈"系统性"的对应关系（具有严谨的内涵）更为准确。

满晰博（Porkert 1974：108）强调中医的推理发生在"*功能图*"（diagrams of *function*）中，并建议将"脏"译为"orbs"。席文（Sivin 1987）以此类似地为"脏腑"新创造了术语"内脏*功能*系统"（visceral systems of *function*）。这些表达集中在功能方面。在西医解剖学中，因果和分析主要描述载体（或根基）的合计，而归纳合成式的中医的主要兴趣点，是不同身体区域的功能性临床表现的构造。满晰博（1974：107）反对在中医中强调功能，而在西医解剖学中强调结构。但是，满晰博在功能或结构方面强调极性思维并不能与中医中藏象的功能结构的特征相吻合。[①] 文树德 [Unschuld（1980）1985：81] 将"藏"翻译成"Depositorys 或 Depots"（储藏室）或"Granaries"（粮仓），把"腑"翻译成"Palaces"（宫），这既反映了它们的功能和结构方面，又强调了从行政术语中借鉴而来的医学术语。[②] 但是在 20 世纪的中国，没有哪个中医生从脏腑的词源学来研究它。西医和中医医生都谈到内脏的"功能""构成"和"系统"。

[208]

尽管"功能""构成"和"系统"等术语可能有用，但它们并未完全表达"脏腑"潜在的意象。正如文树德 [Unschuld（1980）1985：81] 的翻译所暗示以及席文 [Sivin（1987：183）] 所指出的，"脏"或"腑"指的是一个"官，一个行政人员及他所在的办公室、一套官僚体制中的官职"。这一管理单元既有了功能上的定义，也有了空间

---

① 同样地，"因果分析"和"归纳综合"思维之间的东西方对立，尽管对中医研究具有最初的价值，但也存在很大的问题。

② 不幸的是，在这里所谓的"系统对应的医学"的形成时期，"脏"和"腑"都意为"库房，宝库"（ Sivin 1987：121 ）。

上的定位。很大程度上由功能决定的"官僚体系中的官职"，不容易对其进行空间组织上的描述。同样，人体内的"脏腑"也很难解释。

这种困难可能与当我试图描述一个行政单位的空间组织，即中医学院的单位（见第142—146页）时所遭遇的困难类似。该描述的核心概念是"隔间"。如果我回想一下"隔间"的含义再来对其进行定义，那么我会像面对"脏腑"和"藏象"究竟是什么的问题的人一样，陷于一种不舒服的处境。工作单位就像人体一样，空间单位多少也被认为是一个履行某些功能的单位，而鉴定"隔间"的标准也千差万别。类似的，根据非常迥然不同的标记物可以确定藏象的不同方面。

像"储藏室"或"宫"一样，"隔间"在空间上是固定的，在大多数情况下，隔间是由其功能（例如车库隔间、行政隔间、宿舍隔间）定义的。但是，并非仅限于这种情况。例如，运动场具有许多不同的功能。同样地，在中医中，某些脏腑的功能比其他脏腑更具体。

一些隔间很紧凑，与周围的环境明显分开，比如自行车停车棚或学校花园，用栅栏围起来划定了该空间的边界。其他隔间在空间上不像它们功能上那样容易识别。例如，印刷大队完全是按照其功能明确界定的，但却分布在三个不同的建筑中。经过一番考量后，我才发现印刷隔间的三个部分共有的空间特征：它们都位于底楼。同样地，中医的肾也更多是从功能上而不是从空间上来定义的。

［209］

隔间这一权宜之计的概念与脏腑概念还有一个共同的特点：识别它们的一个的标准可能来自于考虑它们与其他事物的相关性。一种这样的标准是平行类比：在学校大门隔间穿着制服的男人，让我以类比的方式看到一个标志性的在浴室门口头戴竹编斗笠的女人。另一种这样的标准是对立：封闭的安置设备的隔间与运动场的开放空间相对立。在中医的形成时期，将心包识别为第六脏，主要是为了填补概念框架的空白；心包成为与三焦相对应的第六脏 [Porkert 1974：147；Sivin 1987：126—129； 以 及 Unschuld（1980）1985：77，208]。我们还可以用近似作用的隔间来类比（例如淋浴室和厨房，因为它们共同需要热水）。在人体中，也有一对脏腑组成了一个独特的单元：脾和胃。①

　　大学校园里的隔间有历史。随着时间的流逝，有些隔间的位置和形式发生了变化，有些被增加，有些被淘汰。同样地，每个脏和腑都有它们自己的历史。乍一看，将一个工作单位的隔间与身体生态的藏象进行对比可能看起来很奇怪，但目的是强调藏象的定义有多特殊和富有变化性。像隔间一样，藏象很容易识别，但却很难以系统的方式定义。

　　长期以来，在中国的官僚体系中，官职和职级都是按等级组织的，但通常最好的办法是将官僚们想象成一个个群（基于家庭关系、同乡、同校、同门或友谊等）。同理，联结各器官的官职在人体中也是以群的形式出现的。在遗传分类学中，群的建立是为了解释在每个特定个体身上观察到的现象，并且鉴于随机选择的特性，它们的特征是依据与其他群的关系而确立的（Needham 1983）。② 群是整合　　[210]

---

① 脾胃是现代中医（TCM）的一个常见的表述，可能在《素问》中脾胃就已经被视为一个单位了［见《素问·六节藏象论》，该篇在一个有关藏的例子中提到了脾胃（任应秋 1986：1344；32）］。

② 应用于生物系统学和系统发育研究的遗传分类学，已然成为一种流行的方式去克服林奈的"物种"概念的缺陷——该概念具有某些理想特征，类似于"模式标本"。它考虑了观察到的每个个体的现象，并根据随机选择的特征确定了它们相对于其他物种的身份，从而可以将任何实体与其他实体进行比较，并且这种比较不限于按照惯例被认为具有可比性的实体之间。

而开放的以吸纳任何新来者，并且它们是根据各种特定的相互关系来标识的。

从中医学说到中医理论

虽然在描述生理关系和病理变化时，五行往往被五脏所取代，但"治则"仍然以五行来表述："益火补土""滋水涵木""培土生金""培土治水""佐金平木"以及"泄南补北"（《中医基础理论》，印1984：25）。根据教科书，五行是用于描述："（1）'生理'与五脏之间的相互关系；（2）五脏的'病变'及其相互影响；（3）它们在诊断和治疗中的应用。"变化的"生理的"模式是"生"，"病理的"模式是"生"和"侮"，但最显著的是五行用于制定治疗准则：生、克和乘（《中医基础理论》，印会河1984：21—27）。

在表达复杂的治疗考虑时，用五行进行推理是不可或缺的。在中医中，治疗干预不仅仅基于学术性医学传统中具有推理特征的对应原则或相似原则。在《素问》中，根据五行进行推理非常普遍，但中医治疗的准则并不仅限于这种推理。它们也可以用八纲、六因、四类（卫、气、营、血）、六经来表述（Farquhar 1994a：76—131），还可以用三焦来阐述。此外，还有许多其他的治疗准则，如"治病求本"。①

———————————

① 如果要编写处方，则需要将这些治疗准则转写为一系列涉及特定药物特性的其他概念。Farquhar（1994a：205）谈到不同程度的冗长，Unschuld（1988c）讲到"基本理论"的概念与药物作用的"经验范畴"之间的"中介性联系"。Bray（1995）指出了中医推理中不同的"因果关系的层次"。

为了说明医学学说中准则在实践中是如何灵活运用的，举一个　　[211]
与"金生水"有关的例子可能会有所帮助。例如，医生可能会用
"金生水"解释为何在五行属金的手太阴肺经上取穴以治疗，因肾
虚水泛所致的口渴：肺主气，"肾纳气"，即补肺益肾。他也可能在
另一种情况下提到这句准则，例如，当面对一个四肢浮肿的病人时。
在这种情况下，"金生水"这句话解释了津液动态的紊乱，并暗示了
恰当的治疗。肺主调通水道，肾主水液，肺失宣肃，必累及于肾。
毕竟，"金生水"，而疾病恶化的最可能的过程之一就是遵循"生"
的循环。治疗时必须同时考虑到肺和肾。

一位老中医在谈到诸如"金生水"这样的准则时，很可能会说
"这是基本的"，但他不太可能会说："理论上是这样的，但实际上
却不是。"理论的表述在医学实践中可能是矛盾的，但学说中的准则
却不能。如果只是单独阅读，准则往往很"空"、含糊，甚至毫无意
义。它们的具体含义通过医学实践显现出来。

在这里需要插一句，尽管"金生水"这一准则可以被归结在医
学实践中具有独特而又非常具体的含义，但它本身就具有意义。这
是因为它唤起的意象可以容纳各种幻象或具体记忆。"金生水"这一
格言让我想起了听一位道士说的"岩生水"，当我们进入华山的一个
花岗岩洞时，我们看到岩洞顶上凝结的水珠，仿佛闪烁着点点光泽
的金属，正在生出很纯净的水珠。① 显然，中医学说的准则本身就
能引起强烈的联想。

人们会倾向于认为这些准则形成了一个隐喻系统，但只有与　　[212]

---

① 我并不是暗示五行是具有一个明确的历史系谱的隐喻，这一系谱起源于对自然的
直接观察。

我一起工作的年轻教师才会用这些术语来谈论这些准则。冯珠娣
（1987：1019）关于阴阳的观察适用于中医学说的准则中提到的所有
概念。根据她的报告，一位老儒医对阴阳是自然现象的隐喻这种受
到认识论影响的建构感到愤怒。他坚持认为阴阳是"东西"而不是
思想的形式。[①] 对许多老儒医而言，五行不仅仅是抽象的术语，而且
往往是指非常具体的事件。它们也不仅是隐喻，因为在它们所适用
的范围中，人们并没有在它的不同方面之间进行本体论的区分，即
并没有对此区分层次。隐喻的概念是建立在一个习语有一个基本含
义和一个次要的隐喻概念之上的。"脚"原本是指身体的一个部位，
但在"山脚"这一表达中，"脚"就成了比喻。然而，"木"既是山
固有的"东西"，也是身体固有的一个"东西"。在五行可以解释的
范围中，它的不同方面并不存在本体论的层次。

　　在为期 9 个月的针灸临床实习中，我很少听到医生提到上述的
准则，但我意识到在处方中确实有一种根植于这些准则的治疗方法。
显然，尽管涉及五行的解释逐渐不再表述，但在医学实践中却一
直持续着。[②] 我认为这是医学推理从准则治疗转向健康描述的一种
迹象。

　　言语行为从处方到描述的转变，似乎与讨论主题从"病理学"
到"生理学"的转变同步，在这一过程中，中医著作吸纳了许多西
医的术语和概念。在《中医基础理论》中，已经处处渗透着西医推
理的影响，以致不可能对其进行详尽的说明。

---

① Farquhar（1987：1019）继续谈到"没有系统就不会有相应的应用，因为'理论'
就是'实践'"。

② 与生物医学不矛盾的术语的合理化可能会越来越多地用来标明那些未改变的治疗
方法。

　　虽然语言不能直接反映思想，但教材中明显的语言通融意味着理解上的重要变化。这些变化发生在词汇的选择上，例如，用"平衡"和"代谢"取代"调和"；用西医的术语代替中医术语，比如用"肛门"代替"魄门"；减少模糊性，例如，用"血液"替代"血"，用"脉动"替代"脉"，用"药物"替代"药"；以及将中医和西医的术语混用，如"脏器"。在句法层面上，也可以看到这样的现象，比如用连词"由于"连接两个短语，将两个短语之间的关系缩小为因果关系，或者将简单的指示性短语转化为条件性短语。在语体风格的层面，教科书不再是对话，而是独白。

　　在知识排序层面，越来越多地将西医作为一种范式。例如，在《藏象学》（云南中医学院 1988：33—45）一书中，第 5—7 章的标题就是西医教科书中的章节名称（见表 6.10）。在对中医概念的明确的重新阐释层面上，身体过程的概念也被重新阐释，以避免与西方生理学相抵触。最后一点可以通过对比《中医基础理论》（印 1984：44—49）和《藏象学》中关于"腑"的术语来说明。在这两本教科书中，六腑——胃、小肠、大肠、胆、膀胱和三焦——被赋予了西方消化系统的生理功能。"受纳"[①] "消化""吸收"和"排泄"。在两本教材中，都有一个单独的章节来讨论"奇恒之腑"。虽说它们在《内经》中的地位并不突出，在医学实践中的意义也不大，但奇恒之腑——通于肾的髓和骨、与心相连的脉、六腑之一的胆、脑、女子胞——都可以与西方解剖学相对应。由于大部分的奇恒之腑（髓、骨、脉、胆）已经在其他语境中讨论过了，因此这本教材的部分只

[213]

---

① 　这一术语在当代任何一本词典中都找不到，很可能是古代的术语；以下的三个都是生物医学术语。

[214]

涉及脑和子宫。值得注意的是，《藏象学》的编者还从医学档案中发掘出了一个与女性的子宫相类似的概念：男性的精室。① 关于"腑"的概念，中医教科书的编者对经典学说进行了调整，以适应西医理论的需要，其方式有两种：一是对经典的修正，二是为经典进行更精确的注释。对经典的明确修正是罕见的，但关于髓、骨、脉，《藏象学》的编者在"奇恒之腑"一节的引言中宣称："我们认为这些是'形体组织'；它们肯定不是脏，也不是腑，因此不属于奇恒之腑的范畴。"经典文献通常不会被如此直截了当地纠正，而是以既不违背医学典籍，也不违背西方生理学的方式进行阐释。

对小肠功能的重新解释很好地突出了这一点。根据《素问·灵兰秘典论》："小肠受盛之官化物出焉"[转引自《内经讲义》（程1984：45）；《中医基础理论》（印会河1984：45）；《藏象学》（云南中医学院 1988：36）]。张介宾注释道："小肠居胃之下，受盛胃中水谷而分清浊，水液由此而渗入前，糟粕由此而归于后，脾气化而上升，小肠化而下降，故曰：'化物出焉'。"（转引自《内经讲义》，程1984：45；《中医基础理论》，印会河1984：45）。张介宾的论述虽然篇幅很长，但仍相当不具体。其中比较确切的一条注释是"水液……渗入前"，似乎是指摄入的液体直接转化为尿液。②

现在，西方生理学告诉我们，液体需要首先被吸收到血液中，并输送到肾脏，然后再由膀胱以尿液的形式排出。在《中医基础理论》中，编者的现代汉语诠释并没有真正澄清这个问题，但在《藏

---

① 道教思想以女性身体为基础（Schipper 1978），但中医学说显然不是这样（Despeux 1996：107）。关于人的性别的例子，见 Furth（1988）。
② 我观察到，即使在欧洲学生物学的学生中，也有这种对排尿的直观认识。

象学》中，这个问题得到了最巧妙的解决。按照中医学说，小肠分清泌浊。第二步，浊中之浊直接在后方排出，而浊中之清则被吸收，然后再以尿液的形式"渗出"。为了将小肠的功能与西医生理学中的小肠功能相联系，教科书的编写者们创造了一对非常符合中医学说术语的新的类别，使它们能够更准确地呈现小肠的功能（见图 6.4）。[215]

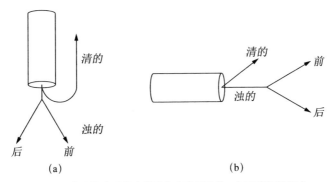

图 6.4　小肠的生理学（箭头向上表示吸收，向下表示排泄）
（a）如《中医基础理论》所述（印会河 1984）；
（b）如《藏象学》所述（云南中医学院 1988）

　　关于藏象的精确注释，往往受到西医的启发，很少与经典学说公然相悖，一般包括改变对某些过程的强调。例如，黄疸被归于胆，即肝外，而不是脾（Sivin 1987：113）。值得注意的是，根据我在诊所的观察，无须证明过去的错误：黄疸发生在"肝侮脾"的时候。很多对中医的重新阐释都包括对中医推理的修订。如果说是借用了源自西医的拼凑，那就不对了。调整的内容包括：以小肠为例，是夸大其词——相当冗长的离题，详细描述生理过程，而典籍中或者没有提供或者只提供了模糊的信息；而将黄疸归因于肝的例子，则是走捷径。

　　我在此建议，在涉及五行的术语中，诸如"金生水"，在提供治

疗方案的背景下是十分重要的。它们是准则（祈使语气或祈愿语气）
而不是描述（陈述语气），它们是一种以速记法表示且用于治疗实
[217]　践的设计的类别。此外，我还认为，中医学说很多都是由这些记忆
性的格言组成的，而不是一个可以相互推导的命题系统。格言与命
题的最大区别在于真理价值：格言的价值是通过在实践中的成功建
立起来的。从"逻辑性"的观点来看，① 格言的价值无关它是否与其
他格言相矛盾或是否自我矛盾。其价值的证据在于准则在实践中得
到了印证。相反，一个命题则宣称为"真理"，并引出了西方哲学的
问题。②

[216]　　　表 6.10　《中医基础理论》(1984) 第三—五章与《藏象学》(1988) 目录比较

《中医基础理论》(1984)	《藏象学》(1988)
第三章　藏象	书名　藏象学
	第一章　绪论
	第二章　脏腑
3.1　五脏	2.1　同左
3.2　六腑	2.2　同左
3.3　奇恒之腑	2.3　同左
3.4　脏腑之间的关系	

① 我所说的"逻辑"并不是指西方哲学的一门学科，而是对中医表达的"逻辑"的
理解。"逻辑"认定的推理模式包括对一条陈述内或两条陈述之间矛盾的明确承认。
"逻辑"一词采用了希腊语的音译，中医生将这种推理模式主要归因于他们认为的西
方科学思维。

② 与 Unschuld（1992：45）相对比："最近的中西出版物都过分强调了现代西方医
学思想和传统中医思想之间所谓的普遍对立，而忽视了一些在基本认识论上的类同。
同时，导致中西认知方法分裂的最深刻的差异之一——即对真理的态度——似乎被忽
略了。"

续表

《中医基础理论》(1984)	《藏象学》(1988)
第四章 气、血、津液	第三章 精、气、血、津液
	3.1 精
4.1 气	3.2 同左
4.2 血	3.3 同左
4.3 津液	3.4 同左
4.4 气、血、津液之间的相互关系	
第五章 经络	第四章 同左
5.1 经络的概念和经络系统的组成	4.1 同左
5.2 十二经脉	4.2 同左
5.3 奇经八脉	4.3 同左
5.4 经别、别络、经筋、皮部	4.4 同左
5.5 经络的生理	4.5 经络的生理功能
	第五章 人体内外环境的联系
	5.1 人体内环境的联系 讨论《中医基础理论》的 3.4 和 4.4
	5.2 人体与外环境的联系（包括新增加的内容）
	第六章 整体生命活动过程
	6.1 呼吸
	6.2 食物的代谢
	6.3 津液的代谢
	6.4 血液的生成及循环
	6.5 生长、发育与生殖
	6.6 精神、意识与思维
	6.7 生命活动的基本形式——升降出入
	第七章 体质
	7.1 中医理论中的体质及其特点
	7.2 体质的生理基础与分类
	7.3 影响体质的因素

[218] "神"的消失

对阴阳辩证法的讨论、对系统化的暗示、产生的以身体为中心的医学的聚焦视野，以及对中医生理学的描述性评估，都表明中医的概念已经被调整，以适应马克思主义辩证法、西方科学和西医，而这一切都源于文艺复兴以后的现代西方文化和思想。值得注意的是，这些思想传统有一个共同的特点，即唯物主义的方法导致了对中医的"神"的概念的忽视。

这并不是说在张大夫的读书会上的"神"在中医教科书和课堂上不是一个问题。在"中医基础理论"这门课关于"五脏"的第一节课讨论心的功能时，学生了解到这个概念。在这种背景下，"神"被讲解为具有两种意义。从狭义上讲，它表示一个人的"精神"和"意识"、"思维"和"活动"。从广义上讲，它类似于邱师父的"神"的概念，是"人的生命活动外在表现"。在期中考试中，学生被要求重现这一定义。

在"中医诊断学"这一课程中，第一课就讨论了"神"的问题。据说，在"望诊"中，尤其是在检查"色"和"舌"的时候，神是最重要的："观察精神——这太重要了，"陶老师感叹道，并补充说："你会自然而然地掌握它的意思，而且都不难。"然后，他在黑板上写了一些标准的句子，作为三种标准类型的"神"的定义。这些都是教材上的内容的变体：

有神的表现是：神志清楚，语言清晰，目光明亮，精

彩内含；面色荣润含蓄，表情丰富自然；反应灵敏，动作
灵活，体态自如；呼吸平稳，肌肉不削。

　　失神的表现是：神志昏迷，或言语失伦，或循衣摸床，
撮空理线；目暗睛迷，瞳神呆滞；面色晦暗，表情淡漠呆
板；反应迟钝，动作失灵，强迫体位；呼吸异常，大肉已
脱。（邓 1984：10—11）

　　"假神"的表现：陶老师将其描述为在死亡前不久有明
显的改善（回光返照）——这是医学界众所周知的现象。

　　在"有神"这一措辞中，"神"可以从广义和狭义两方面来理　　[219]
解，而"失神"中的"神"显然是狭义上的，描述的是精神疾病的
某些情况。因此当这两个短语被并置时，学生在学习时很有可能将
"有神"中的"神"理解为与"失神"中的"神"相对应，并在狭
义的层面将"神"概念化为"精神"（具有西医中已知的大脑功能）。
陶老师意识到这在那些记住了"心主神"的学生中引发的矛盾，对
自己的设问"为什么是心而不是脑主神？"给出了一个简洁的回答：
"这是一个习惯的问题。"

　　考虑到"神"在"中医基础理论"课程中"藏象"的第一课
（1988 年 10 月 10 日）以及"中医诊断学"的第一课（1989 年 3 月
1 日）中都是一个讨论主题，那么在临床上几乎没有人提到过"神"
就很令人吃惊了。也许是因为它太基本了，以致对病人的"神"的
评估只停留在心照不宣的知识上。然而，在治疗评价的口头交流中，
它也几乎不成为一个问题——这与邱师父的实践形成了鲜明的对比，
在邱师父那里，"神"表现为一个比任何科学证据的技术细节更相关
的现实。

我确实听到过中医生说"他目光明亮",而不是确认病人"有神"。或者他们会说:"他的口齿清楚,但动作不敏捷。"用明确的、规范化的惯用语来代替模糊的"神"的概念,对中医在医疗实践中的规范化进程也有一定的影响。首先,像"他的口齿清楚"这样的观察是明确的,而且很容易通过指示符号来确定。一个医生可以独立于另一个医生进行这样的观察,然后两人可以比较他们的结果。一旦给出了明确的标准,就可以比较和检查自己的观察结果。因此,一个中医生对病人病情的判断将受到其他医生的约束。

其次,诸如"动作不敏捷"和"口齿清楚"等表述,都是指一个人的病情的矛盾之处。中医的表述相当实事求是,没有进一步的社会互动的暗示。而在邱师父的实践中,"有神"则意味着治疗已经成功,因此病人应该继续治疗,而对它的否定则暗示着不应该进一步治疗。换句话说,用可以相互比较的不同观察结果的陈述取代了"神"的概念,为专家之间的交流和讨论开辟了一个场合。由于这种术语被用来获得权威需要通过其他专家的认可,医生的顾客(病人)因此被剥夺了权力。我怀疑与我共事的中医是否意识到这些影响。虽然他们使用的技术性术语应该有助于讨论,但我几乎没见过他们利用这种可能性。

[220] 表 6.11 《内经讲义》《中医基础理论》和《藏象学》三本书的章节标题的比较

《内经讲义》(1984) 第 3.2 章	神、精、气
《中医基础理论》(1984) 第 4 章	气、血、津液
《藏象学》(1988) 第 3 章	精、气、血、津液

不仅在临床实践中,在医学理论中,一个无所不在的"神"的概念正在消失。虽然《内经讲义》保留了自我修炼实践的核心——

"神—精—气"的三部曲（Engelhardt 1987：1），但在后来的入门性教科书中，"神"一词被剔除了（见表 6.11）①。"神"不再像在张大夫的读书会里那样，被归类为构成与弥漫于宇宙的"物质—力量"，而是被还原为心的功能，是藏象心的一个方面。相反地，新增加了替代"神"的"津液"②的概念。虽然它们在临床上的意义不大，但在《中医基础理论》中，它们已经成为一个包含了中医中所熟知的各种"物质—力量"的上位词汇，其中就包括"痰饮"。

　　"痰饮"引起了我的注意，因为它是中医争论的对象。老师们背诵了一些习语，如"怪病多痰"，或"百病多由痰作祟"。当陶老师在课堂上介绍"痰"的概念时，他说："你去看一个老中医，无论你是什么咳嗽，他都会从痰来找原因。"过了一会，他继续说道："老中医说的痰饮，他并不是指我刚才提到的张仲景的四饮。③ 这些老中医根本不知道痰饮和悬饮之间的区分，如果你问他什么是悬饮，他什么也不能跟你解释。他所知道的就是他自己掌握的痰饮。"　　［221］

　　痰有极其模糊的力量：它特指（1）病人主诉的症状和（2）明显的体征，如舌头上显见的"腻苔"迹象，它还指（3）医生用以解释这些体征和症状在身体内部的一个假设过程。陶老师对这种模糊的概念在老中医中的流行感到遗憾，但他没有完全忽视这个概念，而是用了整整一节课的时间，在黑板上画出了看起来精心绘制的西

---

① 在《中医基础理论》中，"精"也被删除了，但与"神"相比，它被收入了《修订大纲》中（Sivin 1987：237），并重新出现在《藏象学》中。

② 尽管在教科书上注明了"津"和"液"（另见 Sivin 1987：243—244），但对大多数医生来说，这两个概念之间的区别就像英语中"液体"（liquids）和流体（fluids）之间的区别一样难以想象。

③ 在《金匮要略》中，它们是痰饮、悬饮、溢饮和支饮（《中医基础理论》，印会河 1984：101）。

方生理学的表。痰和瘀血① 是近代中医研究中最有争议的主题之一。

痰与瘀血指的是一个过程——滞。与积不同,积往往是有形的,也不同于邱师父在红光中看到的气积,滞一般是无形的,看不见的。它们是在身体里的假设过程,是通过排泄物检测出的身体外的迹象,如舌上的腻苔或经血中的血块。由于它们引起了许多不同的疾病,所以最近在《中医基础理论》中,它们被归入到外因中(印会河 1984:101—102)。

与此相关的是,"物质—力量"的物质方面(如痰)越来越受到重视。在《中医诊断学》(邓 1984:99—106;陕西中医学院 1988:192—199)中的"气血津液"标题下,痰和饮(Rheum)在液的部分,血瘀在血的部分,气滞在气的部分都有讨论。痰、瘀血和滞气有一个共同的过程——滞,但在中医教科书中,却按照它们的物质方面进行分类,并且分别在不同的标题下进行讨论。作为形成中医概念的标准,物质支配着力量。

[222]   《藏象学》(云南中医学院 1988:123—124)用了整整一节的篇幅来讲津液的代谢(表 6.10 中的 6.3 节),其对五脏的每一个功能的描述之精确简直令人惊叹。这本书的灵感来源显然是西方生理学,书中没有任何明显与西医相矛盾的地方。《中医病因病机学》(成都中医学院 1988:102—105)区分了水与饮、痰与湿,这些概念在教科书中得到了系统的介绍,但这种系统学在医学实践中并不真的重要。在临床上,滞的过程构成了制定治疗准则的医学推理核心。中医概念的物质层面的细微区别在医学实践中几乎没有任何相关性。这种

---

① 瘀血这一术语通常不属于病人的词汇。它指的是(1)身体内部的一个假设过程和(2)明显的迹象,如经血的血块。

描述性的修辞强化了中医理论与其在临床应用之间的差距。

在《藏象学》（云南中医学院 1988：47—48）中，重新提出了"精"的概念。（1）精能促进生长发育和生育；（2）精能滋润脏腑和经脉；（3）精能转化为血和津；（4）精能充实和滋养脑髓。精气作为一种被认为对人的遗传基因组成很重要的"物质—力量"，重新获得了超越人的"后天"的功能。然而，书中并没有提及它是在日常的冥想中进行调解的"物质—力量"，即在身体生态的两种存在状态——后天和先天——之间进行调解。因此，中医理论不仅导致了忽视"神"的倾向，以静态的观点看待过程，而且还导致了以物质老化的线性方式来体验时间，从而忽视了中医学说赋予身体生态的恢复和再生的可能性。

课程结束时，教师通常会指定一段文本让学生背诵。对于课堂教学，教师提倡适合于教理论的教学法：解释和方法。而对于课后作业，则是死记硬背的教学法。中医教师就这样在不知不觉中为学生提供了了解"神"的方法。在此，我们可以联想到张大夫的信念，即背诵文本与临床经验相结合，最终将引发"悟"（见第 117 页）。死记硬背是张大夫所认为的学习高深学问的关键——即建立在"神"的基础上的高深学问。

以中医的规范对中医进行重新诠释　　　　[223]

中医老师认为中医的概念是"粗糙的"和基于"朴素的认识"。为了使它们更加讲究（精致化），它们必须被"现代化"。因此，首要的目标是"规范化"和使中医"系统化"，这将使得中医更加"科学化"。

中国医学知识的规范化传承与对中国文化财富的民族主义式的重新诠释携手并进，对阴阳等哲学概念的重新诠释，以身体为中心的对身体生态的关注，导致了关注重点从五行转向五脏，在西方生理学的启发下，以前所未有的描述精确度重新诠释规范化的格言，并对构成和弥漫于宇宙间的"物质—力量"进行了唯物主义的重新诠释。这容易产生对过程的静态看法，对身体的恢复力的漠视，以及对"神"的忽视。

需要牢记的是，中医知识的规范化传承过程，并不是简单地按照西医进行调整。用辩证法来重新解释阴阳等概念，与西医理论并没有密切联系，唯物主义也不是西医所特有的。此外，我所记录的几项观察似乎更多的是取决于历史的偶然，而不是由知识的规范化传播所引起的任何认知风格的变化。

至于通过"解释"和"方法"的教学模式是否对中医概念的一般理解产生了一些影响，对身体的关注度的增加是显而易见的，但中医概念之间的相互关系似乎并没有变得更有层级性，而仍然是基于相互之间的关系以群的形式出现。

为医学知识和实践的规范化传承而进行的努力引发了医学理论和实践之间的紧张对立，课堂教学受到严格的管理，而在临床培训方面则显得相对宽松。专业术语亟待客观讨论，但没有专家愿意参与其[224] 中。课堂教学的模式是讲授自然科学的教学法，而家庭作业则充斥着死记硬背——而这恰好是知识的秘密传承和个人传承的基础。对知识传承和实践的规范化的努力在其宣称的规范与其实施过程之间似乎必定会产生差距。

认知风格

认知风格和学习方式之间到底是怎样的关系？虽然很难对这个一开始就提出的问题下结论，但本书前面呈现的内容会对此有所启发。概念变得"社会化"。在不同的社会情境中学习，对概念的理解会变得不一样——社会互动下，概念的意义、用法和行事意义有所区别。各种（言语的）推理模式和（非言语的）认知方式已被证明在学习中医诊疗的各种社会情境中存在差异。

秘密式的认知

气功隐藏于保密手段之下，被认为能量巨大，起效迅速；运用这一能量充满危险性，因此徒弟需要师父的指导。只有道德水准极高、对师父及其家人忠诚，且有"缘分"的人，才会被气功师父收为徒弟。徒弟只管背诵就好，无须多问。作为必要的自我鞭笞，徒弟还必须沉着冷静，以保持坚忍不拔的毅力。作为道家人士，他的性格需要是"开朗"的。

气功的言语推理不甚详细。语言能量强大，口诀简单明快；背诵口诀通常不必明白其中的含义；不需理解，只需正确发音就能起作用；对气功的认知存在保密的表象。就邱师父而言，保密不仅可以提高气功师及其家庭的威望，也是他所属的秘传圈子里弱者的武器和保护形式。一方面，凶险的环境促使气功师产生战略性的考量，保证口诀和仪式少量简单又高度概括；另一方面，简单的语言、短小的口诀和有力的动作好像天生就隐藏着尚待揭示的秘密，使得这些小巧的东西所凝聚的价值具有一种特别的美感。气功师还会以不完全揭示所隐藏的内容的方式，用语言、口诀和动作包装自己。

[226]

　　三种中国诊疗方式在一定程度上皆以只有入了门的内行才能明白的形式揭露隐藏的内容。术语和专业技能在外行和内行之间划出了一条明确的界限。邱师父对自己的气功知识和治疗手法保密，而张大夫和中医院校的老师们说，他们所教授的内容基本上对所有人公开。鉴于邱师父的气功口诀和招式可以通过模仿来学习，那么就有必要控制气功知识和实践技能的传授。由于口诀只有被正确复述才有治疗效果，那么即使将其白纸黑字记录在案，也不可能通过口头传授之外的方式学会气功。这也就是为什么气功师有办法掌控知识的分配。

　　的确，容易复制的知识多被掩盖成秘密，这不是悖论。秘密通常就是些陈词滥调，保密才是社会控制的手段。如果人们相信知识和实践复制起来不那么容易，比如中医专业技能，那么当对知识的掌控被嵌入到学习过程中，就能保证掌控知识的分布。

个人式的认知

　　老中医张大夫出身中医世家，是家中第四代传人。他在天主教会长大，年轻时作为医生只在中医学院工作了两年，就离开了单位，所以他没有参加国家的"社会主义建设"。他和邱师父一样，都不是国营单位的员工。但和邱师父不同的是，他觉得邱师父是"小人"，自己是"君子"，交往的都是知识分子和政府职员，弟子们多称赞他秉持儒家道德，讲究仁义。

很多人会将老中医张大夫教授中医的模式归属在秘密的传承当中，尤其鉴于他重视弟子的道德品质，需要被敬仰，习惯支配弟子，强调"神"的概念。但是，张大夫和其他老中医一样，讲起医理来辞藻华丽、冗长繁复，很容易和邱师父的方式区分开来。张大夫的解读模式可分为直接式、权威式、正当式、创造式和日常生活式，展现出一种传统文人的态度和方法。可以假设在封建王朝时代中国的士大夫就已经发展出一种区别于普通人的认知方式。

［227］

领悟中医意味着需要记忆书中古人的经验，并将其与自己的临床经历结合，以获得深奥的知识。想要领悟"深奥"的知识，就得投入条文的学习，并慢慢用其辅助治疗。先生会通过背诵一段弟子滚瓜烂熟但不解其意的条文来评论特定的情形。通过应用于某一具体情境，那些华丽的辞藻就有了实在的意义。由于先生会在不同情况下引用相同条文，词句因此变得更为多义。久而久之，弟子们就能从临床实践的经验中赋予优美的韵律以实际的内容。

虽说深奥的知识难以言传，但弟子们还是希望先生能诠释古代医学典籍。张大夫不打算字对字地翻译，而是利用古书中的条文解释自己的信念和经验。不同于理论与实践的关系，文本和医学实践之间的关系是将学说"灵活"运用。

我们在张大夫的读书会上学得越多就越糊涂，就像在大海里游泳，没有确定性，所以学无所依，缺乏严谨性，也就无从反驳。医理好像都在语言的韵律之中。等有一天能明白的时候，自然就明白了。张大夫说要有"悟性"，因此他永远坚持一个观点，领悟深奥的中医知识有赖于天启，文献也已普遍证明这一点。

规范式的认知

　　中医学院保留了一些传统的学习方法。傍晚，学生们会在操场上小声地读书，咕咕哝哝的声音像是要被课本催眠了。他们学习规范化的术语，但并没有完全理解他们，就像几个世纪前的学生一样。不同的是，中医学院学生背诵的韵文通常是用现代汉语写成的，而不太像中医典籍的文字。

　　显然，死记硬背是三种中医学习形式的核心。邱弟背诵短小的口诀，张弟背诵经典条文，中医专业的学生们背诵课本里的短篇。背诵气功口诀可以赋予治疗师异于常人的能量以透视身体；诵读经典条文，为深刻领悟并成为老中医打下基础；尽管和专业教学目标背道而驰，但中医学院里依然保留了死记硬背的传统。

[228]

　　除了背诵课文，中医学院还采用了说教式的后启蒙教育形式。课堂讲解应建立在"解释"的基础上，而且要有"方法"。老师们经常用现代汉语对古文进行解释、阐释或定义，把中国哲学里具有多重意义的概念缩减为不那么抽象难懂的、听上去像西医语言一样的表述。中医课本也如法炮制，这样学生们在课堂上就比较容易理解，考试的题目就是考查学生是否理解了课文。

　　建立一套不言自明的现代中医（TCM）理论成为一种趋势，不用再像老中医一样利用特定场景赋予诗一般的经典条文以具体的含义。1984年版的《中医基础理论》依然将五行相关的短语与描述症状、体征以及治疗原则的短语并置。但1988—1989年版的教科书就将打破这种哲学思辨、诊断、治疗并列的形式。哲学概论独立成章，变得更像基本原则甚至自然法则。

中医理论和临床实践渐行渐远，各司其职。医院从属于卫生部，中医学院从属于教育部，行政分隔加速了分裂。不同单位的医生彼此有所保留。院校老师怀疑医院医生使用"迷信"手段，医院医生则质疑院校是否有必要要求老师照本宣科。

构建一个或多或少与临床实践分离的理论体系是中医知识现代化过程中最重要的步骤之一。理论上的标准容易制定，但在临床实践中，即使将中医制度化，从而使得理论变得更为规范，从业者面临的具体问题依然阻碍着规范化的进程。因此，扩大系统化的理论与不可预测的医疗实践之间差距，可能已经加速了中医的规范化。当代西方生物医学承认理论与实践之间的鸿沟，正是这种规范化模式的典型代表。 [229]

中医文本被视为临床实践不可或缺的理论工具，而临床实践又被认为是推进中医理论的关键，这种对文本的看法与《实践论》一文遥相呼应。领悟中医意味着将理论和实践置于辩证关系之中，这与通过个人化的学习把医学学说灵活运用于临床以领悟其含义的做法大相径庭。尽管现代中医（TCM）依然注重个人经验和"灵活"，但从事临床实践之前，从业者已经学习几年的规范化理论。理论与实践有脱节，但却不得不辩证地看待两者的关系。

现代中医（TCM）推理有其独特之处——存在唯物主义倾向，偏重围绕一个焦点讨论（任何比较的前提），用陈述语气表述知识内容——使用量化、比较和证伪等手段，这些都是现代西方科学知识规范化的特征。鉴于西方科学目前在中国的普及，这可能也不足为奇。

然而，如果用现代西方科学零碎的同化去解释这一过程，就不能公正地看待它的复杂性。主动选择适合解决某一特定问题的部分，将其纳入中医的知识和实践，这标志着西方知识和技术正在融入中医知识和实践之中。现代中医（TCM）正在被锻造成融合传统中医学说和现代西医学的体系。

现在有关中医规范化的努力让人想起中医人早期相似的经历。现代中医理论不是简单地模仿声名远扬的外国医学，而是整合了过去和现在、国内和国外的诸多方面。许多正在进行的再解读都是为"系统化"做出的努力，我在其中看到了人们在为实现中医知识和临床规范化而奋斗，这种精神由来已久，持续至今。

非言语的认知和参与者的经历

[230] 毫无疑问，上述三个中医传承场景有很多共同之处。首先，大部分术语毫无二致；其次，传承模式之间互不排斥；再次，都要求死记硬背。或许参与观察者不会像我一样觉得有必要强调三者之间的区别，但"参与者的经历"会令研究者对语言没有描述的内容更加敏感，这些内容是一般的观察者无法立刻察觉的。从方法学的角度看，我开始能够迅速准确地觉察到三个场景之间的差别，这是由于我亲身经历了学习的过程，且对每一个学习场景都产生了不同的主观反应。

我发现中医学院的课堂是最容易听懂的，但并不有趣。跟着老中医张大夫吟诵经典有时令人感到兴奋，甚至醍醐灌顶，但更多的是挫败感，学习内容的选择随心所欲，常常互不相干。气功邱师父的招式和口诀直到今天对我来说都是个谜。我的主观感受可能也是每个学生、弟子、徒弟会产生的反应——他们可能也曾因此而被老师、先生和师父批评。现代中医（TCM）教科书编写者的目标是以说教的方式清楚地解释医理；不管感到兴奋还是沮丧，都得向知识广博、指导自己的权威低头；神秘的诱惑力使邱师父的疗愈表演更富意义。

至于死记硬背，作为参与者的经历在不同的场景之中也有所差异：道教口诀虽然简短且常常韵律十足，但邱师父一直说我背诵得不对——速度、语调、发音都不对——所以不久我就放弃了；在张大夫的读书会上，我从来没有正儿八经地背过一整篇古文，但我发现自己偶尔能复述出那些华丽的诗句——韵律极为悦耳；在中医学院，想要通过考试必须背书，但是许多句子累赘不堪，难以记忆。

回想起来，我的主观经历和作为参与观察者关注的行为之间其实是相互联系的：我经常会在热烈的讨论中挑战陶老师，但提问张大夫时声音就很小，观察邱师父的时候则一言不发；我确实偶尔会问张大夫问题，他的回答方式和陶老师不一样：他不会嬉笑着和我辩论，相反他看上去似乎很惊讶，表示没有听懂我的问题，然后继续解释书本上的内容，或者让我重复一遍所提的问题，这样我就会重新组织语言，问得更谦虚一点儿；有时候，我会问邱师父一系列的问题，但他直接忽略。"改掉老是问问题的习惯"，有一次他小声说道。

对于我的直接提问，陶老师的回答令人难以捉摸，张大夫的回答有些浮夸，邱师父的则特别简短，经常短到让人无法理解。三种学习形式显然都不允许直接提问。只有权威人物可以直接提问，学生、弟子和徒弟不能。老师、先生和师父的回应反映出他们对提问十分抗拒。陶老师在学校教学反思会上说过，他不会赞成简短或浮夸的回答；张大夫极力表现得像个君子，所以回答问题都很简短；邱师父和我说话基本是命令式的。可见，参与者的经历让我能够探索学习中非言语的方面：对教学风格、背诵书本和提问的看法。

［231］

言语推理、词语意义和社会实践

　　鉴于本研究是一份民族志，归根到底是为了探究中医术语，因此有必要谈谈所使用的研究方法。本研究在深入了解词语意义研究方法的基础上展开，例如确定词语各部分的语义（Frake 1961）、建立词语间的意义关系（Lyons 1977：204）、绘制语义图（Good 1977）、考察各种类型的反义关系（Cruse 1986：197—264），以及源自语义学的旨在获得"主位"理解的方法。[①] 这些方法提供了宝贵的背景知识，但除了克鲁斯（Cruse）的分析框架，其余方法在本研究中只被间接采用。

　　本研究也受到语用学的影响。语用学研究语言在句法和语义之外的意义。根据莱文逊（Levinson，1983：7，9 原文字体并非斜体）的定义，语用学是一门从*功能*角度研究语言的学问，换言之，即通过参考非语言的各种因素，试图解释*语言结构的各个方面*，是特别针对"*语法化的或是在语言结构中被编码的语言和语境关系的研*[232]*究*"。语用学旨在在语言的使用中解释语言结构。[②] 本民族志将言语表达视为社会交往的内容，在语用学范围之上研究社会实践中词语的意义，研究概念如何变得"社会化"，对言语的和非言语社会交互

---

① "主位"和"客位"的概念可以追溯到语言学家对音位和语音的区分，前者根据说话者的感知描述语言的声音，后者根据作为局外人的语言学家的"客观"标准来描述语言的声音（Headland et al. 1990）。但某些情况下"阐释的可能性在观察者和被观察者之间持续存在"（Csordas 1993：145）。

② 另见 Duranti（1988：211—213）关于语言使用的定义，该定义适用于语用学，社会语言学和言语民族志。

的影响，以及我所提出的词语在社会实践中的"行事意义"。

在学习经历创造词语意义的想法之上，本研究通过探究中医术语的学习方式估量中医术语的意义。托伦（Toren，1993：462）曾反复证明"如果我们想要理解成年人做了什么，说了什么，就有必要研究儿童的认知过程"。她强调研究"认知形成"的过程对理解"知识"本身的重要性。托伦研究了斐济儿童学习表达成人社会等级词语的意义的过程，以及由此产生的行为。而本研究则是关于追随者——徒弟、弟子和学生——如何通过学习医学术语，使得自己在临床上有适当的行为。本研究采取的方法是探求术语的意义，不仅包括具体术语在语言和言语① 中的意义，也包括他们的社会实践意义。

本研究涉及的概念既非人造产品也非自然产物，根据最近有关儿童对概念习得的研究，有关概念的分类已被广泛认可（例子见Keil 1986）。它们可能最接近博耶（Boyer 1993）的"伪自然类别"概念。但自然产物、人工产品和伪自然类别这些术语，就像色彩术语一样，属于非常具体的意义领域。本研究没有把研究重点缩小到中医术语的意义指称上，② 而是希望拓展，把专业术语当作意义和内涵较为丰富的普通词汇来对待。

中医术语似乎与 bobility 和 baraka 这样的词差不多，由于缺乏明确的指称意义，且其指称意义会随表达场景的变化而变化，因而具有显著的社会功能。"没有什么比声称用法即意义更加错误的论断了。相反，词语的用法可能正是取决于意义缺少，或意义模糊，或

---

① De Saussure［（1916）1967：91］区分了语言（理想化的研究对象）和言语（说话者讲的话）。

② "指称"涉及语言与世界之间的关系，通常与"意义"相对，后者是通过语词与其他事物之间的关系而建立的（Lyons 1977：177—206）。

[233] 是在不同语境下产生截然不同且相互矛盾的意义。与此同时，词语的用法同样造成了一种一以贯之的印象，例如，当一个词语在完全不同的情境中使用时，却仍然保留了仅在某一特定语境下使用时的正当性"[Gellner（1958）1970：45]。根据盖尔纳（Gellner）的说法，一个词在其被使用的各种语境中表达出的意义上的关键差别对于社会运作来说往往至关重要。

如果认可中医关键概念可以与诸如 *bobility* 和 *baraka* 之类的词相提并论，那么可以肯定 20 世纪的西方科学分类方法与中医术语的分类方法不尽相同。前者的目标是尽可能消除歧义，后者恰恰因其模糊和多义而有助于治疗。

科学术语的理想状态是意义明确，能够描写性地评价现实。这种科学描述必将导致研究者和他 / 她描写的事物之间的距离，研究者和被研究对象之间的距离是描写活动的本质。研究者旨在建立或提炼科学"理论"，这些理论是对现实的描述（陈述语气）。理论不会与现实互动，比如操控（祈使语气），在这种情况下，理论会与现实分离。所以科学家的共识是理论与实践存在差距。在定义上，理论与实践分离，但最终会被实践证实：当出现更好的操纵现实的方法时，理论会被改进或废除。

操纵现实的方法多种多样，其中迂回之法即描述现实，从而疏远现实，最终干预和操纵现实。也有不用达到像描述性科学家那样疏远现实的程度也能操纵现实的方法。如果使用的术语时而模糊，时而多义，就可以保持主动参与现实又经常成功地操纵现实。然而，一个建立在模糊而多义的术语基础之上的学科容易被谴责是"不科学的"。

中医术语通常模糊而多义。但是，正如已表明的那样，中医术语在古代不用于构建"理论"。我更愿意把现在普遍称作"中医理论"的内容叫作"中医学说"。医学学说和临床实践的关系与医学理论和临床实践的关系截然不同：学说和实践之间没有距离。中医学说的专业术语可以单独表意，只有运用于具体临床实践之中，这些 [234] 术语与现实的相关性才会显现。如果只是单纯为了描述，通常不会创造一个新的中医术语。当然，有些时候确实不仅仅是为了描述。

毫无疑问，如果医生要操纵现实，通常就会利用这些中医学说，甚至其他学说中具有模糊性、多义性的术语。过去，学说就像理论一样，最终被临床实践证实有效：如果有更好的治疗方法出现，学说就会相应地做出改进或者被弃用。在这种情况下，记载了各种各样中医学说的文献就运用于实践操作，这些学说也经由临床实践得到了证实。可以说，早在所谓的中医科学化之前，中医很早就是一门"科学"。这种科学从文本知识到实践的方式完全不同于现在的科学。

总的来说，把词语意义作为社会实践的一部分，并写一部有关探求词语意义，以及利用模糊多义的术语进行推理的民族志，对于想要评估和影响现实、但又不愿像描述性的科学家那样必须经历疏离现实的学者来说，特别有用。本民族志说明中医利用词语意义解释现实，这与20世纪的西方科学大相径庭。同时，说中医的路数"不科学"，这一点至少是存在争议的。

中医关键概念和气功

现已证明社会实践的不同情境会改变中医术语的内涵、用法和行事意义。在不同情境下说出同一个词语，不一定指向同一个概念；

使用相同的医学术语，不一定标志着采用相同的治疗方法。这一点对任何传统医学或替代医学的规范化都有深远的影响。

气及其内涵

气是三种情境下进行医学推理的核心。尽管治疗师和医生理解气的方式类似，但仍有一些明显的差异。特别是邱师父对气的理解在很多方面都和中医大夫不一样。第一点区别是邱师父可以在红光中察觉到气，能够用手触摸体表，感觉出体内"气积"是"软"是"硬"。中医大夫无法如此直观地接触到体内气的变化，他们看不见气，也感觉不出软硬。而是通过切脉感知气机，间接知晓体内假定的过程，或是通过观察经血里的血块、痰之类的分泌物，推断出气滞。按照张大夫的间接解读，气是无形的。

[235]

第二点显著的区别是，邱师父理解的气和用于中医推理的气有所不同：邱师父的治疗多是建立在治疗师须将邪气从病人体内引出的认识上。治疗师将邪气引导到地上，并从天地间采集生机勃勃的元气传导给病人。元气和邪气，顾名思义，就是正与邪。[1] 气能穿越边界，比如人体内和被视为与之相对的人体外之间的界限。这种对气的认识在邱师父练功的时候最为明显，但这并不意味着邱师父不会同时谈论调和人体之气。他有时候也会像中医大夫一样提及"身体生态"：在进行医学推理时，气的性质多是由气在中医学说的时—空框架内所处的位置或方位决定的。气是一个既协调统一又极为多样的概念。

---

[1] "邪气"会危及生命，"元气"是生命的原动力，中医临床也是这么认为的，但不像在邱师父的气功治疗中那么明显。

在身体生态中，气不是非正即邪，而像一首相互共鸣的合唱，类似于大、小宇宙，会有失衡的情况。要认识身体生态，就要意识到自然环境的现代概念有其历史及复杂的历史演化进程。最好在医疗实践所处社会的自然环境中去调查概念形成的历史，才能了解术语的某些含义。因此，当代对气的概念更为全面理解需要将其放到当时的情境中去思考，比如当气成为中医学说的主导概念时，"人对自然的认识是什么"。　　　　　　　　　　　　　　[236]

第三点区别是气功治疗师邱师父认为瘤来自肿瘤，无论淋巴结肿大和肌肉增生在物质层面是什么，都是气积。气是"胀"或是"嫩"很重要——因为对邱师父来说，气不仅流动不息，而且变化不止（气的性质和形态不断转化）。老中医张大夫也把气想象成不停流转变化的，但他更注重流动而较少关注变化。现代中医（TCM）谈到气，多是有关气的流动、运动，注重其循环往复，而常常忽略它的不断变化（不停转化的状态）。现代中医（TCM）常气血并论，也逐渐把气和津液放在一起讨论；因此，相较于气作为流动不息、变化不止，触发改变的"东西"（见 Sivin 1987：46—47），物质层面作为"气体"的气更受重视。

总而言之，气功邱师父和中医大夫都讲气。尽管在不同的中医临床治疗情境下，这个词的内涵会有细微的差异，但他们对气的认识在许多方面具有相似性。这里对单个专业术语"气"的内涵的分析，以及前几章节提供的民族志数据，都解释了邱师父的气功治疗是基于"转移的逻辑"①。它在很多方面与仪式表演相同，产生活力

---

① Lambert（1992：1074）在常见治疗方法对治愈的"转移逻辑"和阿育吠陀再建平衡之间做了类似的区分。

的能量和导致危险的能量穿越边界发生变化。所以，尽管使用相同的专业术语，但我认为邱师父的气功不同于中医的各种分支。

阴阳及其语用

人人都谈论阴阳，它是对日常生活普遍事实的凝练。更准确地说，阴阳似乎将唯物辩证法具体化了。如果一位中医生谈论阴阳的辩证关系，那么他不仅运用了中国文化的智慧，而且重申了唯物辩证法的"真理"。

[237] 可能有人会说阴阳一词现在有了民族主义和马克思主义色彩，它的意义和内涵已经发生改变。这或许意味着阴阳的语义已经发生变化，起码在中医教学中阴阳的一部分内容有所改变。然而，中医生们经常提到阴阳或许体现了语用学所说的"关联"，也许这里滥用了格赖斯（Grice）的关联原则。[①]

当然，日常生活中的辩证法与学者们研究原始资料后定义的辩证法不一样。日常生活中的辩证法在课堂教授术语时，在临床诊治病人时（尤其是针灸师），在学术讨论"辩证"时，在人们向我诉说生活的历史时，以及在日常生活的经历中变得清晰明确。阴阳中有对一切事物优缺点的认识，有对好坏优劣构成整体的理解，有对医学理论和临床实践相互依存的坚定信念，有对相互矛盾的表述的接受，也有对生活是一个接一个的困难的感悟。阴阳凝练了日常生活中的辩证法。

语用学研究表明，阴阳一词顺应了日常生活哲学受到政治的

① 关联准则可以解释大范围的会话含义。推论大致如下："假设 B 的话语具有关联性；如果相关，那么假设 A 提问，B 应该提供一个答案"（Levinson 1983: 107）。有关 Grice 原创理论框架的批判性评论，见 Horn（1988: 130—133）。

影响,《中医基础理论》论述的阴阳对立制约关系反映出唯物辩证 [238]
法,将阴阳的对立制约视为对立双方相互斗争、相互排斥后的统一
体——古代中医典籍并无这样的记载。

阴阳与对变化的不同认识

《中医基础理论》中有关阴阳四种相互关系的讨论表明,让这些
古老的概念变得更加"时髦"需要对经典进行巧妙的再阐释。阴阳
可以被理解为辩证的变化,对立双方的持续斗争,也可以是有关变
化的其他内容,比如"阳生阴长""重阴必阳""重阳必阴"之类,与
《系辞》对"变"的理解相似。

一个词语有多种含义已是老生常谈。我在此情境中强调这一点
是为了突出词语和概念之间复杂的相互关系。阴阳一词至少指代四
种不同的有关变化的概念,① 让使用者能够转换立场、树立权威、表
达认同、掩盖分歧——同时不显得咄咄逼人或自相矛盾,这正是该
词的有用之处。

五行与表达语气和表达情态

五行有被现代中医(TCM)的五脏和传统中药五味替代的趋势,
但在评估假定过程和确立治则治法时,用五行进行说理,虽然并非
不可替代,也依然占据主导地位。治疗原则,比如培土生金,显然
不是陈述语气,而是近乎英语中的祈使语气。现代汉语的语气通常
由句末小品词表达,但在古汉语中,语气以及大部分情态的改变通

---

① 阴阳这个例子还突显了语义发生变化的不同路径:在术语已有含义的基础上添加
新的含义,概括术语的意义,将旧术语替换为新术语。

[239] 常无须遵循语言学规则。因此，无法完全确定像"金生水"这样的短语的情态和语气：可以将其理解为"金会生水"，也可以理解为"金应该生水"或"希望金生水"。所以，五行推理，尤其是《内经》中用五行进行推理的部分，通常是规定性的而非描述性的。尽管从语言形式上看不出所以然，但现代中医（TCM）倾向于将注意力从规定性的治疗原则转移到祈使语气对健康的描述。语气的转变是目前正在进行中的将中医学说——语气的不确定性是个人式认知的另一个特点——转变为规范化的中医理论的内容之一。

"神"与其行事意义

术语"神"在三种情境下的使用情况或许是短语行事意义存在多样性最有力的证明。① "神"第一次出现的情境是邱师父为病人鲍老师治疗肝癌时，用于表明鲍老师是否需要继续治疗。病人的整体情况和精神状态的指示性被认为比其他任何生物医学指标都更加重要。众所周知，"神"的意义含糊不清。"有神"是日常用语，指人看起来健康快乐，但这一意义很难用于形容鲍老师的临终状态。鲍老师是否"有神"，由一群围观邱师父治病的人决定。"有神"意味着他应该继续治疗。很可能就是因为这个词本身高度的模糊性，让病人和治疗师之间达成了鲍老师"有神"的共识。

"神"在个人知识传承情境中也十分重要。《素问·天元纪大论》开篇两段四次提到"神"，分别解释为"正常的自然现象""事物的变化""自然的季节变化和各种类型的事物""神之为用，显而易见"。

---

① 语用学研究语言的使用是为了解释语言，而对词语行事意义的研究则探索了社会实践。

由此可知,"神"的意义随其所在的具体短语而定——神具有多义性。老中医张大夫从来没有试图统一这些不同的含义。

在规范化的知识传承情境中,只有理论课上才讨论"神",临床 [240] 很少涉及。当老师向学生讲解"有神""失神""假神"的表现时,会替换掉"神"的模糊意义,比如把"有神"解释为"口齿清楚""动作灵活""呼吸顺畅"等。相较于邱师父气功治疗时和张大夫在读书会上对"神"模糊的解释,这些短语更加容易理解。现代中医(TCM)生也会采用这些在临床上容易识别的疾病的具体情况来解释"神"的意义。

显然,同一术语"神"在每个情境中具有完全不同的行事意义。气功师父治病时,"神"这个词让病人和其他人一同参与了治疗;在老中医张大夫的读书会上,"神"的一词多义让这位儒医在弟子面前展现了权威;而在中医学院这样的单位,虽然课堂上会详细讲解这个词,但"神"对于临床社会交互活动几乎没有任何意义。

如果认可专业术语在不同社会背景下具有不同的行事意义,那么就要认识到传统和替代医学在规范化、专业化的过程中,可能只保留了专业术语本身,却忽视了它们的行事意义。结果,原本能让病人积极参与治疗的词,当被规范化后,就不再拥有这样的能力了,反而可能会对成功治疗造成影响。

学习方式和认知风格

专业术语不仅拥有指示意义,在不同的社会情境中,它们的内涵、语用和行事意义有所不同,被提及时表达的语气和情态也有差异。这一点已经通过调查术语代代相传的途径，以及探究社会实践中的认知风格而非文本中的知识内容得到证明。

正如本书从始至终所强调的那样，只有这样的研究才可以阐明基于相同专业术语的替代疗法之间的细微差别。使用相同术语不一定标志着有相同的治疗实践。本书强调整体的学习经历对获取专业知识和实践的重要性。

附录 1988—1989 年云南中医学院中医本科生、针灸推拿专科生课程

中医本科生科目	2 小时课程	针灸推拿专科生科目	2 小时课程
第一学期			
中医基础理论	3	中医基础理论	1.5
中药学	2	中药学	2
医古文	2	医古文	2.5
中国革命史	1	中国革命史	1
体育	1	体育	1
日语或英语	2	英语	2
医史	1		
计算机基础	1		
		解剖组胚学	4
总计	13	总计	14
第二学期			
中医诊断学	3	中医诊断学	2
中国革命史	1	中国革命史	1
体育	1	体育	1
日语或英语	2	英语	2
医古文	2		
解剖组胚学	4		
中药学	2	方剂学	2.5
医用生物	1		
生物实验	0.5		
		经络学	2
		腧穴	2
		医化基础	1

中医本科生科目	2 小时课程	针灸推拿专科生科目	2 小时课程
		计算机基础	1
总计	16.5	总计	14.5
第三学期			
生理学	3	生理学	2.5
方剂学	3	方剂学	1
医化基础	1.5	医化基础	1
医化实验	1	医化生化实验	1
日语或英语	1	英语	1.5
马列主义原理	1	政治经济学	1
体育	1	体育	1
针灸学	2.5	腧穴	1.5
		生物化学	1
		推拿学	2
		针法灸法学	1.5
		医学统计	1
		计算机基础	1
总计	14	总计	17
第四学期			
微生物	1.5	微生物	0.5
寄生虫学	0.5	寄生虫学	0.5
微生物寄生虫实验	1	微生物寄生虫实验	0.5
日语或英语	2	专业英语	1
马列主义原理	1		
体育	1		
生物化学	1.5		
生化实验	1		
推拿学	1		
气功	1		

［243］

续表

中医本科生科目	2 小时课程	针灸推拿专科生科目	2 小时课程
内经讲义	3		
		病理学	1.5
		病理实验	1
		中医内科学	2.5
		中医内科见习	0.5
		中医伤科学	1.5
		中医伤科见习	0.5
		针灸治疗学	2.5
总计	14	总计	12.5

［244］

第五学期

中医本科生科目	2 小时课程	针灸推拿专科生科目	2 小时课程
中医妇科学	1.5	中医妇科学	0.5
中医内科学	2	中医儿科学	0.5
中内中妇见习	1		
日语或英语	1	专业英语	1
社会主义建设	1		
体育	1		
病理学	1.5		
微生物寄生虫学	2.5		
推拿学	1.5		
伤寒论	2		
		西外总论	2.5
		西内基础	2
		遗传讲座	2
		针灸治疗学	2
		实验针灸学	2
		针灸各家学说	1
		针灸医籍选	1.5
总计	15	总计	15

续表

中医本科生科目	2 小时课程	针灸推拿专科生科目	2 小时课程
第六学期			
病理学	3		
中医眼科学	2		
中医眼科见习	1		
专业英语或日语	1		
社会主义建设	2		
医学统计	1		
伤寒论	2		
伤寒论实习	1		
总计	13		
第七学期			
西医诊断学	3		
病理学	1.5		
药理学	1.5		
政治经济学	1		
中医儿科学	2		
温病学	2		
金匮要略	2		
专业英语	1		
总计	14		
第八学期			
内科学	2		
常见急诊	1.5		
医学科研方法	1		
政治经济学	1		
中医外科学	2.5		
中医伤科学	2		
中医各家学说	3		
总计	13		

[245]

[246]

医学与哲学术语表

　　本术语表总结了本书中涉及的中医术语的翻译，选用了满晰博（Manfred Porkert）、文树德（Paul Unschuld）、席文（Nathan Sivin）以及该领域其他研究者的适合的译文。术语表还包括在民族志工作中遇到的一些相关哲学术语和其他术语。需要特别理解的中医术语的首字母均为大写（如，血），经常在口语或生物医学中使用；但表示不同意思的术语，其首字母小写（如，失眠）。每条术语的第一个译文为首选译文，如果没有给出其他译者，则为我的翻译。为了增进理解，一并给出了某些概念所属的中医和哲学范畴（例如，三极：天、地、人）。P.74 = 满晰博 1974，S.87 = 席文 1987，U.88 = 文树德 1988b，W.90 = 魏迺杰 1990

癌症	cancer (biomedical)	寒	Cold (S.87, U.88, W.90); Algor (P.74)
按摩	massage; pressing and rubbing	热	Hot (S.87, U.88, W.90); Calor (P.74)
八风	Eight Winds (from the eight cardinal directions)	八卦	eight trigrams (Wilhelm (1923)1981:16)
八纲	Eight Rubrics	震	Thunder, the Arousing
阴	*yin*	巽	Mild Wind, the Gentle
阳	*yang*	离	Fire or Flame, the Clinging
实	Repletion (S.87, U.88, W.90); P.74	坤	Earth, the Receptive
虚	Depletion (S.87, U.88); Vacuity (W.90); Inanitas (P.74)	兑	Lake, the Joyous
		乾	Heaven, the Creative
表	Outer (S.87); Exterior (W.90); Outside (U.88); Species (P.74)	坎	Water, the Abysmal
		艮	Mountain, Keeping Still
里	Inner (S.87); Interior (W.90); Inside (U.88); Intima (P.74)	白光	White Light, Bright Light (*qigong* term) Grief, cf. *qiqing*

痹	Obstruction (accumulated stuff; Blockage; Localised Pain Disorder (S.87); Bi (U.88, W.90)	乘	to multiply cf. *wuxing guanxi*
		喘	asthma
		疮肿折疡科	dept. for the sore, swollen, broken, wounded (p.161)
变	to transgress, transition	纯阳	Complete *yang* (*qigong* term)
辩证	Distinguishing Pattern (Kaptchuk 1983); Manifestation Type Determination (S.87), Pattern Identification (W.90); Syndrome (Farquhar 1994a) Outer, cf. *bagang*	刺法	needling techniques
		滋水涵木	'drench with Water to restrain the Wood' (p.210)
		大肠	Large Intestine, cf. *liufu, taiyin*
		大肠俞	Large Intestine *shu*-acu-point (W.90)
病	disorder (S.87); illness, sickness (U.88); disease (W.90); sometimes rendered as 'disease' in Eisenberg's (1977:1) sense: 'doctors diagnose and treat disease, traditional healers also redefine illness as disease.'	大方科	department for disorders of adults (p.161)
		代谢	to metabolise
		胆	Gall Bladder, cf. *qiheng zhi fu, liufu, jueyin*
		胆结石	gallstones
		丹田	Cinnabar Field
病变	pathological changes	上丹田	Upper Cinnabar Field, located at the acupoint *yintang*
病机	Disease Triggering, Pathogenesis	中丹田	Middle Cinnabar Field, at the acupoint *danzhong*
病因	Disease Factor (W.90), cf. *liuyin*	下丹田	Lower Cinnabar Field, about a hand's breadth below the navel
补	to invigorate; to replenish (S.87); to supplement (U.88, W.90)	膻中	Chest Centre acupoint (W.90)
		道	Way, Path
补脾	to invigorate the Spleen	道引	to guide and lead (the *qi*), internal conduction (Li & McMahon 1992:145)
补气	to invigorate the *qi*		
补药	invigorating drugs		
布气	to diffuse *qi* (Schipper 1982:102)	地	Earth, see *sanji*
		缔	a Knot which cannot be untied (Harper 1985), cf. *jie, niu*
藏	to house, to store	癫痫	convulsions, colloquially equated with epilepsy
草药	herbal drugs		
草医	herbal medicine	动	to come into motion, to move, to be irritated
产科	department of obstetrics (p.161)		
		动功	meditation by movement, cf.

	qigong	感冒	common cold
毒药	toxic drugs, potent drugs	肛门	anus
兑	Lake, cf. *bagua*	纲纪	principle, cf. *ji gang*
对立统一	unity of opposites (Mao 1961)	高血压	high blood pressure
对立制约	Control through Opposition,	艮	Mountain, cf. *bagua*
	cf. *yinyang*	功法	effect of *qigong*, efficiency
耳聋	to be deaf, hardness of hearing		of *qigong*, *qigong* method,
耳鸣	to have ringing ears		technique of being efficacious
耳针	ear acupuncture	骨	Bones, cf. *qiheng zhi fu*
		骨质增生	hyperosteogeny
发光	to emit Light (*qigong* term)	骨气	*qi* of the Grains, cf. *qi*
发红光	to emit Red Light	卦	trigram or hexagram
发黄光	to emit Yellow Light	怪病多痰	'strange diseases are
发青光	to emit Bluegreen Light		frequently due to Phlegm'
发气	to emit *qi*	官	Senses; an official and the
方	direction, place; see also *fangji*		office he sits in
方剂	formula (W.90), prescription	关节	joints, articulators (W.90)
肺	Lungs, cf. *wuzang*	观象	to observe Images (Wilhelm
肺气	Lung *qi*, cf. *qi, wuzang*		1981)
风	Wind, cf. *bafeng, liuyin*	光	Light, Glow (*qigong* term)
风科	Department of Disorders		
	related to Wind (p.161)	寒	Cold, cf. *bagang, liuyin*
风气	Wind *qi*, cf. *qi, liuyin*	寒气	Cold *qi*, cf. *qi, liuyin*
风寒	Wind and Cold	汗	to sweat, cf. *tu, xia*
风寒感冒	common cold of the Wind	合	to unite
	Cold type	合	*he*-acupoint where the *qi*
风湿病	rheumatism		is united (at the elbows
腑	Bowels, cf. *liufu*		and knees) one of five *shu*-
符	sign; a Daoist sign of charm		acupoints; Uniting Point, Sea
	(Schipper 1982:287)		Point (W.90); Associate
浮	to levitate	红光	Red Light, Red Glow
妇科	Women's Department of	后天	Wordly State; Postnatal
	Medicine (Furth 1986) (p.161)		Vitalities (S.87); Later Heaven,
	Gynaecology		Acquired Constitution,
腹痛	stomach ache		Postnatal Constitution (W.90),
			cf. *xiantian*
肝	Liver, cf. *wuzang*	互根互用	Mutual Reliance and Mutual
肝气	Liver *qi*, cf. *qi, wuzang*		Use, cf. *yinyang*
肝侮脾	the Liver insults the Spleen	化	to transform, transformation

化征易也	'transformation is the distinguishing marks of one thing changing to the distinguishing marks of another' (Graham 1978:295)
环跳	Jumping Round acu-point (W.90)
黄疸	jaundice
魂门	gate of the *hun* soul (to leave the body at death); anus
火	Fire, cf. *liuyin, wuxing*
火罐	cupping jar
火生土	'Fire gives birth to Earth'
积	Accumulation (W.90)
基础科	courses on the basics (introductory courses)
纪纲	web without a weaver, cf. *gang ji*
季节	season
积聚	Accumulations and Gatherings
瘕	Conglomeration (W.90); Concentration Ills (U.88)
瘕聚	Conglomerations and Gatherings (W.90)
假神	pseudo-Spirit, cf. *shen*
见光	to experience the Light, to see the Light (*qigong* term)
肩周炎	periarthritis of the shoulder
结	Knot, cf. *di, niu*
金	Metal, cf. *wuxing*
金生水	'Metal gives birth to Water'
近视	short-sightedness
金疡书禁科	Dept. of Inner Lesions and Incantations (p.161)
津液	Liquids and Fluids; Fluids (W.90); Liquids (U.88); Dispersed Body Fluids (S.87); Active and Structive Fluids (P.74)
惊	Fright, cf. *qiqing*
精	Semen, Essence (S.87, U.88, W.90); Unattached Structive Energy, Structure Potential (P.74)
经	Tracts; to pass through, to pass on, to tradit; Tracts; Cardinal Tracts (S.87); *sinarteriae cardinales* (P.74); cf. *liujing, jingluo*; canon (or classic (S.87, U.88))
经方派	party of the canonical formulae cf. *shifangpai*
静功	meditation in tranquillity, cf. *qigong*
经络	Tracts and Links (idiom modelled on that of Tracts and Channels for *jingmai*); Circulation Tract System (S.87), Main Conduits and Network Vessels (U.88); Channels and Connecting Vessels (W.90); Sinarteries, Energetic Conduits, Cardinal and Recticular Conduits (P.74); cf. *liujing*
经脉	Tracts and Channels (Lu and Needham 1980); Circulation Vessels (S.87); Channel (W.90), cf. *jingluo*
经验	experience
精神	Mind; Essence-Spirit (W.90); Vitalities and Spirits (S.87)
精室	Chambers of Essence, cf. *qiheng zhi fu*
灸	moxibustion (i.e. cauterisation with Artemisia leaves)
疽	Abscess; Boil, in TCM with

	yin aspects; deep-seated Abscess (U.88); *ju* (W.90);	大肠	*stomachi* (P.74) Large Intestine (U.88, W.90); Large Intestine system (S.87), *orbis intestini crassi* (P.74)
厥阴	attenuated *yin* (S.87), cf. *liujing*	膀胱	Bladder (U.88, W.90); Urinary Bladder System (S.87); *orbis vesicalis* (P.74)
坎	Water, cf. *bagua*		
克	to overcome, cf. *wuxing guanxi*	三焦	Triple *jiao*; Triple Burner (U.88, W.90); Triple *jiao* System (S.87); *orbis tricaloris*; (P.74); corresponds to Pericardium (*xinbaoluo*)
咳嗽	cough		
恐	fear, cf. *wuzhi qiqing*		
口齿咽喉科	Dept. of Mouth, Teeth, Pharynx, Throat (p.161)		
块	lump, clot	六经	Six Tracts or Six Warps (S.87); Six Channels (W.90)
坤	Earth, cf. *bagua*		
		阳明	*yang* Brightness (S.87, W.90); *yang* Brilliance (U.88); *splendor yang* (P.74)
老医生	old doctor		
老中医	senior Chinese doctor		
离	Fire, cf. *bagua*	太阳	Mature *yang* (S.87); *yang maior* (P.74); Great *yang* (U.88); Greater *yang* (W.90)
里	Inner, cf. *bagang*		
理论科	theoretical courses		
淋巴结	lymphatic nodes	少阳	Immature *yang* (S.87); Minor *yang* (U.88); Lesser *yang* (W.90); *yang minor* (P.74)
临床科	clinical courses		
灵龟八法	eight methods of the Divine Turtle	太阴	Mature *yin* (S.87); *yin maior* (P.74); Greater *yin* (W.90)
灵活	virtuosity, flexibility		
瘤	Tumour, tumour	少阴	Immature *yin* (S.87); Minor *yin* (U.88); Lesser *yin* (W.90); *yin minor* (P.74)
六腑	Six Bowels (U.88, W.90); Palaces (U.88); *yang* Visceral Systems of Function (S.87); *yang* Orbs (P.74), cf. *liufu, zangfu*		
		厥阴	Attenuated *yin* (S.87); Ceasing *yin*; Inverting *yin* (W.90); *yin flectens* (P.74)
胆	Gall Bladder (U.88, W.90); Gall Bladder system (S.87); *orbis felleus* (P.74)	六因	Six Disease Factors; sometimes *liuyin*
小肠	Small Intestine (U.88, W.90); Small Intestine system (S.87); *orbis intestini tenuis* (P.74)	风	Wind (S.87, U.88, W.90)
		寒	Cold (S.87, U.88, W.90)
		湿	Damp (U.88, W.90); Moist (S.87)
胃	Stomach (U.88, W.90); Stomach System (S.87); *orbis*	暑	Heat (S.87); Summer-heat (W.90, U.88)

燥	Dry (S.87, U.88, W.90)	内气	Inner *qi*, cf. *qi*
火	Fire (S.87, U.88, W.90)	内因	Internal Disease Factor
六淫	Six Excesses (S.87), Six		(W.90); Inner Cause (S.87)
	Environmental Excesses	内脏	Inner Organs, cf. *wuzang*
	(W.90); sometimes *liuyin*	嫩	to soften (Qiu's term)
梱关	Gate Pass (Qiu's term), cf.	纽	a Knot which can be untied,
	sanguan		cf. *di, jie*
络	Links; Reticular Tracts (S.87);	怒	Anger, cf. *wuzhi, qiqing*
	sinarteriae reticulares (P.74);	女子包	Womb, cf. *qiheng zhi fu*
	Connecting Vessel (W.90); cf.		
	jingluo	排泄	excretion
脉	(1) Vessels (U.88, W.90);	膀胱	Bladder, cf. *liufu*
	Sinarteries, Energetic	培土生金	'Bank up Soil to produce
	Conduits (P.74); Circulation		Metal' (p.210)
	Tract system (S.87); (2) Pulse;	培土制水	'Bank up Soil to control
	Movement in the Vessels		Water' (p.210)
	(U.88); see also *qiheng zhi fu*	脾	Spleen, cf. *wuzang*
脉动	pulsation	脾后天之本	'the Spleen is the Basis of the
脉绝	the Pulse is severed; cut off		Worldly State'
	(U.88); expire (W.90)	脾气	temper (colloquial); Spleen *qi*,
脉微	the Pulse is faint, mild (W.90);		cf. *qi, wuzang*
	subtle (S.87); feeble (U.88)	脾胃	Spleen and Stomach
脉象	Pulse Images	平衡	equilibrium, homeostasis
脉诊	Pulse diagnostics; cf. *sizhen*		
梅核	Plum Pit (W.90); *globus*	气	Breath; Energy, Energetic
	hystericus (Ou 1988:28)		Configuration, Configurational
命门	Gate of Life		Energy (P.74); Vapour,
命门学	doctrine of the Gate of Life		Influences (U.88); Basic Stuff;
名老中医	famous senior Chinese doctor		mist, fog; air, vapour and other
名医	famous doctor		pneumatic stuff; energies,
木	Wood, cf. *wuxing*		vitalities; stuff that makes
			things happen, stuff in which
纳	to adopt, to admit (S.87); to		things happen (S.87)
	accept (Farquhar 1994a)	肺气	Lung *qi*, cf. *wuzang*
脑	Brain, cf. *qiheng zhi fu*	风气	Wind *qi* cf. *liuyin*
脑髓	Brain Marrow	肝气	Liver *qi* cf. *wuzang*
内丹	inner alchemy	谷气	*qi* of the Grains; Grain *qi*
内阳功	Inner Nurture *qigong*, cf.		(W.90); Alimentary *qi* (P.74)
	qigong	寒气	Cold *qi*, cf. *liuyin*

精气	prenatal endowment of vitality, Seminal Essence (S.87); Essential *qi* (W.90); (1) Free ('Unattached') Structure Potential, (2) Potentialised Configurational Energy of Undefined Quality, (3) Structive and Active Energy (P.74); Seminal *qi* (Lu and Needham 1980)		term)
		燥气	Dry *qi*, cf. *liuyin*
		真气	True *qi* (P.74, S.87, U.88, W.90); inborn vitality (S.87)
		正气	Regular *qi*; Correct *qi* (P.74, W.90); Orthopathic *qi* (S.87), cf. *xieqi*
		中气	Medial *qi* (S.87); Centre *qi* (W.90)
		宗气	Gathering *qi*, Ancestral *qi* (W.90); Genetic *qi* (P.74, S.87); the most important *qi* (U.88)
内气	Inner *qi* (qigong), cf. *waiqi*		
脾气	Spleen *qi*, cf. *wuzang*		
人气	*qi* of man's activity; Human *qi* (P.74)		
肾气	Kidney *qi*, cf. *wuzang*	气动则忧	'if *qi* comes into motion, then there is Anxiety'
湿气	Moist *qi*, cf. *liuyin*		
外气	Outer *qi* (qigong), cf. *neiqi*	气功	practice of Breath control (S.87); workings of the Breath (Farquhar 1994a)
胃气	Stomach *qi*, cf. *liufu*		
卫气	Protective *qi* (U.88); Defensive *qi* (P.74, S.87), cf. *yingqi*		
		动功	meditation by movement
		静功	meditation in tranquillity
邪气	Bad *qi*, Noxious *qi*, Sinister *qi* (as opposed to the Right *qi*); Heteropathic *qi* (P.74, S.87); Evil *qi* (U.88); Pathogenic *qi* (W.90), cf. *zhengqi*	内养功	Inner Nurture *qigong*
		软气功	soft *qigong*, strengthens one's Inner *qi* (*neiqi*); often associated with *jinggong*, should lead to healing abilities
心气	Heart *qi*, cf. *wuzang*	特异气功	extraordinary *qigong*, comprises telepathy, clairvoyance, psychokinesis, and other abilities which may result from *qigong* meditation, depending on one's constitution (*xiantian*)
阳气	*yangqi, qi* with *yang* qualities, cf. *yinqi*		
阴气	*yinqi, qi* with *yin* qualities, cf. *yangqi*		
营气	Nourishing *qi*; Constructive *qi* (P.74, S.87, U.88), cf. *weiqi*		
		硬功	synonymous to *ying qigong*
元气	Primordial *qi* (P.74, S.87); Original *qi* (U.88, W.90)	硬气功	hard *qigong*, strengthens one's Outer *qi* (*waiqi*); often associated with *donggong*, and exercises for unarmed combat (*wushu*)
原气	Original *qi* (P.74); Source *qi* (W.90), often synonym to Primordial *qi*		
宇宙之气	the *qi* of the universe (Qiu's	远气功	far-away-effect *qigong*,

	simultaneous *jinggong* of sender and receiver		Outward Manifestation is (P.74)
气功讲座	*qigong* meetings in auditoria or sport stadiums	奇经八脉	Eight Odd Vessels; Eight Odd Conduits (P.74); Eight
气功师	*qigong* master		Extraordinary Tracts (S.87);
气化	*qi*-Transformations		Eight Extraordinary Vessels
气积	*qi* accumulates (lit.); accumulating *qi* (Qiu's term)		(W.90)
		乾	Heaven, cf. *bagua*
气门	Gates of *qi*, i.e. acu-points	切脉	to take the Pulse, to palpate the Pulse
气逆	*qi* is counterflowing; *qi* Backflow (S.87); *qi* Counterflow (W.90)	清	Clear
		七窍	Seven Apertures Orifices (S.87, U.88); Opering (P.74, U.88); Portals (W.90)
气血不调	'Breath and Blood are not in harmony'		
气滞	*qi* is stagnant (lit.); Stagnant *qi, qi* Stasis (S.87); *qi* Stagnation (W.90)	眼	eyes
		耳	ears
		鼻孔	nostrils
奇恒之腑	Odd Palaces; Paraorbs (P.74); auxiliary *yang* systems of function (S.87); Curious Organs (W.90)	口	mouth
		七情	Seven Emotions, cf. *wuzhi*
		怒	Anger (P.74, S.87, U.88, W.90)
		喜	Enthusiasm; Joy (S.87, U.88, W.90); Pleasure (P.74)
脑	Brain (P.74, U.88, W.90); Cerebral system (S.87)		
		思	Worry (S.87, W.90); Cogitation (P.74); Thought (W.90); Preoccupation, Ratiocination (S.87)
髓	Marrow (P.74, U.88, W.90); Medulla (P.74); Medullary system (S.87)		
		忧	Sorrow (P.74, S.87); Mourning (U.88); Anxiety (W.90)
骨	Bones (P.74, U.88, W.90); Bony system (S.87)		
脉	Vessel (P.74, U.88, W.90); Sinarteries (P.74); Circulation Tract system (S.87)	恐	Fear (P.74, U.88, W.90); Apprehension (S.87)
		悲	Grief (S.87, U.88); Sorrow (W.90)
胆	Gall Bladder (P.74, U.88, W.90); Gall Bladder system (S.87)	惊	Fright (U.88, W.90); Fear (S.87)
女子包	Womb (P.74, W.90); Womb system (S.87); Uterus (W.90)	七疝	Seven Amassments (not standardised)
精室	Chambers of Essence; Testicles	热	Hot, cf. *bagang*
其华在	to have a Flourishing at; its	人	Man, mankind, microcosm, cf.

	sanji	摄生	to preserve one's life
人气	Human *qi*, cf. *qi*	舌	Tongue
人参	ginseng	舌淡白	the Tongue is pale
儒医	scholar doctor	肾	Kidneys, cf. *wuzang*
软气功	soft *qigong*, cf. *qigong*	神	Spirit (U.88, W.90); spiritual force, the body's governing vitalities, divine forces
三宝	three treasures:		(S.87); Divinity (W.90); (1) a
神	Spirit, cf. *shen*		manifest Configurative Force,
精	Essence, Semen, cf. *jingqi*		(2) the active aspect of a
血	Blood, (P.74; S.87; U.88; W.90)		Configurative Force (P.74); cf.
三材	three geniuses, synonymous to		*sanbao*
	sanji	假神	pseudo-Spirits; Fallacious
三关	the Three Narrow Passes		Spirit, False Spiritedness
	(*qigong* term)		(W.90)
尾椆关	Caudal Pass	失神	Loss of Spirits; Spiritlessness
夹脊关	Tightened Spine Pass		(W.90)
玉枕关	Jade Pillow Pass	有神	to have Spirits
三光	Three Lights	神经衰弱	neurasthenia
日	sun	神明之府	the abode of the Spiritual and
月	moon		Bright
星	stars	肾纳气	'the Kidneys adopt *qi*,' cf. *na*
三极	Three Poles	肾炎	nephritis, kidney infection
天	Heaven, Sky, Nature, macrocosm	圣	sagacity
地	Earth	生	to engender, to give rise to, raw, cf. *zhang, wuxing guanxi*
人	man, microcosm	生理	physiology
三焦	Triple *jiao*, cf. *liufu*	实	Repletion, cf. *bagang*
上焦	upper *jiao*	时	timespan of two hours; season
中焦	middle *jiao*	湿	Damp, Moist, cf. *liuyin*
下焦	lower *jiao*	湿气	Moist *qi*, cf. *qi, liuyin*
色	Complexion	湿邪	Malignant Dampness
色苍白	the Complexion is pale	时方派	party of the fashionable
疝	Amassment; Accumulation Ill (Unschuld 1985); *shan* (W.90)	是动则病	formulae 'if this comes into motion, then disorders arise'
上丹田	Upper Cinnabar Field, cf. *dantian*	失眠	insomnia
少阳	Lesser *yang*, cf. *liujing*	失神	Loss of Spirits, cf. *shen*
少阴	Lesser *yin*, cf. *liujing*	手法	skills of handling the needle

收纳	intake		Mucus (S.87)
属	to belong to	淡饮	Phlegm; Phlegm Rheum
暑	Summer-heat, cf. *liuyin*		(W.90), cf. *siyin*
俞穴	acumoxa *loci*	特异气功	extraordinary *qigong*, cf.
水	Water, cf. *wuxing*		*qigong*
水道	Watercourse	天	Heaven, Sky, Nature, cf. *sanji*
水谷	Watery Grains, i.e. fermenting	调和	harmony, to harmonise (W.90)
	food (S.87); Grain and Water	听宫	Auditory Palace acu-point
	(W.90)		(W.90)
水化为气	Water is transformed into *qi*	透视	to have a penetrating vision or
水液	Watery Fluids, Water (W.90)		X-ray vision, to see
水饮	Water Rheum (W.90), see also	头痛	headache, to have a headache
	siyin	头眩	dizziness, to feel dizzy
水肿	Oedema	吐	to vomit, see also *han, xia*
思	Worry, cf. *wuzhi, qiqing*	土	Earth, cf. *wuxing*
四饮	Four Watery Mucus (S.87);	土克水	'Earth overcomes the Water'
	Four Rheums (W.90)	推拿	massage; pushing and pulling
淡饮	Phlegm Rheum (W.90)		
悬饮	Suspended Rheum (W.90)	外气	Outer *qi*, cf. *qi*
溢饮	Spillage Rheum (W.90)	外因	External Disease Factor
支饮	Propping Rheum (W.90)		(W.90); Outer Cause (S.87)
四诊	four diagnostic examinations	王浆	royal jelly
脉诊	Pulse diagnostics	望诊	diagnostics by observation, cf.
舌诊	diagnostics by inspecting the		*sizhen*
	Tongue	痿	Limpness
望诊	diagnostics by observation (of	胃	Stomach, cf. *liufu*
	Complexion)	胃气	Stomach *qi*, cf. *qi*; *liufu*
闻诊	diagnostics by listening and	胃溃疡	stomach ulcer
	smelling	卫气	Protective *qi*, cf. *qi*
四肢厥冷	the Four Limbs are numb and	卫气营血	Four Sectors (S.87): Protective
	cold		*qi* Sector, *qi* Sector, Nourishing
酸痛	sore and painful		*qi* Sector, Blood Sector
髓	Marrow, cf. *qiheng zhi fu*	委中	Bend Middle acu-point (W.90)
所产病	'disorders produced by the	温病学	Warmth Factor doctrine
	Vessel'	戊	to insult, cf. *wuxing guanxi*
		悟	revelation
太阳	Greater *yang*, cf. *liujing*	五气	Five *qi*, Five Seasonal
太阴	Greater *yin*, cf. *liujing*		Influences, cf. *liuyin* (without
淡	Phlegm (S.87, U.88, W.90);		*huo*)

五疝	Five Amassments (not standardised)	五运六气学说	phase energetics (P.74)
武术	unarmed combat (Lu and Needham 1980)	五脏	Five Organs, Five Depositories (U.88 *zang*: 'Depot', storage unit); Five *yin* Orbs, *orbes horrealis* (P.74); Five *yin* Visceral Systems of Function (S.87); Five Viscera (U.88, W.90)
五位	Five Directions (four cardinal directions and centre)		
五味	Five Flavours (U.88, W.90); Sapours (P.74, S.87)		
酸	Sour (S.87, U.88, W.90)	肝	Liver (U.88, W.90); Hepatic System (S.87); *orbis hepaticus* (P.74)
苦	Bitter (S.87, U.88, W.90)		
甘	Sweet (S.87, U.88, W.90)		
辛	Pungent (S.87); Acrid (U.88, W.90)	心	Heart (U.88, W.90); Cardiac Visceral System (S.87); *orbis cardialis* (P.74)
咸	Salty (S.87, U.88, W.90)		
五行	Five Phases (P.74, S.87, U.88, W.90); Five Evolutive Phases (P.74); Five Activities (S.87); Five Courses of Action (Graham 1986:76); Five Processes (Graham 1989:326); Five Courses of Materials (Graham 1986:77)	脾	Spleen (U.88, W.90); Splenetic System (S.87); *orbis linealis* (P.74)
		肺	Lungs (U.88, W.90); Pulmonary System (S.87); *orbis pulmonalis* (P.74)
		肾	Kidneys (U.88, W.90); Renal System (S.87); *orbis renalis* (P.74)
木	Wood (P.74, S.87, U.88, W.90)		
火	Fire (P.74, S.87, U.88, W.90)	五脏不和	'the Five Organs are not united'
土	Earth (P.74, S.87, W.90); Soil (U.88, W.90)		
金	Metal (P.74, S.87, U.88, W.90)	五脏症结	Concretions and Knots in the Five Depositories
水	Water (P.74, S.87, U.88, W.90)		
五行相互关系	Interelations between the Fire Phases	五志	Five Impulses; 'will', psychic reactions (P.74); Intent (S.87); Mind (U.88); orientation (emotion) (W.90)
生	to give birth (physiological and pathological pattern of change and therapeutic device)		
		怒	Anger, cf. *qiqing*
		喜	Joy, cf. *qiqing*
侮	to insult (pathological pattern of change); to violate (P.74)	思	Worry, cf. *qiqing*
		忧	Sorrow, cf. *qiqing*
克	to overcome (therapeutic device); to check (P.74)	恐	Fear, cf. *qiqing*
		无形	Without Form, cf. *xing*
乘	to multiply (therapeutic device); to accroach (P.74)	喜	joy, cf. *wuzhi, qiqing*

心包络	Pericardium (W.90); Cardiac Envelope Junction (S.87); Heart Enclosing Network (U.88); orbis pericardialis (P.74); cf. *liufu, shaoyang*	心	Heart, cf. *wuzang, shaoyang*
		心气	Heart *qi*, cf. *qi, wuzang*
		形	Form
		有形	it has Form
		无形	it has no Form, without Form
吸收	assimilation; absorption	形体组织	bodily tissues
西医	Western biomedicine	修身	self-cultivation
下丹田	Lower Cinnabar Field, cf. *dantian*	虚	Depletion, cf. *bagang*
		悬饮	Suspended Rheum, cf. *siyin*
下	to purge, cf. *han, tu* (known as the three basic treatments)	血	Blood, cf. *sanbao*
		穴	*foramen*, a cavity or an opening (P.74); acupuncture *locus* (S.87); hole, insertion point (U.88); acupuncture point, hole (W.90)
先天	Primordial State, Constitution; Prenatal Vitalities (S.87); Earlier Heaven, Congenital Constitution (W.90); previous to one's existence, transmitted by one's parents (U.88), cf. *houtian*		
		穴位	acu-point; acupuncture point (W.90)
		血虚生风	'Blood Depletion gives rise to Wind'
象	Image, Figure, Configuration, written symbol	血液	Blood; Blood-Liquid Mild Wind, cf. *bagang*
香	to smell pleasant	眼科	Department for Disorders of the Eyes, Ophthalmology (p.161)
相互转化	Mutual Transformation, cf. *yinyang*		
想吐	to feel nauseous, to wish to vomit (colloquial)	阳	*yang*, cf. *yinyang, bagang*
小肠	Small Intestine, cf. *liufu, shaoyin*	阳明	*yang* Brightness, cf. *liujing*
		阳气	*yang qi*, cf. *qi*
小方科	department for disorders of children (p.161)	阳杀阴藏	'*yang* kills *yin* conceals'
		养生	nurture one's life
消化	digestion	阳生阴长	'*yang* engenders and *yin* causes growth'
消长变化	change, growth and decline		
消长平衡	Equilibrium of Waxing and Waning, cf. *yinyang*	养性	to nurture one's Nature
		父	line of a hexagram
小周天	Minor Cosmic Circulation	药	drug
小周天通	the Minor Cosmic Circulation is connected	药物	drug substance
		液	Fluids, cf. *jinye*
泻南补北	'purge the South and supplement the North' (P.210)	益火补土	'blaze the Fire to supplement the Soil' (p.210)
邪气	Bad *qi*, Noxious *qi*, cf. *qi*	意念	imagination, to imagine, to do

	by the force of the mind	宇宙之气	*qi* of the universe, cf. *qi*
医生	doctor, referential term and polite address	瘀血	Blood Stasis; Coagulation of Blood (S.87); Stagnating Blood (U.88); Static Blood (W.90)
医士	regular practitioner (lowest grade)		
医药	medicine	运	rotation, Circulatory Phase
医院	hospital	运气学说	phase energetics (abbrev.)
溢饮	Spillage Rheum, cf. *siyin*	元	origin, basis, root, cf. *yuanqi*
阴	*yin*, cf. *yinyang, bagang*	原气	Original *qi*, cf. *qi*
饮	Rheum, cf. *siyin*	元气	Primordial *qi*, cf. *qi*
印堂	Hall of Impression (W.90) (acu-point between eyebrows)	元气功	far-away-effect *qigong*, cf. *qigong*
阴成形	*yin* becomes Form		
阴气	*yinqi*, cf. *qi*	在志为	to relate to Impulse
阴气未动 阳气未散	'*yinqi* has not yet come into motion, *yangqi* is not yet dispersed'	在液为	to relate to Fluids
		在窍为	to relate to Apertures
		脏	Organs, Orbs, cf. *wuzang, zangfu, zangxiang, zangqi*
阴阳	*yinyang*		
对立制约	Control through Opposition (TCM phrase)	脏腑	Organs and Bowels, Organs; Visceral Systems of Function (S.87); Viscus-Bowel (W.90), cf. *wuzang, liufu*
互根互用	Mutual Reliance and Mutual Use (TCM phrase)		
消长平衡	Equilibrium of Waxing and Waning (TCM phrase)	脏器	Organs (biomedical and TCM term), cf. *zang, zangfu, zangxiang*
相互转化	Mutual Transformation (TCM phrase)		
		脏象 or 藏象	Organ Clusters, the Hidden and the Apparent; Orbiscon (P.74), cf. *zangfu*
阴阳不交	'*yinyang* have no intercourse'		
阴最深	'*yin* is at its deepest, i.e. fullest'	脏象学 or 藏象学	Orbisiconography (P.74); Visceral Manifestation Theory (W.90); cf. *zangfu* Dry, cf. *liuyin*
阴功	hard *qigong* cf. *ying qigong*		
阴气功	hard *qigong*, cf. *qigong*		
营卫	the Nourishing and Protective, cf. *qi, wei qi ying xue*		
痈	Boil, in TCM associated with *yang* aspects; Welling Abscess (U.88); a *yong* (W.90), cf. *ju*	糟粕	Waste, Dregs Dry *qi*, cf. *qi*
		长	to grow, to distend, cf. *sheng*
		震	Thunder, cf. *bagua*
有神	to have Spirit, cf. *shen*	诊断	to diagnose, cf. *sizhen*
有形	it has Form, cf. *xing*	真气	True *qi*, cf. *qi*
忧	Sorrow, cf. *wuzhi, qiqing*	针灸	acupuncture and moxibustion,

	acumoxa	治则	Roots
针灸科	Department of Acumoxa (p.161)		maxims of treatment, therapeutic maxims
征＝徵	Evidence (U.88); Signs of Illness (Farquhar 1994a)	中成药	ready-made Chinese medical drugs
症	Complex of Complaints; (1) Illness, Complaint, Symptoms, (2) Pathocondition (U.88); Individual Symptoms (S.87); Disease (W.90); Symptoms of Illness (Farquhar 1994a)	中西医结合	integrated Chinese and Western medicine
		中药	Chinese medical drugs, Traditional Chinese Pharmaceutics
证＝證	Patterns; Manifestation Type (S.87); Evidence, Symptoms (U.88); Sign, Pattern (W.90); Illness Syndromes (Farquhar 1994a), cf. *bianzheng*	中医	Chinese medicine, TCM
		中丹田	middle Cinnabar Field, cf. *dantian*
		主	to govern
癥	Concretion (W.90)	浊	Turbid
癥积	Concretions and Accumulations (W.90)	浊中之清	the Clear within the Turbid
癥瘕	Concretions and Conglomerations (W.90)	浊中之浊	the Turbid within the Turbid
		子	11p.m.–1a.m., when *yin* is at its deepest (1st of 12 *shi*-hours)
正气	Regular *qi*, cf. *qi*	宗气	gathering *qi*, cf. *qi*
痔	Piles, Haemorrhoids (W.90)	佐金平木	'assist the Metal to level the Wood' (p.210)
志	Will, Impulse; cf. *wuzhi*	坐月子	to go into confinement
治病求本	in treating illness trace the	坐骨神经痛	sciatic pain

参考文献

Agren H. 1986: Chinese Traditional Medicine: Temporal Order and Synchronous Events. In J. T. Fraser et al. (eds.) *Time, Science, and Society in China and the West*. Amherst: University of Massachusetts Press, 211–18.

Anderson E. N. 1988: *The Food of China*. New Haven: Yale University Press.

Andrès G. 1980: *Principes de la Médecine selon la Tradition*. Paris: Dervy Livres.

Andrews B. J. 1996: The Making of Modern Chinese Medicine, 1895–1937. Ph.D. thesis, University of Cambridge.

Anspach R. R. 1988: Notes on the Sociology of Medical Discourse: The Language of Case Presentation. In J. Colombotos (ed.) *Continuities in the Sociology of Medicine*. Special Issue. *Journal of Health and Behaviour* 29: 357–75.

Austin J. L. 1962: *How to do Things with Words*. Oxford: Clarendon.

Bastid M. 1984: Chinese Educational Policies in the 1980s and Economic Development. *China Quarterly* 98: 189–219.

Bates D. (ed.) 1995: *Knowledge and the Scholarly Medical Traditions*. Cambridge: Cambridge University Press.

Beattie J. H. M. 1980: On Understanding Sacrifice. In M. F. C. Bourdillon and M. Fortes (eds.) *Sacrifice*. Bristol: Academic, 29–44.

Bellman B. L. 1975: *Village Curers and Assassins: on the Production of Fala Kpelle Cosmological Categories*. The Hague: Mouton.

 1984: *The Language of Secrecy: Symbols and Metaphors in Poro Ritual*. New Brunswick: Rutgers University Press.

Benedict C. 1996: *Bubonic Plague in Nineteenth-Century China*. Stanford: Stanford University Press.

Bian Y. 1994: *Work and Inequality in Urban China*. Albany: State University of New York Press.

Blacker C. 1975: *The Catalpa Bow: a Study of Shamanistic Practices in Japan*. London: Allen & Unwin.

Bodde D. 1957: Evidence for 'Laws of Nature' in Chinese Thought. *Harvard Journal of Asiatic Studies* 20: 709–27.

 1979: Chinese 'Laws of Nature': a Reconsideration. *Harvard Journal of Asiatic Studies* 39: 139–55.

Boehmer T. 1977: Taoist Alchemy: a Sympathetic Approach through Symbols. In M. Saso and D. W. Chappell (eds.) *Buddhist and Taoist Studies* I. Honolulu: University Press of Hawaii, 55–78.

Boyer P. 1986: The 'Empty' Concepts of Traditional Thinking: a Semantic and Pragmatic Description. *Man* 21: 50–64.

1990: *Tradition as Truth and Communication: a Cognitive Description of Traditional Discourse*. Cambridge: Cambridge University Press.

1993: Pseudo-natural Kinds. In P. Boyer (ed.) *Cognitive Aspects of Religious Symbolism*. Cambridge: Cambridge University Press, 121–41.

Bray F. 1995: A Deathly Disorder: Understanding Women's Health in Late Imperial China. In D. Bates (ed.) *Knowledge and the Scholarly Medical Traditions*. Cambridge: Cambridge University Press, 235–50.

Bühler K. (1934)1982: *Sprachtheorie*. Stuttgart: Fischer.

Chao Y. L. 1995: Medicine and Society in Late Imperial China: a Study of Physicians in Suzhou. Ph.D. dissertation in History, University of California, Los Angeles.

Chen H. F. (ed.) 1984: *Chinese Health Care: a Comparative Review of the Health Services in the People's Republic of China*. Modern Chinese Medicine 3. Lancaster: MTP Press.

Chen N. N. 1995: Urban Spaces and Experiences of *qigong*. In S. D. Davis et al. (eds.) 1995: *Urban Spaces in Contemporary China: the Potential for Autonomy and Community in Post-Mao China*. Washington, D.C.: Woodrow Wilson Center Press and Cambridge: Cambridge University Press, 347–61.

Connerton P. 1992: Bakhtin and the Representation of the Body. *Journal of the Institute of Romance Studies* 1: 349–62.

Cooper E. 1980: *The Wood-Carvers of Hongkong: Craft Production in the World Capitalist Periphery*. Cambridge: Cambridge University Press.

Cordier G. 1925: L'Enseignement en Chine. *Revue Indo-Chinoise* 11–12: 387–432.

Creery J. L. 1973: The Symbolism of Popular Taoist Magic. Ph.D. dissertation in Anthropology, Cornell University.

Croizier R. C. 1968: *Traditional Medicine in Modern China: Science, Nationalism, and the Tensions of Cultural Change*. Cambridge, Mass.: Harvard University Press.

1976: The Ideology of Medical Revivalism in Modern China. In C. Leslie (ed.) *Asian Medical Systems: a Comparative Study*. Berkeley: University of California Press, 341–55.

Croll E. 1981: *The Politics of Marriage in Contemporary China*. Cambridge: Cambridge University Press.

Cruse D. A. 1986: *Lexical Semantics*. Cambridge: Cambridge University Press.

Csordas T. 1993: Somatic Modes of Attention. *Cultural Anthropology* 8: 135–56.

Cullen C. 1993: Patients and Healers in Late Imperial China: Evidence from the *Jinpingmei*. *History of Science* 31: 99–150.

D'Andrade R. 1995: *The Development of Cognitive Anthropology*. Cambridge: Cambridge University Press.

Davis S. 1996: The Cosmobiological Balance of the Emotional and Spiritual Worlds: Phenomenological Structuralism in Traditional Chinese Medical Thought. *Culture, Medicine and Psychiatry* 20: 83–123.

Day C. B. 1969: *Chinese Peasant Cults*. New York: Altai.

De la Robertie C. 1986: *De la Signification des Mutations en Médecine*, Yi yi yi: *Traduction d'un Chapitre du* Lei jing fu yi *(1624)*. Rennes: Cercle Sinologique de l'Ouest.

Despeux C. 1985: *Shanghanlun: Traité des 'Coups de Froid'*. Paris: Edition de la Tisserande.

1987: *Préscriptions d'Acuponcture Valant Mille Onces d'Or: Traité d'Acuponcture de Sun Simiao du VIIe Siècle*. Paris: Guy Trédaniel.

1988: *La Moëlle du Phénix Rouge: Santé et Longue Vie dans la Chine du XVIe Siècle*. Paris: Guy Trédaniel.

1994: *Taoïsme et Corps Humain: Le* Xiuzhentu. Paris: Guy Trédaniel.

1995: L'Expiration des Six Souffles d'après les Sources du Canon Taoïque: Un Procédé Classique du *qigong*. In J.-P. Diény (ed.) *Hommage à Kwong Hing Foon. Etudes d'Histoire Culturelle de la Chine*. Paris: Collège de France, Institut des Hautes Etudes Chinoises, 129–63.

1996: Le Corps, Champ Spatio-temporel, Souche d'Identité. *L'Homme* 137: 87–118.

forthcoming: The System of the Five Circulatory Phases and the Six Seasonal Influences (*wuyun liuqi*), a Source of Innovation in Medicine under the Song. In E. Hsu (ed.) *Chinese Medicine: Innovation, Convention and Controversy*. Cambridge: Cambridge University Press.

Despeux C. and Obringer F. 1990: Conceptualisation d'un État Pathologique dans la Médecine Chinoise Traditionelle, Exemple de la Toux. *Revue d'Histoire des Sciences* 43 (1): 36–56.

Dissanayake W. 1993: Body in Social Theory. In T. P. Kasulis et al. (eds.) *Self as Body in Asian Theory and Practice*. Albany: State University of New York Press, 21–36.

Doumer P. 1902: *Situation de l'Indo-Chine 1897–1901*. Hanoi: F. H. Schneider.

Duden B. (1987)1991: *The Woman beneath the Skin: a Doctor's Patients in Eighteenth-Century Germany*. Cambridge, Mass.: Harvard University Press.

Dunstheimer G. 1972: Religious Aspects of Secret Societies. In J. Chesneaux (ed.) *Popular Movements and Secret Societies in China 1840–1950*. Stanford: Stanford University Press, 23–8.

Duranti A. 1988: Ethnography of Speaking: Towards a Linguistics of Praxis. In F. Newmeyer (ed.) *Language: the Socio-cultural Context*. Linguistics: the Cambridge Survey IV. Cambridge: Cambridge University Press, 210–28.

Eisenberg L. 1977: Disease and Illness: Distinctions between Professional and Popular Ideas of Sickness. *Culture, Medicine and Psychiatry* 1: 9–33.

Elman B. A. 1984: *From Philosophy to Philology: Intellectual and Social Aspects of Change in Late Imperial China*. Cambridge, Mass.: Harvard University Press.

Elvin M. 1985: Between the Earth and Heaven: Conceptions of the Self in China. In M. Carrithers et al. (eds.) *The Category of the Person: Anthropology, Philosophy, History*. Cambridge: Cambridge University Press, 156–89.

Engelhardt U. 1987: *Die Klassische Tradition der Qi-Uebungen (Qigong). Eine Darstellung anhand des Tang-zeitlichen Textes* Fu qi jing yi lun *von Sima Chengzhen*. Stuttgart: Franz Steiner.

Evans-Pritchard E. E. 1937: *Witchcraft, Oracles and Magic Among the Azande*. Oxford: Clarendon.

1956: *Nuer Religion*. Oxford: Oxford University Press.

Fabrega H. and Silver D. B. 1973: *Illness and Shamanistic Curing in Zinacantan: an Ethnomedical Analysis.* Stanford: Stanford University Press.

Fairbank J. K. and Liu K. C. 1980: *The Cambridge History of China: Late Ch'ing 1800–1911.* Cambridge: Cambridge University Press.

Farquhar J. 1986: Knowledge and Practice in Chinese Medicine. Ph.D. dissertation in Anthropology, University of Chicago.

1987: Problems of Knowledge in Contemporary Chinese Medical Discourse. *Social Science and Medicine* 24 (20): 1013–21.

1991: Objects, Processes, and Female Infertility in Chinese Medicine. *Medical Anthropology Quarterly* 5 (4): 370–99.

1992: Time and Text: Approaching Chinese Medical Practice through Analysis of a Published Case. In C. Leslie and A. Young (eds.) *Paths to Asian Medical Knowledge.* Berkeley: University of California Press, 62–73.

1994a: *Knowing Practice: the Clinical Encounter of Chinese Medicine.* Boulder: Westview.

1994b: Multiplicity, Point of View, and Responsibility in Traditional Chinese Healing. In A. Zito and T. E. Barlow (eds.) *Body, Subject and Power in China.* Chicago: University of Chicago Press, 78–99.

1995: Rewriting Traditional Medicine in post-Maoist China. In D. Bates (ed.) *Knowledge and the Scholarly Medical Traditions.* Cambridge: Cambridge University Press, 251–76.

1996a: Market Magic: Getting Rich and Getting Personal in Medicine after Mao. *American Ethnologist* 23 (2): 239–57.

1996b: 'Medicine and the Changes are One': an Essay in Divination Healing with Commentary. *Chinese Science* 16: 107–34.

Favret-Saada J. (1977)1980: *Deadly Words: Witchcraft in the Bocage.* Cambridge: Cambridge University Press and Paris: Editions de la Maison des Sciences de l'Homme.

Fei H. T. and Chang C. I. 1949: *Earthbound China: a Study of Rural Economy in Yunnan.* London: Routledge and Kegan Paul.

Fleck L. (1935)1980: *Entstehung und Entwicklung einer wissenschaftlichen Tatsache. Einführung in die Lehre von Denkstil und Denkkollektiv.* Frankfurt: Suhrkamp.

Foucault M. (1976)1990: *The History of Sexuality: an Introduction.* Harmondsworth: Penguin.

Frake C. O. 1961: The Diagnosis of Disease Among the Subanun of Mindanao. *American Anthropologist* 63: 113–32.

Frankel S. and Lewis G. 1989: Patterns of Continuity and Change. In S. Frankel and G. Lewis (eds.) *A Continuing Trial of Treatment: Medical Pluralism in Papua New Guinea.* Dordrecht: Kluwer, 1–33.

Frankenberg R. 1993: Anthropological and Epidemiological Narratives of Prevention. In S. Lindenbaum and M. Lock (eds.) *Knowledge, Power, and Practice: the Anthropology of Everyday Life.* Berkeley: University of California Press, 219–42.

Freedman M. 1967: *Rites and Duties, or: Chinese Marriage.* London: Bell.

Freidson E. 1970: *The Profession of Medicine: a Study of the Sociology of Applied Knowledge.* New York: Dodd, Mead and Company.

Fung Y. L. 1953: *A History of Chinese Philosophy*, II. Princeton: Princeton University Press.

Furth C. 1986: Blood, Body and Gender: Medical Images of the Female Condition in China, 1600–1800. *Chinese Science* 7: 43–66.

1987: Concepts of Pregnancy, Childbirth, and Infancy in Ch'ing Dynasty China. *Journal of Asian Studies* 46 (1): 7–35.

1988: Androgynous Males and Deficient Females: Biology and Gender Boundaries in Sixteenth- and Seventeenth-Century China. *Late Imperial China* 9 (2): 1–31.

Furth C. and Ch'en S. Y. 1992: Chinese Medicine and the Anthropology of Menstruation in Contemporary Taiwan. *Medical Anthropology Quarterly* 6 (1): 27–48.

Gawlikowski K. 1982: Two National Ways of Reasoning: Interpretation of the Cause–Effect Relationship by Chinese and Polish University Students. A Psychological Study. In W. Eberhard et al. (eds.) *East Asian Civilizations*, I: *Ethnic Identity and National Characteristics*. Federal Republic of Germany: Simon and Magiera, 82–131.

Gellner E. (1958)1970: Concepts and Society. In B. R. Wilson (ed.) *Rationality*. Oxford: Blackwell, 18–49.

1977: Patrons and Clients. In E. Gellner and J. Waterbury (eds.) *Patrons and Clients*. London: Duckworth, 1–6.

Gernet J. 1972: *Le Monde Chinois*. Paris: Armand Colin.

Giles L. (ed. and transl.) 1948: *A Gallery of Chinese Immortals: Selected Biographies*. London: John Murray.

Goffman E. (1961)1975: *Asylums: Essays on the Social Situation of Mental Patients and Other Inmates*. Harmondsworth: Penguin.

Gold T. B. 1989: Guerilla Interviewing Among the *Getihu*. In P. Link et al. (eds.) *Unofficial China: Popular Culture and Thought in the PRC*. Boulder: Westview, 175–92.

1991: Youth and the State. *The Individual and the State in China*. Special Issue. *China Quarterly* 127: 594–612.

Goldman M. 1981: *China's Intellectuals: Advise and Dissent*. Cambridge, Mass.: Harvard University Press.

Good B. J. 1977: The Heart of What's the Matter: the Semantics of Illness in Iran. *Culture, Medicine, and Psychiatry* 1: 25–58.

1994: *Medicine, Rationality, and Experience: an Anthropological Perspective*. Cambridge: Cambridge University Press.

Good B. J. and DelVecchio Good M.-J. 1993: Learning Medicine. In S. Lindenbaum and M. Lock (eds.) *Knowledge, Power, and Practice: the Anthropology of Medicine and Everyday Life*. Cambridge: Cambridge University Press, 81–107.

Goody E. N. 1978: Towards a Theory of Questions. In E. N. Goody (ed.) *Questions and Politeness*. Cambridge: Cambridge University Press, 17–55.

Goody J. 1977: *The Domestication of the Savage Mind*. Cambridge: Cambridge University Press.

1987: *The Interface between the Written and the Oral*. Cambridge: Cambridge University Press.

1990: *The Oriental, the Ancient and the Primitive: Systems of Marriage and the Family in the Pre-Industrial Societies of Eurasia*. Cambridge: Cambridge University Press.

Gould Martin K. 1975: Medical Systems in a Taiwan Village: Ong-Ia-Kong, the Plague God as a Modern Physician. In A. Kleinman et al. (eds.) *Medicine in Chinese Cultures: Comparative Studies of Health Care in Chinese and Other Societies.* Washington D.C.: Geographic Health Studies, 115–41.

Graham A. C. 1978: *Later Mohist Logic, Ethics and Science.* Hongkong: Chinese University Press.

1986: *Yin-Yang and the Nature of Correlative Thinking.* Singapore: Institute of East Asian Philosophies.

1989: *Disputers of the Tao: Philosophical Argument in Ancient China.* La Salle, Ill.: Open Court.

Granet M. 1934: *La Pensée Chinoise.* Paris: La Renaissance du Livre.

Griaule M. (1948)1966: *Dieu d'Eau: Entretiens avec Ogotemmêli.* Paris: Fayard.

Haar B. J. ter 1992: *The White Lotus Teachings in Chinese Religious History.* Leiden: Brill.

Hacking I. 1992: 'Style' for Historians and Philosophers. *Studies in the History and Philosophy of Science* 23 (1): 1–20.

Hall D. L. and Ames T. A. 1987: *Thinking Through Confucius.* Albany: State University of New York Press.

Hammes M. and Ots T. 1996: *33 Fallbeispiele zur Akupunktur aus der Volksrepublik China.* Stuttgart: Hippokrates.

Hanson M. forthcoming: Awaken Physicians with a Stick: Creating a New Canon in Nineteenth-Century China. In E. Hsu (ed.) *Chinese Medicine: Innovation, Convention and Controversy.* Cambridge: Cambridge University Press.

Harper D. 1985: A Chinese Demonography of the Third Century B.C. *Harvard Journal of Asiatic Studies* 45: 459–541.

1990a: The Conception of Illness in Early Chinese Medicine, as Documented in Newly Discovered 3rd and 2nd Century B.C. Manuscripts (Part I). *Sudhoffs Archiv* 74 (2): 210–35.

1990b: Technical Knowledge in Ancient China: Analysis of a Teaching on Physical Cultivation from the Ma-wang-tui Medical MSS. Conference paper, American Association of Asian Studies, Chicago.

(transl. and study) 1998: *Early Chinese Medical Literature: the Mawangdui Medical Manuscripts.* London: Routledge.

Harrison's 1987: *Harrison's Principles of Internal Medicine.* E. Braunwald et al. (eds.). 11th edition, 2 Vols. New York: McGraw-Hill.

Hayley A. 1980: A Communal Relationship with God: the Nature of the Offering in Assamese Vaishnavism. In M. F. C. Bourdillon and M. Fortes (eds.) *Sacrifice.* Bristol: Academic, 107–25.

Headland T. N., Pike K. L. and Harris M. (eds.) 1990: *Emics and Etics: the Insider/Outsider Debate.* Newbury Park, Calif.: Sage.

Hebel J. and Schucher G. 1991: From Unit to Enterprise? The Chinese *Tanwei* in the Process of Reform. *Issues & Studies* 27 (4): 24–43.

Henderson G. E. and Cohen M. S. 1984: *The Chinese Hospital: a Socialist Work Unit.* New Haven: Yale University Press.

Henderson J. B. 1991: *Scripture, Canon, and Commentary: a Comparison of Confucian and Western Exegesis.* Princeton: Princeton University Press.

Heusch L. de 1985: *Sacrifice in Africa: a Structuralist Approach.* Manchester: Manchester University Press.

Horn L. R. 1988: Pragmatic Theory. In F. Newmeyer (ed.) *Linguistic Theory: Foundations*. Linguistics: The Cambridge Survey I. Cambridge: Cambridge University Press, 113–45.

Hsu E. 1992a: Transmission of Knowledge, Texts and Treatment in Chinese Medicine. Ph.D. thesis in Social Anthropology, University of Cambridge.

1992b: The Reception of Western Medicine in China: Examples from Yunnan. In P. Petitjean et al. (eds.) *Science and Empires*. Dordrecht: Kluwer, 89–101.

1994: Change in Chinese Medicine: *bian* and *hua*. An Anthropologist's Approach. In V. Alleton and A. Volkov (eds.) *Notions et Perceptions de Changement en Chine*. Paris: Institut des Hautes Etudes Chinoises, Collège de France, 41–58.

1995: The Manikin in Man: Cultural Crossing and Creativity. In G. Aijmer (ed.) *Syncretism and the Commerce of Symbols*. Göteborg: Institute for Advanced Studies in Social Anthropology, 156–204.

1996a: Innovations in Acumoxa: Acupuncture Analgesia, Scalp Acupuncture and Ear Acupuncture in the PRC. *Social Science and Medicine* 42 (3): 421–30.

1996b: The Polyglot Practitioner: Towards Acceptance of Different Approaches in Treatment Evaluation. In S. Gosvig Olesen and E. Hoeg (eds.) *Studies in Alternative Therapy* III. *Communication in and about Alternative Therapies*. Odense: Odense University Press, 37–53.

1996c: Acumoxa in Yunnan: a Case Study of Standardising Chinese Medicine at a Medical College of the PRC. *Southwest China Cultural Studies* 1: 217–48.

1998: *Yinyang* and Mao's Dialectics in Traditional Chinese Medicine. In J. Helbling (ed.) *Asia in Swiss Anthropology*. Special Issue, *Asiatische Studien* 52 (2): 419–44.

in press: Spirits (*shen*), Styles of Knowing, and Authority in Chinese Medicine. *Culture, Medicine, and Psychiatry*.

forthcoming: Das Konzept der Einverleibung: 'Embodiment'. In C. E. Gottschalk-Batschkus et al. (eds.) *Grundlagen der Ethnomedizin*. Berlin: Springer.

Hsu F. L. K. 1983: *Exorcising the Trouble Makers. Magic, Science, and Culture*. Westport: Greenwood.

Hubert H. and Mauss M. (1898)1964: *Sacrifice: its Nature and Function*. Chicago: University of Chicago Press.

Hutchins E. 1980: *Culture and Inference: a Trobriand Case Study*. Cambridge, Mass.: Harvard University Press.

Hymes R. P. 1987: Not quite Gentlemen? Doctors in Sung and Yuan. *Chinese Science* 8: 9–76.

Janzen J. M. 1978: *The Quest of Therapy in Lower Zaire*. Berkeley: University of California Press.

Kaptchuk T. J. 1983: *Chinese Medicine: the Web that has no Weaver*. London: Rider.

Karlgren B. 1950: *The Book of Documents*. Museum of Far Eastern Antiquities, Stockholm, Bulletin 22.

Keegan D. J. 1988: *The 'Huang-Ti Nei-Ching': the Structure of the Compilation; the Significance of the Structure*. Ph.D. dissertation in History, University of California, Berkeley.

Keil F. C. 1986: The Acquisition of Natural Kind and Artifact Terms. In W. Demopoulos and A. Marras (eds.) *Language Learning and Concept Acquisition*. Norwood, N.J.: Ablex, 133–53.

Kempson R. M. 1977: *Semantic Theory*. Cambridge: Cambridge University Press.

Klein H. 1987: *Les Théories Hermétiques de la Médicine Traditionelle en Chine. Recherches sur la Vie et l'Oeuvre de Chang Chieh-Pin Médecin-Philosophe de l'Epoque des Ming*. Paris: Dervy.

Kleinman A. 1980: *Patients and Healers in the Context of Culture: an Exploration of the Borderland between Anthropology, Medicine and Psychiatry*. Berkeley: University of California Press.

1986: *Social Origins of Distress and Disease: Depression, Neurasthenia, and Pain in Modern China*. New Haven: Yale University Press.

Knight N. 1990: *Mao Zedong on Dialectical Materialism: Writings in Philosophy, 1937*. Armonk: Sharpe.

Kohn L. (ed.) 1989: *Taoist Meditation and Longevity Techniques*. Ann Arbor: Center for Chinese Studies, University of Michigan.

Kuhn P. A. 1990: *Soulstealers: the Chinese Sorcery Scare of 1768*. Cambridge, Mass.: Harvard University Press.

Kuriyama S. 1987: Pulse Diagnosis in the Greek and Chinese Traditions. In Y. Kawakita (ed.) *History of Diagnostics*. Osaka: Taniguchi Foundation, 43–67.

1993: Concepts of Disease in East Asia. In K. F. Kiple (ed.) *The Cambridge World History of Human Disease*. Cambridge: Cambridge University Press, 53–9.

1994: The Imagination of Winds and the Development of the Chinese Conception of the Body. In A. Zito and T. E. Barlow (eds.) *Body, Subject and Power in China*. Chicago: University of Chicago Press, 23–41.

1995: Visual Knowledge in Classical Chinese Medicine. In D. Bates (ed.) *Knowledge and the Scholarly Medical Traditions*. Cambridge: Cambridge University Press, 205–34.

Laderman C. 1981: Symbolic and Empirical Reality: a New Approach to the Analysis of Food Avoidances. *American Ethnologist* 3: 468–93.

Lambert H. 1992: The Cultural Logic of Indian Medicine: Prognosis and Etiology in Rajasthani Popular Therapeutics. *Social Science and Medicine* 34 (10): 1069–76.

Lampton D. M. 1977: *The Politics of Medicine in China: the Policy Process 1949–1977*. Boulder: Westview.

Landy D. 1977: Role Adaptation: Traditional Curers under the Impact of Western Medicine. In D. Landy (ed.) *Culture, Disease and Healing*. New York: Macmillan, 468–81.

Lau D. C. 1963: *Lao Tzu, Tao Te Ching*. Harmondsworth: Penguin.

1979: *Confucius, The Analects (Lun yü)*. Harmondsworth: Penguin.

Leach E. 1961: Two Essays Concerning the Symbolic Representation of Time. In *Rethinking Anthropology*. London: Athlone, 124–36.

Leslie C. (ed.) 1976a: *Asian Medical Systems: a Comparative Study*. Berkeley: University of California Press.

Leslie C. 1976b: The Ambiguities of Medical Revivalism in Modern Inida. In C. Leslie (ed.) *Asian Medical Systems: a Comparative Study*. Berkeley: University of California Press, 356–67.

Leslie C. and Young A. (eds.) 1992: *Paths to Asian Medical Knowledge*. Berkeley: University of California Press.

Lévi-Strauss C. (1958)1963: The Sorcerer and his Magic. In *Structural Anthropology*. Harmondsworth: Penguin, 167–85.

Levinson S. C. 1983: *Pragmatics*. Cambridge: Cambridge University Press.

Lewis G. 1976: A View of Sickness in New Guinea. In J. B. Loudon (ed.) *Social Anthropology and Medicine*. London: Academic, 49–103.

1980: *Day of Shining Red*. Cambridge: Cambridge University Press.

1986: The Look of Magic. *Man* 21: 414–37.

Lewis M. E. 1990: *Sanctioned Violence in Early China*. Albany: State University of New York Press.

Li H. L. 1991: *Die Grundstruktur der chinesischen Gesellschaft: vom traditionellen Clan System zur modernen Danwei Organisation*. Opladen: Westdeutscher Verlag.

Li L. and McMahon K. 1992: The Contents and the Terminology of the Mawangdui Texts on the Arts of the Bedchamber. *Early China* 17: 145–85.

Lloyd G. E. R. 1991a: Galen on Hellenistics and Hippocrateans: Contemporary Battles and Past Authorities. In *Methods and Problems in Greek Science: Selected Papers*. Cambridge: Cambridge University Press, 398–416.

1991b: The Invention of Nature. In *Methods and Problems in Greek Science: Selected Papers*. Cambridge: Cambridge University Press, 417–34.

1995: Epistemological Arguments in Early Greek Medicine in Comparative Perpective. In D. Bates (ed.) *Knowledge and the Scholarly Medical Traditions*. Cambridge: Cambridge University Press, 25–40.

1996: *Adversaries and Authorities: Investigations into Ancient Greek and Chinese Science*. Cambridge: Cambridge University Press.

Lock M. M. 1980: *East Asian Medicine in Urban Japan*. Berkeley: University of California Press.

Loewe M. A. N. 1982: The Manuscripts from Tomb Number Three Mawang-tui. In R. P. Kramers (ed.) *China: Continuity and Change*. Zürich: Hausdruckerei der Universität, 29–55.

Lu F. 1989: *Dan wei* – a Special Form of Social Organisation. *Social Sciences in China* 10 (3): 100–22.

Lu G. D. and Needham J. (1966)1970: Medicine and Chinese Culture. In J. Needham et al. (eds.) *Clerks and Craftsmen in China and the West*. Cambridge: Cambridge University Press, 263–93.

1980: *Celestial Lancets: a History and Rationale of Acupuncture and Moxa*. Cambridge: Cambridge University Press.

Lucas A. E. 1982: *Chinese Medical Modernisation: Comparative Policy Continuities, 1930s – 1980s*. New York: Praeger.

Luhrmann T. M. 1989: *Persuasions of the Witch's Craft: Ritual, Magic, and Witchcraft in Present-day England*. Oxford: Blackwell.

Lukes S. 1973: *Individualism*. Oxford: Blackwell.

Lyons J. 1977: *Semantics*. 2 vols. Cambridge: Cambridge University Press.

Mao Z. D. 1975a: On Practice. In Committee for the Publication of the *Selected Works of Mao Tse-tung*, Central Committee of the Communist Party of China (eds.) *Selected Works of Mao Tse-tung* I. Beijing: Foreign Language Press, 295–309.

1975b: On Contradiction. In Committee for the Publication of the *Selected Works of Mao Tse-tung*, Central Committee of the Communist Party of China (eds.) *Selected Works of Mao Tse-tung* I. Beijing: Foreign Language Press, 311–47.

Mauss M. 1950: *Essai sur le Don*. Paris: Presses Universitaires de France.

McGuire M. B. 1983: Words of Power: Personal Empowerment and Healing. *Culture, Medicine and Psychiatry* 7: 221–40.

McMullen D. 1988: *State and Scholars in T'ang China*. Cambridge: Cambridge University Press.

Miura K. 1989: The Revival of *Qi: Qigong* in Contemporary China. In L. Kohn (ed.) *Taoist Meditation and Longevity Techniques*. Ann Arbor: Center for Chinese Studies, University of Michigan, 331–62.

Morris B. 1990: Thoughts on Chinese Medicine. *Eastern Anthropologist* 42: 1–33.

Naquin S. 1976: *Millenarian Rebellion in China: the Eight Trigrams Uprising of 1813*. New Haven: Yale University Press.

Needham J. 1956: *Science and Civilisation in China* II. *History of Scientific Thought*. Cambridge: Cambridge University Press.

Needham R. 1983: Polythetic Classification. In *Against the Tranquility of Axioms*. Berkeley: University of California Press, 36–65.

Oberländer C. 1996: *Zwischen Tradition und Moderne: Die Bewegung für den Fortbestand der Kanpô-Medizin in Japan*. Stuttgart: Franz Steiner.

Obeyesekere G. 1969: The Ritual Drama of the Sanni Demons: Collective Representations of Disease in Ceylon. *Comparative Studies in Sociology and History* 2: 174–216.

Ohnuki-Tierney E. 1984: *Illness and Culture in Contemporary Japan: an Anthropological View*. Cambridge: Cambridge University Press.

Oppitz M. and Hsu E. (eds.) 1998: *Naxi and Moso Ethnography: Kin, Rites, Pictographs*. Zürich: Völkerkundemuseum.

Ots T. (1987)1990: *Medizin und Heilung in China: Annäherungen an die Traditionelle Medizin*. 2nd edn. Berlin: Reimer.

1990: The Angry Liver, the Anxious Heart and the Melancholy Spleen: the Phenomenology of Perceptions in Chinese Culture. *Culture, Medicine and Psychiatry* 14: 21–58.

Ownby D. 1993: Chinese *hui* and the Early Modern Social Order: Evidence from Eighteenth-Century Southeast China. In D. Ownby and M. Somers Heidhues (eds.) *'Secret Societies' Reconsidered: Perspectives on the Social History of Modern South China and Southeast Asia*. Armonk: Sharpe, 34–67.

Parish W. L. 1990: What Model Now? In R. Y. W. Kwok et al. (eds.) *Chinese Urban Reform: What Model Now?* Armonk: Sharpe, 3–16.

Pepper S. 1984: *China's Universities Post-Mao Enrolment Policies and their Impact on the Structure of Secondary Education: a Research Report*. Ann Arbor: Center for Chinese Studies, University of Michigan.

Peterson W. J. 1982: Making Connections: 'Commentary on the Attached Verbalizations' of the *Book of Change*. *Harvard Journal of Asiatic Studies* 42 (1): 67–116.

Pieke F. 1996: *The Ordinary and the Extraordinary: an Anthropological Study of Chinese Reform and the 1989 People's Movement in Beijing*. London: Kegan Paul.

Porkert M. 1961: Untersuchungen einiger philosophisch–wissenschaftlicher Grundbegriffe und Bezeichnungen im Chinesischen. *Zeitschrift der Morgen-ländischen Gesellschaft* 110 (2): 422–52.

1965: Die energetische Terminologie in den chinesischen Medizinklassikern. *Sinologica* 8 (4): 184–210.

1974: *The Theoretical Foundations of Chinese Medicine: Systems of Correspond-ence*. Cambridge, Mass.: MIT Press.

1976: Die sachlichen Prämissen für eine wissenschaftliche Diskussion der Akupunktur. *Deutsches Ärzteblatt – Ärztliche Mitteilungen* 73 (18): 1240–4.

1982: The Difficult Task of Blending Chinese and Western Science: the Case of Modern Interpretations of Traditional Chinese Medicine. In G. H. Li et al. (eds.) *Explorations in the History of Science and Technology in China*. Shanghai: Zhonghua wenshi luncong, 553–72.

Potter S. H. and Potter J. 1990: *China's Peasants: the Anthropology of a Revolution*. Cambridge: Cambridge University Press.

Pullum G. K. 1991: The Great Eskimo Vocabulary Hoax. In *The Great Eskimo Vocabulary Hoax and Other Irreverent Essays in the Study of Language*. Chi-cago: University of Chicago Press, 159–71.

Qiu R. Z. 1982: Philosophy of Medicine in China (1930–1980). *Metamedicine* 3: 35–73.

Reiser S. J. 1978: *Medicine and the Reign of Technology*. Cambridge: Cambridge University Press.

Robinet I. 1989a: Visualization and Ecstatic Flight in Shangqing Taoism. In L. Kohn (ed.) *Taoist Meditation and Longevity Techniques*. Ann Arbor: Center for Chinese Studies, University of Michigan, 159–91.

1989b: Original Contributions of *Neidan* to Taoism and Chinese Thought. In L. Kohn (ed.) *Taoist Meditation and Longevity Techniques*. Ann Arbor: Center for Chinese Studies, University of Michigan, 297–328.

Roseman M. 1991: *Healing Sounds from the Malaysian Rainforest: Temiar Music and Medicine*. Berkeley: University of California Press.

Roth H. D. 1990: The Early Taoist Concept of *Shen*: a Ghost in the Machine? In K. Smith (ed.) *Sagehood and Systemizing Thought in Warring States and Han China*. Brunswick, Me.: Asian Studies Program, 11–32.

Ruel M. J. 1990: Non-sacrificial Ritual Killing. *Man* 25: 323–35.

Saussure F., de 1967: *Grundfragen der Allgemeinen Sprachwissenschaft*, 2nd edn. Berlin: De Gruyter.

Schall P. 1965: *Der Arzt in der chinesischen Kultur*. Stuttgart: Fink.

Scheid V. 1998: Plurality and Synthesis in Contemporary Chinese Medicine. Ph.D. thesis in Social Anthropology, University of Cambridge.

Scheper-Hughes N. and Lock M. M. 1987: The Mindful Body: a Prolegomenon to Future Work in Medical Anthropology. *Medical Anthropology Quarterly* 1 (1): 6–41.

Schipper K. 1978: The Taoist Body. *History of Religions* 17: 355–86.

1982: *Le Corps Taoïste, Corps Physique – Corps Sociale*. Paris: Fayard.

Schnorrenberger C. C. 1983: *Lehrbuch der chinesischen Medizin für westliche Aerzte: Die theoretischen Grundlagen der chinesischen Akupunktur und Arzneiverordnung*. 2nd edn. Stuttgart: Hippocrates.

Schwarcz V. 1986: *The Chinese Enlightenment: Intellectuals and the Legacy of the Fourth May Movement of 1919*. Berkeley: University of California Press.

Sharma U. 1996: Bringing the Body Back into (Social) Action: Techniques of the Body and the Cultural Imagination. *Social Anthropology* 4 (3): 251–62.

Shaughnessy E. L. 1993: *I ching*. In M. Loewe (ed.) *Early Chinese Texts: a Bibliograpgical Guide*. Berkeley: Society for the Study of Early China and Institute of East Asian Studies, 216–28.

　1994: A First Reading of the Mawangdui *Yijing* Manuscript. *Early China* 19: 47–73.

Shweder R. A. 1972: Aspects of Cognition in Zinacanteco Shamans: Experimental Results. In W. A. Lessa and E. Z. Vogt (eds.) *Reader in Comparative Religion: an Anthropological Approach*. 3rd edn. New York: Harper and Row.

Simmel G. 1950: *The Sociology of Georg Simmel*. (Transl., ed., and with an Introduction by K. H. Wolff.) New York: Free Press.

Sivin N. 1987: *Traditional Medicine in Contemporary China: a Partial Translation of* Revised Outline of Chinese Medicine (1972) *with an Introductory Study on Change in Present-day and Early Medicine*. Ann Arbor: Center for Chinese Studies, University of Michigan.

　1990: Change and Continuity in Early Cosmology: the Great Commentary and the Book of Changes. *Kyōto daigaku jinbun kagaku kenkyū hōkoku*, 3–43.

　1993: *Huang ti nei ching*. In Loewe M. (ed.) *Early Chinese Texts: a Bibliographical Guide*. Berkeley: Society for the Study of Early China and Institute of East Asian Studies, 196–215.

　1995a: Comparing Greek and Chinese Philosophy and Science. In *Medicine, Philosophy and Religion in Ancient China: Researches and Reflections*. Aldershot: Variorum, 1–11.

　1995b: The Myth of the Naturalists. In *Medicine, Philosophy and Religion in Ancient China: Researches and Reflections*. Aldershot: Variorum, 1–33.

　1995c: An Introductory Bibliography of Traditional Chinese Medicine: Books and Articles in Western Languages. In *Medicine, Philosophy and Religion in Ancient China: Researches and Reflections*. Aldershot: Variorum, 1–15.

　1995d: Text and Experience in Classical Chinese Medicine. In D. Bates (ed.) *Knowledge and the Scholarly Medical Traditions*. Cambridge: Cambridge University Press, 177–204.

　1995e: State, Cosmos, and Body in the Last Three Centuries B.C. *Harvard Journal of Asiatic Studies* 55 (1): 5–37.

Skorupski J. 1976: *Symbol and Theory: a Philosophical Study of Theories of Religion in Social Anthropology*. Cambridge: Cambridge University Press.

Smith R. 1991: *Fortune-tellers and Philosophers: Divination in Traditional Chinese Society*. Boulder: Westview.

Soo F. Y. K. 1981: *Mao Tse-tung's Theory of Dialectic*. Dordrecht: Reidel.

Sturtevant W. C. 1964: Studies in Ethnoscience. In A. K. Romney and R. G. D'Andrade (eds.) *Transcultural Studies in Cognition*. Special Publication. *American Anthropologist* 66 (3), Part 2: 99–131.

Sundararajan K. W. 1990: The *qigong* Healer as a Hypnotist. Ms. 14pp.

Tambiah S. J. 1968: The Magical Power of Words. *Man* 3: 175–208.

　1977: The Cosmological and Performative Significance of a Thai Cult of Healing through Meditation. *Culture, Medicine and Psychiatry* 1: 97–132.

Topley M. 1975: Chinese and Western Medicine in Hongkong: some Social and Cultural Determinants of Variation, Interaction and Change. In A. Kleinman et al. (eds.) *Medicine in Chinese Cultures: Comparative Studies of Health Care in Chinese and Other Societies*. Washington, D.C.: Geographic Health Studies, 241–71.

　1976: Chinese Traditional Etiology and Methods of Cure in Hongkong. In C. Leslie (ed.) *Asian Medical Systems: a Comparative Study*. Berkeley: University of California Press, 243–65.

Toren C. 1993: Making History: the Significance of Childhood Cognition for a Comparative Anthropology of Mind. *Man* 28: 461–78.

Tu W. M. 1993: *Way, Learning, and Politics: Essays on the Confucian Intellectual*. Albany: State University of New York Press.

Turner V. W. 1960: Muchona the Hornet, Interpreter of Religion. In J. B. Casagrande (ed.) *In the Company of Man*. New York: Harper, 333–55.

　(1960)1967: Ritual Symbolism, Morality, and Social Structure among the Ndembu. In *The Forest of Symbols: Aspects of Ndembu Ritual*. Ithaca: Cornell University Press, 48–58.

Unschuld P. U. (1980)1985: *Medicine in China: a History of Ideas*. Berkeley: University of California Press.

　1982: Der Wind als Ursache des Krankseins: Einige Gedanken zu Yamada Keiji's Analyse der Shao-shih Texte des *Huang-ti Nei-ching*. *T'oung-Pao* 68: 91–131.

　1986a: *Medicine in China: a History of Pharmaceutics*. Berkeley: University of California Press.

　1986b: *Nan-ching: the Classic of Difficult Issues*. (With Commentaries by Chinese and Japanese Authors from the Third through to the Twentieth Century.) Berkeley: University of California Press.

　1988a: Gedanken zur kognitiven Aesthetik Europas und Ostasiens. In *Akademie der Wissenschaften zu Berlin, Jahrbuch*. Berlin: de Gruyter, 352–66.

　1988b: *Introductory Readings in Classical Chinese Medicine*. (Sixty Texts with Vocabulary and Translation, a Guide to Research Aids and a General Glossary.) Dordrecht: Kluwer.

　1988c: Culture and Pharmaceutics: some Epistemological Observations on Pharmacological Systems in Ancient Europe and Medieval China. In S. Van der Geest and S. R. Whyte (eds.) *The Context of Medicines in Developing Countries*. Dordrecht: Kluwer, 179–97.

　1992: Epistemological Issues and Changing Legitimation: Traditional Chinese Medicine in the Twentieth Century. In C. Leslie and A. Young (eds.) *Paths to Asian Medical Knowledge*. Berkeley: University of California Press, 44–61.

Van der Geest S. 1990: Anthropologists and Missionaries: Brothers under the Skin. *Man* 25: 588–601.

Wakeman F. 1972: Secret Societies in China, 1800–1856. In J. Chesneaux (ed.) *Popular Movements and Secret Societies in China 1840–1950*. Stanford: Stanford University Press, 29–47.

　1973: *History and Will: Philosophical Perspectives of Mao Tse-tung's Thought*. Berkeley: University of California Press.

Waley A. 1934: *The Way and its Power*. London: Allen and Unwin.

White S. 1993: Medical Discourses, Naxi Identities, and the State: Transformations in Socialist China. Ph.D. dissertation in Medical Anthropology, University of Califormia, Berkeley.

Whorf B. L. (1940) 1956: Science and Linguistics. In J. B. Carroll (ed.) *Language, Thought and Reality: Selected Writings of Benjamin Lee Whorf.* Cambridge, Mass.: MIT Press, 207–19.

Whyte M. K. and Parish W. L. 1984: *Urban Life in Contemporary China.* Chicago: University of Chicago Press.

Wilhelm H. (1943)1960: *Change: Eight Lectures on the Yijing.* London: Routledge and Kegan Paul.

   (1951)1977: The Concept of Time. In *Heaven Earth and Man in the Book of Changes.* Seattle: University of Washington Press, 3–28.

Wilhelm R. (1923)1981: *I Ging: Text und Materialien.* Düsseldorf: Diederichs.

Wiseman N. 1990: *Glossary of Chinese Medical Terms and Acupuncture Points.* Brookline: Paradigm.

Wodiunig T. 1992: Von 'Rohen' zu 'Gekochten' zu 'Nationalen' Minderheiten: Ethnische Identität in der Provinz Yunnan. Lizentiatsarbeit, Ethnologisches Seminar Zürich.

Wolf M. 1985: *Revolution Postponed: Women in Contemporary China.* Stanford: Stanford University Press.

Wu Y. Y. 1993–4: A Medical Line of Many Masters: a Prosopographical Study of Liu Wansu and his Disciples from the Jin to the Early Ming. *Chinese Science* 11: 36–65.

Yamada K. 1979: The Formation of the *Huang-ti Nei-ching. Acta Asiatica* 36: 67–89.

Yeh A. G. O. and Xu X. Q. 1990: Changes in City Size and Regional Distribution 1953–1986. In Kwok et al. (eds.) *Chinese Urban Reform: What Model Now?* Armonk: Sharpe, 45–61.

Zimmermann F. (1982)1987: *The Jungle and the Aroma of Meats: an Ecological Theme in Hindu Medicine.* Berkeley: University of California Press.

中文参考文献

作者不详 [164/139 BC] 1954：淮南子.诸子集成（七）.北京：中华书局.

作者不详. [762] 1956：黄帝内经素问.王冰注.明代顾从德影宋本（1067）.北京：人民卫生出版社.

作者不详.1988：中医人物辞典.上海：上海辞书出版社.

班固（公元前 1 世纪）1962：汉书.北京：中华书局.

陈元朋 1995：宋代的儒医——兼评 Robert P. Hymes 有关宋元医者地位的论

点.《新史学》.6（1）：179—203.

段玉裁［1815］1981：说文解字.许慎（121）.上海：上海古籍出版社.

江陵张家山汉简整理小组（编）1989：江陵张家山汉简"脉书"释文,《文物》,7：72—4.

李方［983］（1960）1985：太平御览.北京：中华书局.

李杲［1249］1976：脾胃论.湖南省中医药研究所（编）.北京：人民卫生出版社.

李中梓［1642］（1963）1985：内经知要.北京：人民卫生出版社.

马伯英 1994：中国医学文化史.上海.上海人民出版社.

马伯英,高晞,洪中立 1993：中外医学文化交流史——中外医学跨文化传通.上海：文汇出版社.

马立人 1983：中国气功学.西安：陕西科技出版社.

毛泽东 1961①：矛盾论.中共中央毛泽东选集出版委员会（编）.毛泽东选集（第一卷）.北京：人民出版社,287—326.

松田隆智 1984：中国武术史略.成都：四川科技出版社.

马王堆汉墓帛书整理小组（编）1980—5：马王堆汉墓帛书,四卷.北京：文物出版社.

马王堆汉墓帛书整理小组（编）1985a：阴阳十一脉灸经（甲本）.马王堆汉墓帛书（肆）.北京：文物出版社,7—13.

马王堆汉墓帛书整理小组（编）1985b：足臂十一脉灸经.马王堆汉墓帛书（肆）.北京：文物出版社,1—6.

马王堆汉墓帛书 1985,参看马王堆汉墓帛书整理小组.

南京中医学院医经校验组（编）.1961：难经译释.上海：上海科技出版社.

欧明（编）1988：汉英中医辞典.香港：三联书店有限公司,广东科技出版社.

秦伯末（1957）1985：内经知要浅解.北京：人民卫生出版社.

任应秋 1982：《黄帝内经》研究十讲.任应秋,刘长林（编）.《内经》研究论丛.武汉：湖北人民出版社,1—99.

任应秋（编）1986：黄帝内经章句索引.北京：人民卫生出版社.

---

① 《毛泽东选集》中共中央毛泽东选集出版委员会编辑,人民出版社 1951 年 10 月至 1960 年 9 月出版,共 4 卷,没有 1961 年版,此处应有误。

姒元翼，龚纯 .1988：医史学 . 高等医药院校教材 . 武汉：湖北科学技术出版社 .

司马迁 [约公元前 90 年] 1959：史记 . 北京：中华书局 .

孙思邈 [650/659] 1955：备急千金药方 . 江户医学影北宋本北京：人民卫生
　　出版社 .

孙振声（编）1981：白话易经 . 台北：星光出版社 .

孙诒让（编）（1934）1939：墨子闲诂 . 被认为是墨子及其弟子所著（公元前
　　4 世纪）上海：商务印书馆 .

田敬国 1987：云南医药卫生简史 . 昆明：云南科技出版社 .

王祖源 [1834] 1956：内功图说 . 北京：人民卫生出版社 .

吴宗柏，杨国祥，张大年 1986：新编中医临证手册 . 昆明：云南科技出版社 .

习云太 1985：中国武术史 . 北京：人民体育出版社 .

杨上善 [666/683] 1981：黄帝内经太素 . 东洋医学研究会（编）. 仁和寺本
　　（1168）. 大阪：东洋医学善本丛书 .

袁珂（编）1980：山海经校注 . 上海：上海古籍出版社 .

张德厚 1989：云南中医学院院史（1960—1988）. 昆明：云南科技出版社 .

张介宾 [1624] 1799：类经附翼 . 金阊萃英堂 .

张介宾 [1624]（1965）1985：类经 . 北京：人民卫生出版社 .

章诗同（编）1974：荀子简注 . 被认为是荀卿所著（公元前 298—238）. 上
　　海：上海人民出版社 .

张仲景国医大学试用教材（编）1985：医经选读 .98 pp.

张家山汉简整理组（编）1990：张家山汉简《引书》释文 .《文物》10；82—86.

《中医大辞典》编辑委员会（编）1987：中医大辞典 · 内科分册 . 北京：人民
　　卫生出版社 .

邹学熹 1986：易学十讲 . 成都：四川科学技术出版社 .

中医教材

程士德（编）1984：内经讲义 . 上海：上海科学技术出版社 .

成都中医学院（编）1988：中医病因病机学.贵阳：贵州人民出版社.

邓铁涛（编）1984：中医诊断学.上海：上海科学技术出版社.

李鼎（编）1984：经络学.上海：上海科学技术出版社.

凌一揆（编）1984：中药学.上海：上海科学技术出版社.

泸州医学院（编）1987：中医学导论.贵阳：贵州人民出版社.

罗元恺（编）1986：中医妇科学.上海：上海科学技术出版社.

邱茂良（编）1985：针灸学.上海：上海科学技术出版社.

任应秋（编）1986：中医各家学说.上海：上海科学技术出版社.

陕西中医学院（编）1988：中医诊断学.贵阳：贵州人民出版社.

沈阳药学院（编）1978：中医学基础.北京：人民卫生出版社.

魏稼（编）1987：各家针灸学说.上海：上海科学技术出版社.

杨长森（编）1985：针灸治疗学.上海：上海科学技术出版社.

印会河（编）1984：中医基础理论.上海：上海科学技术出版社.

云南中医学院（编）1988：藏象学.贵阳：贵州人民出版社.

赵棻（编）1963：中医基础学.北京：人民卫生出版社.

索　引

一般索引

中文书名及正文章节标题索引

中文人名索引

图书在版编目（CIP）数据

中医的传承 / (英) 许小丽著；蒋辰雪，肖坤冰译. —
上海：上海教育出版社，2024.6
ISBN 978-7-5720-2558-7

Ⅰ.①中… Ⅱ.①许… ②蒋… ③肖… Ⅲ.①中国医
药学－研究 Ⅳ.①R2

中国国家版本馆CIP数据核字(2024)第065199号

责任编辑　储德天
美术编辑　高静芳

中医的传承
[英] 许小丽　著
蒋辰雪　肖坤冰　译

出版发行　上海教育出版社有限公司
官　　网　www.seph.com.cn
地　　址　上海市闵行区号景路159弄C座
邮　　编　201101
印　　刷　上海昌鑫龙印务有限公司
开　　本　890×1240　1/32　印张 10.25
字　　数　247 千字
版　　次　2024年6月第1版
印　　次　2024年6月第1次印刷
书　　号　ISBN 978-7-5720-2558-7/C·0014
定　　价　79.80 元

如发现质量问题，读者可向本社调换　电话：021-64373213